临床生物化学检验编委会

主　编：郑铁生　李志勇

副主编：洪国粦　齐志宏　袁丽杰　刘焕亮　沈财成

编　者（排名不分先后）：

于　伟（四川大学华西医院）
王　兵（航天中心医院）
王前明（厦门大学附属第一医院）
王骁勇（厦门大学公共卫生学院）
刘焕亮（中山大学附属第六医院）
齐志宏（中国医学科学院北京协和医院）
安　然（厦门大学公共卫生学院）
孙艳虹（中山大学附属第一医院）
孙晓杰（齐齐哈尔医学院医学技术学院）
李志勇（厦门大学附属第一医院）
杨　华（宁夏医科大学临床医学院）
沈财成（温州医科大学检验学院）
陈清泉（福建医科大学）
罗　艺（武汉大学中南医院）
郑铁生（厦门大学公共卫生学院）
洪国粦（厦门大学附属第一医院）
贺付成（郑州大学第一附属医院）
袁丽杰（厦门医学院医学基础部）
唐长玖（南昌医学院第一附属医院）
童　林（海军军医大学第三附属医院）
楼　滨（浙江大学医学院附属第一医院）
蔡韶滨（漳州卫生职业学院）

学术秘书：安　然（兼）（厦门大学公共卫生学院）

全国高等学校教材
厦门大学本科教材资助项目
医学检验技术专业核心课程体系改革创新教材
供医学检验技术专业用

Clinical Biochemistry Test

临床生物化学检验

主编 • 郑铁生　李志勇

厦门大学出版社 国家一级出版社
XIAMEN UNIVERSITY PRESS 全国百佳图书出版单位

图书在版编目（CIP）数据

临床生物化学检验 / 郑铁生，李志勇主编. -- 厦门 ：厦门大学出版社，2022.11
ISBN 978-7-5615-8731-7

Ⅰ. ①临… Ⅱ. ①郑… ②李… Ⅲ. ①生物化学—医学检验—教材 Ⅳ. ①R446.1

中国版本图书馆CIP数据核字(2022)第161379号

出 版 人 郑文礼
责任编辑 眭　蔚　黄雅君
封面设计 张雨秋

出版发行 厦门大学出版社
社　　址 厦门市软件园二期望海路 39 号
邮政编码 361008
总 编 办 0592-2182177　0592-2181253(传真)
营销中心 0592-2184458　0592-2181365
网　　址 http://www.xmupress.com
邮　　箱 xmupress@126.com
印　　刷 厦门市竞成印刷有限公司

开本 787mm×1092mm　1/16
印张 13.5
插页 2
字数 320 千字
版次 2022 年 11 月第 1 版
印次 2022 年 11 月第 1 次印刷
定价 39.00 元

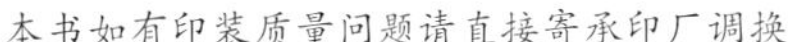

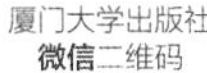
厦门大学出版社
微信二维码

厦门大学出版社
微博二维码

前　言

临床生物化学检验(clinical biochemistry test),是研究和应用各种生物化学技术和方法,并将其用于检验机体健康和疾病时生物化学指标项目的一门医学应用学科。主要任务:设计和选择检验方法,通过对生物化学指标项目的检测,为临床疾病的诊断与早期诊断、病情监测、疗效观察、预后判断、疾病预防等提供可靠的信息和理论依据。临床生物化学检验是医学检验技术专业学生必须学习的一门重要的专业技术课程,也是一门专业核心课程。

医学检验技术的发展日新月异,在临床生物化学检验领域,一台全自动生化分析仪的检测功能,既能包揽目前临床上80%以上的生化检测项目,对一些过去难以检测的血气、微量元素、同工酶、激素等项目也能实施自动化检测,从根本上颠覆了传统的临床生物化学检验技术。因此,对传统的临床生物化学检验课程体系进行梳理整合和改革创新势在必行。

本教材是一本在对传统的医学检验技术专业核心课程体系进行整合改革建设的《临床生物化学检验》数字化教材(厦门大学2020年)的基础上,以技术为主线(临床应用部分见《临床检验医学》教材),汇集国内外临床生物化学检验最常用也是最核心的技术,按照教学规律设计编写的改革创新教材。

本教材共14章,把临床生物化学检验的各项指标分门别类地融合到各种检验技术之中,在"技术与指标"之间做到"学中用"和"用中学",真正实现"掌握技术""精准检测",为临床提供可靠而有用的数据。其基本框架与特点:章前有"教学目标与要求";章中配备了PPT、知识点视频和习题作业,学生或读者可以通过扫描二维码观看、学习与练习;章后有"小结与展望",以便抓住重点学习,提高学习效率。本教材具有主题更加突出、表达更加生动形象、有利于分层施教等优势,是教学资源集聚的立体式教材。可以引领学生学习方式和教师教学方式的变革。

本教材主要供高等医学检验技术专业和成人教育(专升本)使用,也可作为临床检验人员继续教育和职称考试的学习资源。

本教材由厦门大学公共卫生学院实验医学系协同医学检验技术专业实习医院(基地)、虚拟教研室成员高校,以及部分兄弟院校的专家教授共同编写。

本教材的编写得到了厦门大学和厦门大学出版社的有力帮助,得到了各作者单位的大力支持,在此一并表示感谢。

本教材的建设属首次尝试,缺乏经验与参考,难免存在缺陷和不足,敬请同行专家和读者提供宝贵意见,以便在实践中不断改进与完善。

郑铁生

2022 年 5 月

目　录

第一章　绪论

【教学目标与要求】

掌握：临床生物化学检验的定义与研究的主要内容。

熟悉：临床生物化学检验在临床医学中的作用。

了解：临床生物化学检验发展史，本书主要内容与学习方法。

临床生物化学检验是一门由物理学、分析化学、生物学、生物化学和分子生物学、遗传学、病理学、免疫学，以及统计学、计算机技术等现代科学技术和临床医学等学科相互渗透结合而逐渐形成的理论性与实践性都较强的交叉学科，是高等医学检验技术专业的主干学科之一。

第一节　临床生物化学检验的性质与任务

一、临床生物化学检验的性质与内容

国际临床化学与检验医学联合会（International Federation of Clinical Chemistry and Laboratory Medicine，IFCC）将本学科定义为“包含对人体健康和患病时化学状态的研究以及用于诊断、治疗和预防疾病的化学试验方法的应用”。因此，临床生物化学检验是一门应用各种科学技术和方法检验人体健康和疾病的医学应用学科。

临床生物化学检验（clinical biochemistry test）在国外又称为**临床化学**（clinical chemistry），这部分是以临床生物化学的理论为指导，开发应用各种方法检测人体体液及组织的某些标志物（化学组分），为疾病诊断、病情监测、疗效观察、预后判断、疾病预防等各个方面提供可靠信息和理论依据，偏重于临床生物化学实验室的测定。

二、临床生物化学检验的任务与作用

根据临床生物化学检验的学科性质和研究的主要内容，本课程的主要任务与作用：在学习临床生物化学基本理论的基础上，设计和选择本学科各类疾病的生化检验指标以及开发应用临床生物化学检验方法与技术，对检验结果的数据及其临床意义做出评价，用以帮助临床诊断以及采取适宜的治疗。它在临床医学中所起的作用和地位已日益受到重视，并已成为任何医院及有关研究部门建设中不可或缺的重要组成部分。它是医学检验

中的主干学科之一，它的服务质量直接关系到整个医疗水平的提高和疾病防治的效果。

第二节　临床生物化学检验发展史

临床生物化学检验成为一门独立的学科还只是近 80 多年的事，因此，它是一门相当年轻但发展快速的学科。目前，临床生物化学检验的发展已从过去的滴定、化合物颜色反应等的手工操作进入一个全新的自动化微量分析时代。

一、临床生物化学检验学科的形成

早在 3000 年前就有人发现了疾病可引起体液成分的变化。最早注意到的是尿液中的蛋白质和糖。1846 年发现的本周蛋白(Bence-Jones protein)被应用于多发骨髓瘤的诊断，使其成为第一个被报道的肿瘤标志物。20 世纪初，许多生化学家就开始对人体的化学组成，如蛋白质、氨基酸、糖类等以及体液相关成分含量的病理变化进行了系统研究。1918 年，Lichtuitz 首先出版了《临床化学》教科书。1919 年，北京协和医学院生物化学系主任吴宪教授在美国哈佛大学 Otto Folin 教授指导下完成的《一个血液分析系统》博士论文，奠定了血液化学分析的基础。1920 年开始了对体液酶的分析。1931 年，Peter 和 Van Slyke 出版了两卷《临床化学》专著，第一次概括了这段时期的临床生物化学检验有关成就，标志了这一学科的初步形成。

1957 年，北京协和医学院刘士豪编著的《生物化学与临床医学的联系》是我国第一部临床生物化学专著，对当时临床生物化学检验工作起到了重要的指导作用。1960 年，原南京军区总医院建立了结合科研与常规检验任务的“临床生化科”。1979 年和 1982 年陶义训等编写的《临床生化检验》(上、下册)是我国临床生物化学方法学的第一部专著。1989 年，康格非主编了国内第一部供高等医学检验专业用的《临床生物化学》教材；1993 年，金有余主编了第一部与其配套使用的《临床生化检验学》教材。20 世纪八九十年代相继出版了不少临床生物化学检验方面的教学和应用参考书。

21 世纪以来，我国高等医学检验专业的教育出现了大发展，相继出版了《临床生物化学与检验》《临床生物化学检验》《临床生物化学检验技术》等多部供高等医学检验专业使用的教材，集中反映了临床生物化学检验领域的研究进展和高等医学检验教育欣欣向荣的可喜局面。

二、临床生物化学检验学科的发展

在临床生物化学检验的学科发展史上，几次在概念方面的研究和技术上的重大突破促进了本学科的进步和发展。

(一)相关学术研究和技术上的重大突破

1. 细胞内环境相对稳定概念的确立

1926 年，Waiter Cannon 提出了内环境相对稳定(homeostasis)一词，取代和发展了 Claude Bernard 关于“细胞内环境恒定”的概念，这对临床生物化学检验的发展起着深远的影响，成为当时实验性研究的指导思想，由 Van Slyke 等人开创的体液、电解质和酸碱平衡这一领域中的理论与实践，以及在临床诊断和治疗中所发挥的作用是一个具有代表性的范例。

2. 比色法和分光光度法的建立

19 世纪和 20 世纪初，血液和尿液中成分测定多采用重量分析和容量分析法。从 1904 年 Folin 用比色法测定肌酐开始，建立了一系列血液生物化学成分的比色测定法。值得提出的是，1924 年北京协和医学院由吴宪教授主持的生物化学系，在血液分析、血滤液制备，以及改进和发展新的比色分析法等方面做了一系列工作，并报告了我国成人血液化学成分的参考区间。20 世纪 30 年代后，由于光电比色计的应用，临床生物化学实验室的分析工作才发生了根本性的改变。

3. 自动化分析和商品化试剂盒的发展

1957 年，Skeggs 首先将**连续流动式分析装置**(continuous flow analyzer)引入临床实验室，1964 年后使用**多通道分析仪**(multi-channel analyzer)和离心式分析仪(centrifugal analyzer)，并加上了微处理系统，为临床设计了各种**组合试验**(profile test)和**组合报告**(profile reporting)。20 世纪 70 年代，各种计算机系统控制的全自动生化分析仪在临床实验室开始广泛应用，自动化促进了体外诊断试剂的研发，80 年代初国内出现了第一批质量可靠的生化检验试剂盒；目前，几乎所有的临床生物化学检验项目都有校准品、质控品和试剂盒供应，大大提高了临床生物化学检验工作的质和量。

4. 血清酶测定及酶学检验技术的发展

1908 年，Wohlgemuth 首先提出测定尿淀粉酶作为急性胰腺炎的诊断指标，以后又开展了碱性磷酸酶和脂酶的测定，但由于当时方法学存在局限性，因此应用进展缓慢。1954 年，Ladue、Worblewski、Karmen 等人先后发现乳酸脱氢酶及转氨酶在不少疾病发生时增高，随后血清酶在临床诊断上的研究与应用十分活跃。检测的方法学也有了很大发展，酶活性测定基本从采用分光光度计的手工连续监测跨越到采用应用自动化分析仪的自动连续监测，使得可分析的酶范围扩大，测定准确度和精密度提高，为临床提供了更广泛的信息；同时，自动化分析促进了酶法测定的研究与应用，许多过去采用强碱、强酸、火焰等比较激烈的化学反应被弃用，代之以温和、快速、无污染的代谢物酶法测定。现在，大约有 90%的临床生物化学检验项目使用自动化与酶法进行检测。

(二)实验室高新技术和质量控制的发展

近 30 多年来，临床生物化学检验已向高理论、高科技和高水平的方向发展。检验工作不仅基本走向自动化、智能化和系统化，而且建立了完善的实验室质量管理体系等，有力地提高了工作效率和检验质量。

1. 实验室高新检验技术的发展

目前，临床生物化学检验的高新技术含量不断增加，如生化自动化分析已实现包括样品分析自动化、**样品处理自动化**(sample processing automation)、**模块式自动化**(modular automation)和**全实验室自动化**(total laboratory automation，TLA)；还有生物芯片技术、生物传感技术、干化学技术等，可以将一些十分复杂的实验构思全部完成在生产阶段，而临床实验室只需按操作规程加样和处理，即可在短时间内完成原本烦琐、不易被大多数人掌握的高难度试验。目前，生化分析仪的模块化系统、生化免疫一体机乃至 TLA 的广泛应用，使得临床生物化学检测系统的内涵发生了深刻的变化。

2. 快速便携式检验技术的发展

与大批量标本用高效率的自动化检测仪相反，**即时检验**（point-of-care testing，POCT）或个人使用的检验也有了很大发展。

（1）快速检测试条：如血糖、尿微量清蛋白，以及检测急性心肌梗死（acute myocardial infarction，AMI）的肌红蛋白（myoglobin，MB）、心肌肌钙蛋白 T（cardiac troponin T，cTnT）或心肌肌钙蛋白 I（cardiac troponin I，cTnI）等。

（2）小型化多用途检验仪器：如离子选择性电极、酶电极、生物传感器等，已向微型化、针头化发展，再结合芯片技术一起应用，可像临床生理监护仪一样监测患者的 pH 值、离子、气体、酶、有机物、抗生素、维生素及药物的动态变化。这种快速小型化检验技术的发展非常适合需要及时监测的危重患者和长期治疗监测的慢性疾病患者个人使用。

3. 实验室管理的规范化建设与发展

医疗机构诊疗制度进一步的规范与完善推进了临床生物化学检验质量管理趋向现代化、正规化。**室内质量控制**（internal quality control，IQC）、**室间质量评价**（external quality assessment，EQA）、**实验室信息系统**（laboratory information system，LIS）、量值溯源和测量不确定度等工作，有效地保证了检验质量。规范化发展的另一个重要标志是一大批实验室按照国际标准通过了医学实验室 ISO 15189 或美国病理学家协会（College of American Pathologists，CAP）认证。实验室把经济、有效的项目积极应用于医疗实践，大大地推动临床生物化学检验的规范化建设进程。

第三节　本教材的主要内容与使用方法

一、本教材的主要内容

本全数字教材共分 14 章，均以专业技术为主线，着重介绍临床生物化学检验最核心的技术，并从理论上较系统地归纳总结了这些技术在各类生物化学物质测定中的应用原理与方法评价。通过学习应具备以下几方面的工作能力。

（1）分析测试能力：能熟练地使用现代分析仪器，并能进行参数设置、仪器的常规和特殊保养等。

（2）质量控制能力：能了解和注意影响临床生物化学检验质量的各种因素，包括分析前的质量控制，分析过程的质量控制、质量保证以及分析过程中干扰的识别和消除，分析后的质量信息获取和质量改进等。

（3）研究开发能力：能正确组合配套试验，并对其结果进行评价；能不断研究开发新试验，推出新项目；对检验方法和试剂盒进行选择和评价，了解方法的特点和局限性，主动向临床进行专题介绍等。

（4）信息化管理能力：能了解实验室信息系统在实验室数据贮存、处理和管理中的应用。

（5）项目应用能力：能运用循证医学的理念，合理地选择、评价和组合生化检验项目，并为临床提供最有效的信息和理论依据。

二、本教材的使用方法

临床生物化学检验是医学检验专业的主干课程之一，在明确学科性质和主要任务的基础上，要善于利用本教材各章中配备的PPT、知识点视频和习题作业，可以通过扫描二维码观看、学习与练习。要注重在接受知识的同时学习获取知识和创造知识的方法。本教材章前有“教学目标与要求”，章后有“小结与展望”，以便抓住重点进行学习。

小结与展望

临床生物化学检验是一门应用各种技术和方法检验机体健康和疾病时的医学应用学科。它的主要任务与作用：在学习临床生物化学基本理论的基础上，设计和选择本学科各类疾病的生化检验指标和开发应用临床生物化学检验方法和技术，对检验结果的数据及其临床意义做出评价，用以帮助临床诊断以及采取适宜的治疗。因此，要有意识地培养发现问题、解决问题的创新能力。通过学习，应具备分析测试、质量控制、研究开发、信息化管理和运用循证检验医学的能力。

（郑铁生）

第二章　临床生物化学检验基本知识

【教学目标与要求】

掌握：临床生物化学检验项目类型、标本采集与处理及其质量要素。

熟悉：临床生物化学检验工作基本流程、实验室信息管理系统和检测系统的基本概念。

了解：量值溯源和测量不确定度的基本概念。

临床生物化学检验工作必须符合整个实验室质量管理体系的要求。同时，基于其特殊性，从事生化检验的工作者必须遵循本专业的客观要求，包括临床生化实验室内部的管理要求，以及标本进入实验室之前(即检验前)的管理要求。现就临床生物化学检验实验室的基本知识做简单介绍。

第一节　临床生物化学检验的项目与工作流程

随着医疗卫生事业的快速发展和医学检验技术的不断更新，临床生物化学检验项目在不断增加。根据性质的不同，可将其分为常规检验项目、急诊检验项目和特诊检验项目3类，其中，常规检验项目几乎占到全部检验的50%，如果按标本数量计算，常规检验项目则占到全部项目的80%左右。而急诊检验项目和特诊检验项目已基本可以满足危急诊、重症患者和特殊患者的诊疗需求。为做好这些面大量广的日常工作，必须建立一套良好的工作流程。

一、临床生物化学检验的项目

原国家卫生与计划生育委员会《医疗机构临床检验项目目录》(2013版)共列出了近360项临床生物化学检验项目。在实际工作中，按照检测个数把这些检验项目分为单个检验和组合检验；按照报告时间的快慢缓急分为常规检验和急诊检验；还有出于标本、技术或管理原因需要分别对待的特殊检验。

(一)单个检验

单个检验就是根据需要单独进行某项目的检测。单个检验具有针对性强或目的明确、经济、快速等特点，临床应用广泛，可用于以下几个方面。

(1)诊断和治疗:许多单个检验对临床诊断和治疗有非常重要的价值,如单独检测血糖可用于糖尿病的诊断、治疗和调整胰岛素注射的剂量;单独检测尿**人绒毛膜促性腺激素**(human chorionic gonadotropin,HCG)对诊断早期妊娠和妊娠滋养细胞疾病(如葡萄胎)有重要的参考价值。

(2)评价某器官的生理功能或疾病治疗监测:如在某个时段单独检测血中孕酮(黄体酮)含量可用于确定是否排卵,可对早期妊娠状况做出评价或用于孕激素治疗监测。

(3)了解体内物质排出量:如通过 24 小时尿蛋白定量检测可以比较准确地了解患者一天内从尿液中丢失的蛋白质总量。

(二)组合检验

组合检验:将相关联的项目、反映代谢或脏器功能不同方面的项目组合起来一同检测。科学合理的检验项目组合可以向临床医师提供比较全面的检验信息,提高临床的诊疗效率,因此组合检验在临床应用中比较普遍。实验室应在充分征求临床意见的基础上合理设计"固定组合",在不同级别的医院或不同性质的专科医院中,这种"固定组合"可有差别,但其目的都是提高临床实验室诊断的价值。

(1)提高疾病诊断敏感度:如将**γ-谷氨酰转移酶**(γ-glutamyl transferase,γ-GT)、**α-*L*-岩藻糖苷酶**(α-*L*-fucosidase,AFU)及**甲胎蛋白**(alpha-fetoprorein,AFP)组合在一起检测,可提高原发性肝癌的诊断敏感度。

(2)了解某器官不同功能状态:如将蛋白质、胆红素、**丙氨酸转移酶**(alanine amino-transferase,ALT)、**天冬氨酸氨基转移酶**(aspartate aminotransferase,AST)等项目组合成"肝功能试验",可同时了解肝脏三个方面的状态,即蛋白质代谢、胆红素代谢及肝细胞破坏程度。

(3)快速了解患者多方面信息:危急重症患者需要快速诊断与治疗,有的生化分析仪将总蛋白、清蛋白、葡萄糖、尿素、肌酐、钾、钠、氯、钙、镁、磷、总 CO_2 等组合成急诊分析模块,以了解患者蛋白质、糖代谢,电解质、水、酸碱平衡,肾功能等多方面情况。

另外,用于健康体检的"项目组合"在不同机构或用于不同目的时可能相差较大,如入职体检可能只做肝功能,而全面的保健体检包括肝功能、肾功能、血脂、血糖等大组合。

(三)急诊检验

"急诊检验"是实验室为了配合临床危急诊、重症患者的诊断和抢救而实施的一种特需临床生物化学检验。检验者在接到"急诊检验"标本后必须快速、准确地发出报告,一般要求从接收标本开始至检验结果发出不能超过 2 小时。

危急值(critical value)是指医学检验检查中出现的那些可能危及生命的特定数值或特定结果,当这种结果出现时,患者可能正处于危及生命的边缘状态,此时如能给予及时、有效的治疗,患者生命便可以得到挽救;否则,可能会出现不良后果。这种"危急值"制度的建立是《医疗事故处理条例》中的重要部分,也是临床实验室认可的重要条件之一。

目前,还没有明确规定哪些临床生物化学检验项目可作为危急值,也没规定一个项目的危急值范围,实验室应与临床医师协商,确定可作为"危急值"的重要指标并确定相应危急值范围。另外,即便是同一个实验室,当针对不同的临床科室时,也可以根据实际情况设置不同的危急值范围。一般情况下,临床生物化学检验"危急值"报告项目应包括血液中的钾、钠、氯、钙、糖、肌酐、淀粉酶、心肌肌钙蛋白、肌酸激酶同工酶,血气分析等。常见临床生物化学检验危急值见表 2-1。

表 2-1　常见临床生物化学项目危急值范围

项目	简称	危急值范围	危险性
钾	K^+	≤3.0 mmol/L	低钾血症，呼吸肌麻痹
		>6.0 mmol/L	严重高钾血症、可发生心律失常
钙	Ca	≤1.60 mmol/L	低血钙性手足搐搦
		>3.50 mmol/L	高血钙昏迷
钠	Na^+	≤115 mmol/L	低钠血症
		>160 mmol/L	高钠血症
氯	Cl^-	≤90 mmol/L	低氯血症
		>120 mmol/L	高氯血症
酸碱度	pH	<7.15	酸中毒
		>7.55	碱中毒
血葡萄糖	Glu	≤2.48 mmol/L	低血糖症、缺糖性神经症状
		>25.0 mmol/L	高糖性昏迷、渗透性多尿
清蛋白	ALB	≤20 g/L	肝病患者严重预后不良
		>52 g/L	脱水
血肌酐	Scr	>530 μmol/L	急性肾功能衰竭
血淀粉酶	AMS	>370 U/L	急性或坏死性胰腺炎

无论是“常规检验”还是“急诊检验”，都可能出现危急值，一旦出现危急值，检验者应马上进行核查，如确认标本是否准确、标本的质量如何、操作过程有无错误、仪器设备有无异常，并联系临床医护人员，询问病情及标本采集情况，必要时可重新采集标本复查，确保检验程序和结果正确无误后，立即用电话报告医生，也可以通过**医院信息系统**（hospital information system，HIS）发送至医生工作站，以便医生及时对症处理，并做好规范的登记工作。

（四）特殊检验

特殊检验项目是相对于常规检验而言，目前虽没有一个统一的定义，但一般存在一些特殊的原因：

（1）标本原因：①较难获得的标本或对标本有特殊要求的检验，如脑脊液、浆膜腔积液、羊水等标本的有关检验；②标本数量过少，见于发病率较低的疾病，由于标本数量少，实验室在选用校准物、质控物、试剂等方面，以及在人员安排、报告时间、质量保证等方面都将面临困难，如溶酶体病的丝氨酸蛋白酶测定。

（2）技术原因：①尽管实验室对检测系统的各种性能进行了评价，但检测系统本身的缺陷可导致检测结果的不稳定；②由于检测系统手工操作环节较多，对检验人员的理论和技能要求高，因此需由通过规范培训的特定人员来操作，如液相色谱。

(3)管理原因:检验结果可能对患者或社会产生重大影响,需加强或特别管理,如冠状病毒、人类免疫缺陷病毒、毒品检测等有关检验,以及与司法鉴定有关的检验。

实验室对特殊检验应建立一套切实可行的管理办法,应有严格的技术标准和监督、验证制度,编写详细的作业指导书,选择合适的质量控制方法,对相关人员进行理论和技术培训并由科主任授权,以确保特殊检验持续符合质量要求。

二、临床生物化学检验的工作流程

临床生物化学检验工作流程从"医生填写检验申请单"开始至"检验报告单发出",一般要经过从医生申请、患者准备到质量改进等程序(图 2-1)。

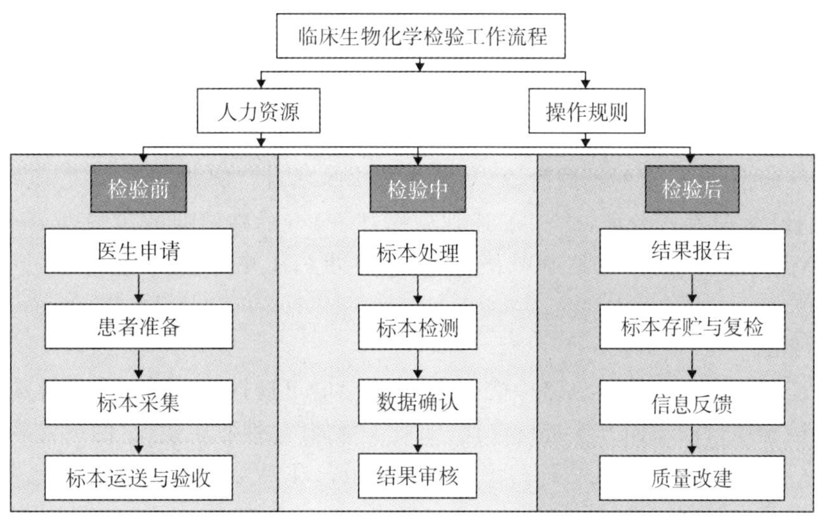

图 2-1　临床生物化学检验工作流程

整个工作流程分为 3 个阶段:检验前、检验中和检验后。其中,后面两个阶段主要在实验室内进行,而检验前的各个步骤不在实验室内进行,不受实验室控制,主要与医生、护士、患者、标本运送等环节相关,其中的任何一个环节发生问题,都可能对检验结果造成影响。因此,医学实验室的质量保证体系就是要实行全面质量控制,包括检验前、检验中和检验后的质量控制,全体相关医务人员都须参与和配合。

第二节　临床生物化学检验质量要素

为服务对象提供快速、准确的检验结果是临床生物化学检验实验室追求的最高目标。要达到这个目标,实验室必须建立一套科学有效的实验室**质量管理体系**(quality management system)。根据 CNAS-CL02《医学实验室质量和能力认可准则》,其定义为:"在质量方面指挥和控制组织的管理体系",涉及通用管理活动,资源供给与管理,检验前、检验中和检验后过程,评估和持续改进,实施立体化、全过程的流程管理。

一、影响检验质量的常见因素

临床生物化学检验分为检验前、检验中和检验后 3 个阶段，检验前包括医生申请、患者准备、标本采集、标本运送(实验室外和实验室内部运送)。这个阶段涉及的人员、部门、环节较多，实验室难以控制，容易发生差错，且易被忽视。

(一)医生申请

检验项目的选择主要由临床医师决定，临床医师在选择检验项目时一般应考虑以下原则。

1. 针对性

根据不同的诊疗目的和各检验项目的诊断价值，针对性地提出检验申请。例如，怀疑患者为糖尿病时，可申请血糖或葡萄糖耐量试验；要了解一个糖尿病患者是否有早期的肾损伤，则申请尿微量清蛋白或 α_1 微球蛋白检测。

2. 阶段性

根据疾病发生、发展的不同阶段，动态选择检验项目。例如，患者在心肌梗死发生后 2 h 血清肌红蛋白首先升高，6～9 h 达到高峰；3～4 h 后血清肌酸激酶(creatine kinase-MB,CK-MB)升高，9～30 h 达到峰值；心肌肌钙蛋白 I 在 3～6 h 出现，14～20 h 达到峰值。

3. 时效性

医生应根据患者病情缓急选择检验项目，危急时可选择“急诊检验”。特殊情况下，还要对相同检验项目的不同方法进行选择，如对于疑似“急性心肌梗死”的患者，为了尽快明确诊断，可选择即时检验(POCT)检测心肌肌钙蛋白 T 或心肌肌钙蛋白 I，比普通化学发光免疫测定节约时间。

4. 经济性

在保证疾病的诊疗要求前提下，医生应根据患者的具体病情，合理、经济地选择检验项目。要防止过度检查，禁止不必要的检查，以免增加患者的经济负担，浪费医疗资源。

(二)患者准备

患者自身包括生物学变异在内的诸多因素，如饮食、体位、生物周期、运动、精神状态、药物等均会对检测结果造成影响，如饮酒可使血糖(Glu)降低而使甘油三酯(triglyceride,TG)、γ-GT 升高等，了解和控制这些因素对保证结果的准确性及进行合理的结果判断同样重要，详见第三章第二节。

(三)标本采集与处理

标本采集是质量管理要素中最重要的环节之一，标本采集人员必须严格按照标本采集作业指导书操作。临床生物化学检验的标本/样品(sample)：取自人体某个系统的一部分或多个部分，旨在提供该系统的信息，通常作为判断该系统及其产物的基础。

常用的标本有血、尿液、脑脊液、胸腔积液、腹水等，其中最常用的是血标本。目前推荐使用真空采血法，即利用真空采血器(包括采血管、采血针、持针器三部分)采集和保存血液，便于安全转运。尿液标本可采取随机尿或定时采集的尿液，24 h 收集的尿液应添加相应的防腐剂。脑脊液、胸腔积液、腹水标本一般由医生无菌操作抽取采集。

1. 血标本的采集与处理

(1)采集部位:通常采用肘窝部贵要静脉、肘正中静脉、头静脉、前臂内侧静脉、内踝静脉或股静脉;肥胖者也可用腕背静脉;小儿可采颈外静脉血液。动脉采血可从桡动脉、肱动脉或股动脉采集。

(2)采集后处理与采血管的选择:根据检验目的不同,血标本分为全血、血浆和血清标本,大多数生化检验采用血清或血浆,因为血清或血浆中成分与组织间液较为接近,反映生理病理变化较为灵敏。血清需血液凝固后方可析出,为加快血液凝固,特别是在环境温度较低时,可采用含促凝剂的采血管以加快血凝。采血管可分为普通管(不含任何添加剂,分离血清)、促凝剂管(快速分离血清)、分离胶管(将血清与细胞层分离开,更利于保存)和抗凝管(分离血浆),其中,抗凝管中最常用的是含肝素钠或肝素锂的抗凝管。

(3)注意事项:一般情况下,采血在早晨空腹或禁食 8 h 以上进行,血脂检查需空腹12 h后方可采血。紧急或特殊危重症患者可根据需要随时采血,但不宜使用正在静脉输液或留置针头处的血液,应从输液的另一只手或输液部位以下的静脉抽血。含有抗凝剂或促凝剂的采血管在采血后应轻轻颠倒混匀 8～10 次,并尽快送检。

2. 尿标本的采集与处理

尿液标本一般采用晨尿,也可采用随机中段尿,如需要了解机体一天内某种成分的排泄量,则需留取 24 小时尿。为防止尿液离体后分解变质,特别是环境温度高时分解变质速度更快,可在收集尿液时加入防腐剂,如检测尿中电解质、蛋白质等,可用甲苯防腐;如测尿液中的17-羟类固醇(17-羟)、钙等项目,可加盐酸防腐并于标本收集完后尽快送检。

3. 脑脊液标本的采集与处理

人体脑脊液总量为 120～180 mL。脑脊液标本由临床医师进行腰椎穿刺采集,采集量一般为 2～5 mL,采集后一般分别置于 3 支洁净的无菌试管内,用于临床生物化学检验的通常为第二管,而第一管用于细菌学检验,第三管用于细胞计数。脑脊液必须立即送检,以免影响检验结果。

(四)标本运送与验收

标本运送应采用符合生物安全的专门容器,并由经过专门培训的人员完成。送达实验室的标本也应由专人验收并记录:申请项目与送检的标本和实验室信息系统(LIS)显示的信息是否相符;唯一性标识是否正确、无误;标本容器是否正确;标本有无外溢、破损和污染;抗凝血标本是否有凝块;标本量是否符合要求;标本送达时间是否符合要求;等等。实验室应制定不合格标本拒收的相关程序。

(五)设施与环境

实验室的场地、空间、设施及条件必须满足所承担任务和工作流程的需要,且布局合理。实验室应实行封闭式管理,控制非本室人员进入。

(1)实施安全风险评估,针对不同的控制区域制定针对性的防护措施及相应的警示。

(2)用于保存临床样品和试剂的设施应设置目标温度和允许范围并记录。实验室应有温度失控时的处理措施并记录。

(3)患者样品采集设施应将接待/等候和采集区分隔开。同时,实验室的样品采集设施也应满足国家法律法规或者医院伦理委员会对患者隐私保护的要求。

(4)应依据所用分析设备和实验过程对环境温度、湿度的要求,制定温度、湿度控制要求并记录。

(5)应依据用途制定适宜的水质标准,并定期检测。

(6)必要时,可配置不间断电源(uninterruptible power supply,UPS)和/或双路电源以保证关键设备(如需要控制温度和连续监测的分析仪、培养箱、冰箱等)的正常工作。

(六)外部服务与供应

外部服务与供应包括外部提供给实验室的服务行为和供应品。实验室必须使用能够保证检验结果准确可靠的试剂、质控物、校准物,以及一切与检验质量有关的服务。

(1)凡可能影响实验室服务质量的外部服务和供应,实验室应就其选择和使用制定政策和程序,并形成文件。实验室应建立一套供货清单控制系统,并对外部服务和供应的全过程应采取的措施,包括选择、评价、验证、监控、再评价等,形成记录并保存。

(2)在使用可能影响实验室服务质量的设备及消耗品前,要验证其质量是否达到相应的规程中所制定的标准。

①试剂盒:实验室只能使用有生产许可证、注册登记证,即“双证”的试剂品种。在对临床标本检测前,实验室必须对试剂进行验证与确认。

②参考物质:临床实验室参考物质包括校准物和质控物(参见第四章第一节)。

特别需注意的是,单一纯品校准物、经过加工处理的质控物和临床标本的基质是不同的,检测时,它们与标本虽然是在完全相同的试剂中反应,但由于基质效应各不同,因此检测结果可能有所差别。所以,实验室在使用参考物质时应了解这些差别,并注意其专用属性。质控物不能当作校准物使用,校准物也不能当作质控物使用。

(七)仪器和设备

1. 检定

检定:由法定计量部门或法定授权组织按照规程,通过实验提供证明来确定仪器或设备的示值误差是否满足规定要求的活动。检定的目的是对仪器或设备进行强制性全面评定,这种全面评定属于量值统一的范畴。通过检定,评定仪器或设备的误差范围是否在规定的误差范围之内。实验室应按国家法规要求对强制检定设备进行检定并保存检定报告。

2. 校准

校准(calibration):在规定条件下,为确定计量仪器、检测系统示值、实物量具或标准物质所代表的量值与相对应的被测量的已知值之间关系的一组操作。应进行外部校准的设备,如果符合检测目的和要求,可按制造商校准程序进行。应至少对分析设备的加样系统、检测系统和温控系统进行校准。规定仪器的校准周期,或半年一次,或一年一次,但仪器在下列情况之一时应校准:①新购置的仪器在投入使用前;②仪器较长时间停用,经过修复再次使用前;③仪器的关键参数或量值发生改变后,包括仪器维修、更换零部件、更换试剂、质控图出现异常趋势或偏移等;④全面维护保养后。

3. 验证

验证:使用配套分析系统时,可使用制造商的溯源性文件,并制定适宜的正确度验证计划;使用非配套分析系统时,实验室应采用有证参考物质、正确度控制品等进行正确度验证，或与经确认的参考方法进行结果比对，以证明实验室检验结果的正确度。若以上方式无法实现，可通过以下方式提供实验室检测结果可信度的证明：参加适宜的能力验证/室间质评，且在最近一个完整的周期内成绩合格；与使用相同检测方法的已获认可的实验室，或与使用配套分析系统的实验室进行比对，结果满意。

（八）检测系统

检测系统一般指完成一个检验项目的测定所涉及的仪器、试剂、校准物、质控物、消耗品、操作程序、质量控制程序等的组合。

1. 保证检测系统的完整性和有效性

实验室应根据以下要求对自己的检测系统进行评价：

（1）核实检测系统性能：如果实验室的检测系统具有溯源性，并已被许多实验室广泛应用，实验室需检查该系统已被认可的性能，做精密度和准确度两项实验，这种评估称为核实。核实其是否与厂商或其他用户的性能相一致。

（2）确认检测系统性能：刚推出市场的检测系统的分析性能必须由生产厂商详细评价，并被其所在国的监督机构认可颁证。实验室在购置有生产许可证的检测系统后，在使用前应对其精密度、准确度和结果可报告范围进行评估，称为确认。

（3）评价检测系统性能：一个新的检测系统或对原检测系统有任何改变都须对该系统的性能，包括精密度、准确度、结果可报告范围、分析灵敏度、分析特异性、参考区间等项目重新进行全面评估，称为评价。

2. 检验方法的选择与评审

检验项目应用于临床前必须进行评审，评审包含校准与校准验证。校准是在规定的条件下，用一个可参考的标准，对包括参考物质在内的测量器具的特性赋值，并确定其示值误差；然后，将测量器具所指示或代表的量值，按照校准链，将其溯源到标准所复现的量值。校准验证是按标本检验方式来测定校准物，从而检查检测系统的检验结果在规定的报告范围内是否能保持稳定。校准验证的具体做法：选择具有溯源性的参考方法、参考物，确定校准物的数目、类型和浓度，校准验证的接受限以及校准验证的周期。确定检验结果的报告范围，必须包括一个最小值（或零）和最大值。

3. 实验室自建系统

临床**实验室自建检测方法**（laboratory developed tests，LDTs）由各实验室自行建立，并自发在实验室和临床进行验证，仅在实验室内部使用，不得作为商品出售。LDTs 分类包括已注册或批准的试剂或检测系统，但实验室进行了修改；未经注册或批准的试剂或检测系统；未提供性能指标的试剂或检测系统。目前，以质谱技术、流式细胞技术等 LDTs 在临床广泛使用。开展 LDTs 需认真做好检测性能确认及临床应用评估，建立完善的室内质量控制和室间质量评价体系，建立从标本采集到结果解释全过程的质量体系文件。使用自建检测系统，应有程序评估，并确认正确度、精密度、可报告范围、生物参考区间等分析性能符合预期用途。

（九）结果报告

临床生物化学检验报告单内容至少应包括实验室名称、患者基本信息、报告单唯一性标识、标本类型、检验项目及结果、参考区间、申请医生、检验人员与审核人员签名（签章或电子签名)、标本采集时间、验收时间及报告时间,适当时还应包括检验方法、可能影响检验质量的备注信息、适当的解释、实验室联系电话等。报告单格式应该规范,字迹清晰、整齐,内容全面、正确,检验项目与临床医师的申请单完全相符,无漏检。

二、临床生物化学检验质量控制的主要方法

精密度和准确度是评价检验结果的两个重要指标。**室内质量控制**(IQC)主要监控测定过程的精密度,而**室间质量评价**(EQA)和室间比对是评价准确度的重要手段。

(一)室内质量控制

1. 质控物的选择

(1)要选择质量可靠、稳定性好、瓶间变异小的质控物,且一次性购买足量的同一批号质控物,以减少新旧批号交替的频率。

(2)尽可能有与人血清一致的基质,以减少基质效应。

(3)添加物(如添加的代谢物、酶制品等)尽可能纯,反应速率尽量与人血清一致。

(4)一般应有两个或三个不同浓度,以便在不同浓度水平监测方法的性能。

(5)价格适中。

2. 质控方法选择

室内质量控制方法很多,但目前临床应用最多的仍是 Levey-Jennings 和 Westgard 质量控制法。Westgard 多规则质量控制法更为高效,是室内质量控制的首选方法。与仅有 3_S失控限的 Levey-Jennings 质量控制法相比,由于 Westgard 多规则质量控制法采用了 6 个质控规则来解释质控结果,其单个规则和联合规则的假失控概率都很低,因此判断随机误差和系统误差均较敏感,极大地提高了误差检出率。21 世纪,"六西格玛质量控制"理论逐渐引入临床实验室,并引起国内外学者的广泛关注和认可。

3. Westgard 多规则质控规则

在多规则控制方法中,Westgard 建议使用 2 个浓度水平的质控物形成一个范围的控制。Westgard 多规则共有 6 个规则,包括 1 个警告规则和 5 个失控规则:1_{2s}、1_{3s}、2_{2s}、R_{4s}、4_{1s}、$10\bar{x}$ 。具体判断规则如下(图 2-2):

(1)1_{2s}警告规则:一个质控结果超过 $\bar{x} \pm 2s$,作为"警告"。

(2)1_{3s}失控规则:一个质控结果超过 $\bar{x} \pm 3s$,该规则对随机误差敏感,但也对大的系统误差产生响应。

(3)2_{2s}失控规则:2 个连续质控结果同时超过 $\bar{x} +2s$ 或 $\bar{x} -2s$,该规则对系统误差敏感。

(4)R_{4s}失控规则:同批最高与最低的两个质控结果之差超过 4s,该规则对随机误差敏感。

(5)4_{1s}失控规则:4 个连续的质控结果同时超过 $\bar{x} +1$ 或 $\bar{x} -1$,该规则对系统误差敏感。

(6)$10\bar{x}$ 失控规则:10 个连续的质控结果同时偏于平均值的一侧,该规则对系统误差敏感。

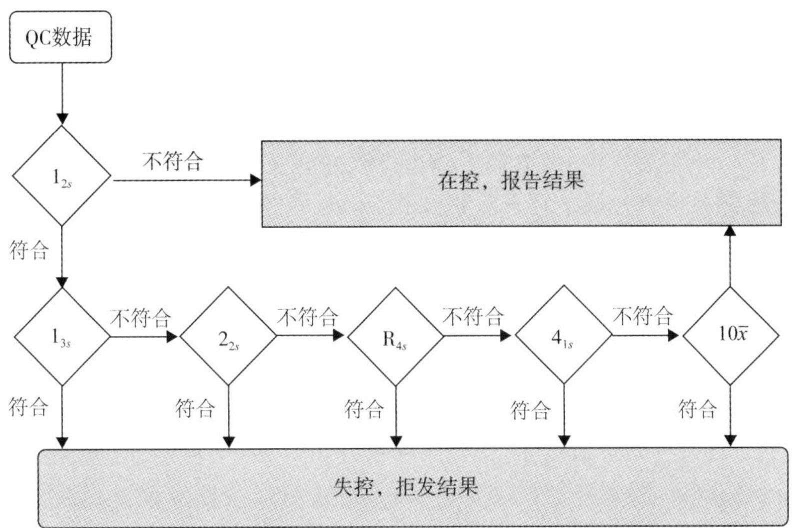

注："不符合"表示控制值不符合字符左侧的失控规则，"符合"表示控制值符合字符上侧的失控规则。

图 2-2　Westgard 多规则误差检索程序

在实际工作中，一般使用 3 个基本规则：1_{3s}、2_{2s}、R_{4s}，其中，1_{3s}、R_{4s} 对随机误差敏感，2_{2s} 对系统误差敏感。

4. 六西格玛质量控制体系

多年来，临床实验室对不同检测系统和不同检验项目使用统一的质控程序，具有一定的弊端。21 世纪，"六西格玛质量控制"理论逐渐引入临床实验室，临床实验室可根据自身实际情况设计相应的质控程序。六西格玛（6σ）管理是 20 世纪 80 年代由 Motorola 提出的质量管理工具，是在传统质量管理基础上发展起来的，同时包含定量过程性能评价和明确过程改进目标的全面质量管理体系。σ 是希腊字母，表示数理统计中总体标准差，是表征一组数据结果离散程度的指标，σ 大小可反映质量水平高低，6σ 质量管理为 6 个标准差的质量管理。6σ 代表的质量水平意味着每 100 万次机会中有 3.4 个缺陷可能，是非常严格的质量控制要求。在临床检验中，引入六西格玛质量控制理论，用临床检验通用的 TEa 指标替代了生产过程变异的容许指标，以 TEa 表示的 6σ 质量控制设定精密度目标为 TEa/6，以保证所有检测标本的质量在允许总误差内。

5. 失控后的处理及原因分析

当质控失控后，检验报告不能发出，此时检验者应迅速查找原因，采取纠正措施并验证符合要求后才能发出报告。查找失控原因的方法：首先，要认真分析未经计算的原始数据的可靠性；其次，对检测过程进行回顾性分析，如试剂的批号或厂家有无改变、质控物是否过期、质控物的溶解和稀释是否发生错误、校准物是否更换生产厂家、电压或仪器是否稳定；再次，选择性地复查或更换质控物、校准物、复查标本；最后，更换操作者或请上一级技术人员帮助分析。

实验室在确定失控原因后，可采取相应纠正措施：立即重测同一质控物；新开一瓶质控物，新开一批质控物，重新测定；用清洗剂清洗仪器后重新测定；更换试剂后重新测定；

重新校准后再测定；与仪器或试剂厂家联系，请求帮助。对重复或系统性出现的失控原因需引入预防措施，必要时还应修改程序文件或作业指导书。对于失控批的患者标本应根据失控原因分析判断是否可接受，并采取相应的重测方案。

6. 检验数据的确认

即使质控物测定值在控，或失控后经过排查并纠正，检验者仍不能发出报告，而应对每个标本的检测结果进行逐个评估后再发报告，这个过程称为检验数据的确认。因为质控数据是针对检测系统的质量控制和监测，而不是针对每一个标本，尽管质控数据在控，仍应逐个核对、确认检验结果。

7. 检验数据的审核

为了减少或避免检验数据出现差错、事故，对已经确认的数据进行最后的审查和核对，称为检验数据的审核。主要包括：

(1)审核分析过程与分析技术：检测系统所在的环境(如温度、湿度、电压、水质等)是否在控；检测系统和人员是否有改变，如仪器是否进行了维修或保养，质控物或试剂的批号是否变更，是否更换了操作者或操作者的技能是否熟练，操作者近期的情绪是否异常，工作时精力是否集中，质控物测定值是否在控，失控后采取的纠正措施是否正确等。

(2)审核临床资料：分析检测结果与临床资料的符合性，审核者对可疑结果或不能解释的结果，如与临床诊断相矛盾的检验结果，与历史数据相比无原因地相差过大，结果之间互相矛盾，与其他功能检查如超声诊断等结果不符，有其他争议的检验结果等，可要求检测者对整个分析批或个别结果进行复检，

(二)室间质量评价

室间质量评价是多家实验室分析同一标本并由外部独立机构收集和反馈实验室上报的结果，再以此来评价实验室操作的过程。通过实验室间的比对判定实验室的校准、检测能力并监控其持续能力。我国主要由国家卫生健康委员会临床检验中心和各省、市、自治区和计划单列市成立的临床检验中心组织开展这项活动。

1. 室间质量评价的目的

识别本实验室和其他实验室检测水平的差异；帮助实验室发现问题并采取相应的改进措施；实验室如果改变实验方法和选购新仪器或选择新的检测系统时，室间质量评价可以提供参考依据。

2. 室间质量评价的工作流程

接受质控物→检查破损→将接收单传真给组织者→按规定日期检测质控物→上报检测结果→收到评价报告→分析评价报告→决定是否采取纠正措施→评估采取措施的效果。

3. 室间质量评价样本的检测

参加室间质量评价的实验室在对质评物进行测定时，应根据组织者的要求和安排，采用与测试患者标本相同的方式对质评物进行检测，不可反复多次测定后推定一个值报告。不同实验室间不得相互交流检测结果，更不得将质评物交由其他实验室代做。实验室主任和样本检测人员必须在由室间质评组织者提供的质评表上签字，以示本室对室间质评的标本是按常规标本处理和检测负责。

实验室在对质评物测定时，每一个步骤都应做详细记录，包括样本处理的过程、检测

系统的运行环境、方法、试剂、质控物、质控数据、质控图趋势等内容，作为实验室室间质评回顾总结和质量管理体系记录的重要资料。

4. 分析质评报告和采取纠正措施

组织者需要对每一个项目都用数据和图形两种方式进行反馈，内容包括样本编号、本室测定结果、靶值、偏倚(%)、允许范围、评价结果等。实验室在接到评价报告后要仔细阅读、认真分析。对成绩不合格的质评项目要组织有关人员进行讨论，分析原因，制定有效的纠正措施，并对实验室相应的检测项目跟踪观察，结合下次的室间质量评价结果，分析采取了纠正措施后的效果，最终达到持续改进的目的。

三、检测系统的比对

对没有能力进行验证/室间质评的检验项目，应通过与其他实验室(如已获认可的实验室、使用相同检测方法的实验室、使用配套系统的实验室)比对的方式，判断检验结果的可接受性，并应满足如下要求：①规定比对实验室的选择原则；②样品数量至少 5 份，包括正常和异常水平；③频率至少每年 2 次；④判定标准应有≥80%的结果符合要求。

实验室用两套及以上检测系统检测同一项目时，应有比对数据表明其检测结果的一致性，实验方案可参考 WS/T 407—2012《医疗机构内定量检验结果的可比性验证指南》，或比对频次每年至少 1 次，样本数量不少于 20 份，浓度水平应覆盖测量范围；比对结果的偏倚应符合要求(详见第四章第二节)。比对结果不一致时，应分析原因，并采取必要的纠正措施，并评估纠正措施的有效性。使用不同参考区间的检测系统间不宜进行结果比对。比对记录应由实验室负责人审核并签字，并应保留至少 2 年。

可比性验证的适用情况：室内质控结果有漂移趋势时；室间质评结果不合格，采取纠正措施后；更换试剂批号、重要部件或软件程序后；临床医生或患者对结果的可比性存在疑问；需提高周期性比对频率时。

四、检验质量信息反馈系统

完善的质量信息反馈系统和检验质量持续改进程序是检验质量得到持续提高的重要保证。质量信息反馈系统至少包括以下几点：实验室问卷调查；接受患者投诉和抱怨；检验医师为服务对象提供咨询服务时的反馈信息；HIS 系统或其他网络系统的反馈信息；社会各界的反馈信息；等等。

实验室对反馈意见要认真调查、分析、研究，特别是要认真识别不符合项。所谓的不符合项是指实验室的工作或其结果不符合本实验室的质量体系的方针、目标、检验程序、客户的约定或要求。当发生不符合项时，应指定专人负责解决，如有必要，可终止存在不符合项的检验程序，以免再次发生。对确认的不符合项的检测活动，偏离质量体系或技术运作的政策和程序，要采取切实可行的纠正措施。适当时还应制定预防措施，防止不符合项的再度发生，必要时还应对这些措施加以验证，实现质量管理体系的持续改进。

第三节 量值溯源与测量不确定度

量值溯源使检验结果的准确性得以提高，越来越受到广泛重视，这也是不同实验室间检验结果互认的基础。但每一个检测系统，即便是参考测量系统也会产生测量不确定度。

一、量值溯源

（一）几个基本术语与定义

量值溯源与测量不确定度属于计量学范畴的概念。

（1）溯源性与量值溯源：GB/T 21415—2008/ISO 17511：2003 中的定义为“通过一条具有规定不确定度的不间断的比较链，使测量结果或测量标准的值能够与规定的参考标准，通常是与国家或国际标准联系起来的特性，称为**溯源性**（traceability）。其过程称为量值溯源。其不间断的比较链称为计量学溯源链、溯源链”。量值溯源是测量结果可信和互认的基础。

（2）测量准确度：测量结果与被测量真值之间的一致程度。

（3）校准与检定：校准与检定是实现量值溯源的最主要技术手段，参见本章第二节。

（4）校准品：也称校准物，指在校准函数中其值用作自变量的参考物质，用于对测量系统校准或对材料赋值，参见第四章第一节。

（5）互换性：用不同测量程序测定参考物质时的测定结果之间的数字关系，与测定临床样品时测定结果的数字关系的一致程度，称为**互换性**（commutability），又称互通性或替换性。

（6）基质：一个物质系统中除被测物之外的所有成分。

（7）基质效应：独立于被测物质存在的对测量和可测量数值产生影响的样品特性。

（8）测量方法与测量程序：进行测量时所用的、按类别叙述的逻辑操作次序，称为测量方法；用于特定测量的、根据给定的测量方法具体叙述的一组操作，称为测量程序。测量方法即实验方法、分析方法，相当于操作原理，一个测量方法可以产生多个测量程序，测量程序相当于具体操作步骤。通过测量程序可直接得到测量结果，而测量方法则不能。

（9）一级参考物：一种稳定而均一的物质，它的数值已由决定性方法确定，或由高度准确的若干方法确定，所含杂质也已经定量，属于**有证参考物质**（certified reference material，CRM），附有证书，又称为基准或原级标准，具有最高的计量学特性，其值不必参考相同量的其他标准，是被指定的或普遍承认的标准。

（10）参考测量程序：经过充分研究的测量程序，所产生的值具有与其预期用途相称的测量不确定度，尤其用于评价测量同一量的其他测量程序的正确度和确定参考物质的特征。根据准确性高低又可分为一级参考测量程序和二级参考测量程序，前者具有最高计量特性。

（11）测量不确定度：表征合理赋予被测量之值的分散性，与测量结果相联系的参数。此参数可以是标准差或其倍数，或具有规定置信水平的区间的半宽度。

（12）国际约定参考测量程序：得到的测量值不能溯源至国际单位制（International

System of Units,SI),但国际公认将该测量值作为某确定量的参考值的测量程序。

(13)国际约定校准品:量值不能溯源至 SI,由国际约定予以定值的校准品。

(二)计量学溯源链

1. 计量溯源性的目的

计量溯源性的目的是使经校准的常规测量程序所得的结果,理论上等同于按现有校准等级最高水平所得值。反过来说,计量溯源性的目的是将参考物质和(或)参考测量程序的正确度水平传递给一个具有较低计量学水平的测量程序,如常规测量程序,这样常规测量程序测量结果最高就可以溯源到 SI。计量学溯源链的理想终点是定义到 SI 的单位。

2. 五种典型计量学溯源链

根据计量学溯源至 SI 的可能性及测量程序与校准品的计量水平,有 5 种典型的计量学溯源链。

(1)有可用的一级参考测量程序和一种或多种一级参考物质,如 ALBK 法测量胆固醇,是能溯源到 SI 单位的最高水平的溯源链。

(2)有国际约定参考测量程序和一种或多种通过该程序定值的国际约定校准物,如高效液相色谱法测定糖化血红蛋白。

(3)有国际约定的参考测量程序,但无国际约定校准物质,如凝血因子。

(4)有一个或多个国际约定校准物质和定值方案,但无国际约定参考测量程序,如蛋白激素、某些抗体和肿瘤标志物,它们有世界卫生组织(World Health Organization,WHO)国际标准物质。

(5)既无参考测量程序又无参考物质,生产厂商只能自建测量程序和校准品,如散射比浊法测量视黄醇结合蛋白和免疫球蛋白等。

目前临床生物化学检验项目有 300～400 个,但可在计量上溯源至 SI 单位的项目不多,只有 25～30 个,比如胆固醇、葡萄糖、肌酐、尿酸、钾、钠、氯、钙等。它可用来校准二级参考测量程序和二级校准品;进一步校准生产厂商选定的测量程序和生产厂商工作校准品;再进一步校准生产厂商常规测量程序和厂商产品校准品;最后校准用户常规测量程序,使常规样本的检测结果具有可溯源性,最高可溯源至 SI 单位。但目前大多数项目不能溯源至 SI 单位,有的是因为没有一级参考测量程序,有的是因为没有国际校准物质,有的则两者都没有。图 2-3 所示为完整校准等级和计量上溯源至 SI 单位示意图。在这个溯源示意图中,一级参考测量程序具有最高计量学特性,如库仑法、重量法测量,能直接溯源至 SI 单位,具有很小的测量不确定度,一级参考物质(用作一级校准品)是高度纯化的被测物质,可由一级参考测量程序直接定值,也可通过其他准确可靠的方法间接定值。

二级参考测量程序用一级校准品校准,具有稍低的测量不确定度,能满足特定要求。一级、二级参考测量程序的建立和一级、二级参考物质的制备要求很高,一般由国际或国家计量机构或参考实验室来完成。

在这个溯源链中,自上而下各环节的溯源性逐渐降低,而测量不确定度则逐渐增加。如果用一级参考测量程序直接测量样品,无疑测量结果最具溯源性,测量的不确定度最低,但在常规临床生物化学检验中显然不具备这种条件,因为常规实验室远远达不到参考实验室的要求,而只能依赖所使用的商品试剂盒校准品所赋值的溯源性的等级,而商品试剂盒的生产厂商可以提供其校准品的计量学溯源链。

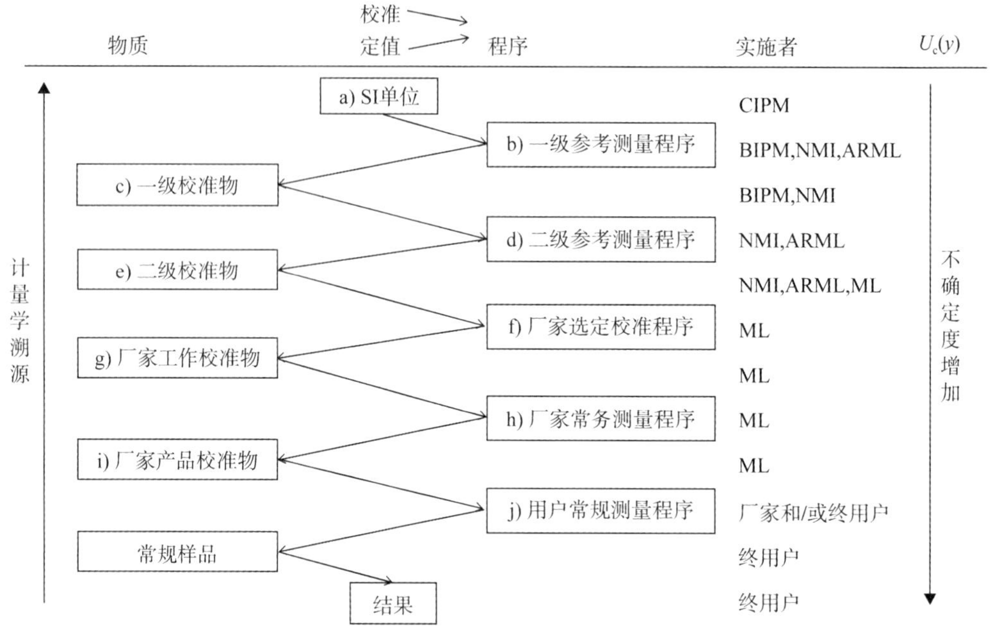

注：ARML—认可的参考实验室；BIPM—国际计量局；CIPM—国际计量委员会；ML—生产商实验室；NMI—国家计量机构；符号 $U_c(y)$—联合的标准测量不确定度。

图 2-3 溯源至 SI 单位的完整量值溯源图

二、测量不确定度

(一)测量不确定度的来源

医学实验室测量不确定度分量来源包括(但不限于)：精密度(重复性、实验室内复现性、复现性)；校准(溯源性、值的不确定度、校准方式)；校准值正确性和测量不确定度，校准品与参考物质的互通性；与样本相关的效应(基质、干扰)；试剂、校准品和参考物质的批间差；不同的操作者；器材的变异(如天平、注加器、仪器维护等)；环境变化(如温度、湿度、振动、电压等)。另外，有些影响因素虽然不直接作用于公信值，但却对示值和测量结果之间的关系有影响，也需要识别。有些影响因子如脂血、溶血、黄疸等可能本身无量值特性，但实质上产生了干扰测量的物质或颜色等。根据这些来源不同，可以分成两类：通过对实验结果的统计分布进行估计的 A 类不确定度(随机误差不完全服从正态分布，而是 t 分布)与基于经验或其他信息推测的概率分布来评估的 B 类不确定度(通常考虑由仪器误差带来)。在具体的一个测量模型中汇总成为合成标准不确定度。

(二)测量不确定度的评价方法

测量不确定度的评定与其预期应用目的有密切关系，通常可以使用下述两种方法评定检验结果的测量不确定度。对于常规医学实验室，自上而下评定测量不确定度的方法是经济、实用和可接受的方法。

1. 自下而上(bottom-up)的方法

此方法常特指**测量不确定度评定指南**(Guide to the Uncertainty in Measurement,

GUM）方法或模型（modeling）方法，是基于对测量全面、系统分析后，识别出每个可能的不确定度来源并加以评定；通过统计学或其他方法，如从文献、器具或产品的性能规格等处搜集数据，评定每一来源对不确定度的贡献大小；然后将识别的不确定度用方差方法合并得到测量结果的“合成标准不确定度”。

2. 自上而下（top-down）的方法

此方法是在控制不确定度来源或程序的前提下评定测量不确定度，即运用统计学原理直接评定特定测量系统之受控结果的测量不确定度。典型方法是依据特定方案（正确度评估和校准方案）的试验数据、质量控制（quality control，QC）数据或方法验证试验数据进行评定，正确度/偏移（b）和精密度/实验室内复现性（$s_{(Rw)}$）是两个主要的分量。常规医学实验室常将这两者与系统误差和随机误差相联系。

（三）测量不确定度数据的主要来源

1. 从实验室外获得数据

实验室可以从国际/国家计量机构参考物质、开发测量程序的厂商那里取得评定测量不确定度所需要的数据。一般情况下，国际/国家计量机构参考物质证书中的不确定度数据可直接引用，或者通过实验室网络确认，确认的数据按式（2-1）计算该示值的标准不确定度，即以标准差表示的测量不确定度。

$$U_{char} = \sqrt{\frac{{s_R}^2}{n}} \quad (2\text{-}1)$$

式中，U_{char} 为示值的测量不确定度（标准不确定度）；s_R 为测量复现性（标准差）；n 为实验室数。利用此公式计算的测量不确定度包括各种主要影响因素，如样品、仪器、试剂、校准物、质控物、环境、操作人员等。

2. 从实验室常规工作中获得数据

实验室应制订校准和正确度验证计划，可利用国际、国内有证参考物质评估实验室各检验项目的正确性，获得相应的不确定度分量数据。这需要长时间的积累，以保证数据的统计监控状态，而不是靠某一次校准而得来的数据。

3. 从实验室参加能力验证计划获得数据

上述两个方面均是基于被测量值能够溯源至公认的参考系统，通过校准和正确度验证来发现偏移，但大多数医学实验室常规无法计量溯源到公认的参考系统，此时可利用实验室参加 EQA 能力验证所得数据来评定测量不确定度。

由于服务对象对检验质量要求越来越高，加上近年来实验室认可对溯源性要求，量值溯源和测量不确定度越来越受到广泛关注，检验结果的溯源性将成为临床实验室的重要质量指标。开展量值溯源工作需要建立参考系统，但建立参考系统要求极高，也是一项花费昂贵的工作，一般临床实验室难以开展，而测量不确定度的确认与计算均十分繁杂，况且目前实验室若在报告检验结果的同时报告测量不确定度，临床医生未必能够接受与正确解读，因此离普及使用尚需时日，但实验室对检验质量的追求永远在路上。

小结与展望

● 临床生物化学检验项目有300余项，一般可分为常规检验、急诊检验和特诊检验三类。

● 检验者应以高度认真负责的态度对待“急诊”检验，须按规定的时限发出检验报告。出现“危急值”时无论是“急诊项目”还是“常规项目”，都必须立即向临床报告结果。

●“检验质量控制要素”是临床实验室的重要内容之一，实验室应按照CNAS-CL02《医学实验室质量和能力认可准则》建立全面质量管理体系，实施包括人和与检验质量有关的诸多因素在内的整个流程的管理。检测系统的检定、校准和性能参数验证是实验室技术和质量管理的核心内容，实验室必须保证任何一个检测系统都能持续符合质量要求。按规定制订、执行室内质量控制计划，并参加有关机构组织的室间质评活动，通过比对分析改进检验质量。

● LIS对提高工作效率、保证工作质量和实施有效管理起到十分重要的作用。

● 随着模块化生化流水线、前处理等高通量、自动化的新技术以及新设备在临床上的应用，临床生物化学检验在质量和效率上都得到极大的提高，保证了临床诊断与治疗的有效性和及时性。不同实验室间结果互认也会随着检验质量的不断提升而全面展开。

● 临床实验室必须按照《医疗机构临床实验室管理办法》的要求，规范管理，优化流程，提高质量，实现“检验结果仅对检验标本负责”向“检验结果对服务对象负责”的转变，并要主动走进临床，征询意见，宣传新技术，讲解新方法，让检验与临床密切结合，更好地为人类健康事业服务。

（洪国粦　楼滨）

第三章　临床生物化学检验的方法与试剂盒

【教学目标与要求】

掌握：临床生物化学检验方法的分级、参考物质的分级；临床生物化学检验方法和参考物质之间的关系；临床生物化学检验的方法学评价；试剂盒的性能指标与评价。

熟悉：临床生物化学检验的方法学评价试验。

了解：临床生物化学检验试剂盒的分类和特点；试剂盒的质量标准。

临床生物化学检验方法与试剂盒的选择和评价，是临床生物化学检验质量控制的基础。当建立或引进新的方法与试剂盒时，应对其技术性能做出正确的评价。

第一节　临床生物化学检验方法分级和参考物质

一、临床生物化学检验方法分级

国际临床化学联合会(International Federation of Clinical Chemistry，IFCC)根据准确度与精密度的不同，将临床生物化学检验方法分为三级。

1. 决定性方法

决定性方法(definitive method)是指准确度最高，系统误差最小，经过详细的研究，目前没有发现产生误差的原因或在某些方面不够明确的方法，测定结果为“确定值”，与“真值”最接近。主要方法包括**同位素稀释-质谱法**(isotope dilution-mass spectrometry，ID-MS)、中子活化法、重量法等。决定性方法由于技术要求太高，费用昂贵，因此不直接用于鉴定常规方法，而主要用于评价参考方法和一级参考物。

2. 参考方法

参考方法(reference method)是指准确度与精密度已经充分证实的分析方法，干扰因素少，系统误差与重复测定的随机误差相比可以忽略不计，有适当的灵敏度、特异性及较宽的分析测量范围，主要应用于评价常规方法性能和试剂盒质量，以及鉴定二级参考物。

3. 常规方法

常规方法(routine method)指性能指标符合临床或其他目的的需要，有足够的精密度、准确度、特异性和适当的分析测量范围，且经济实用。这类方法经有关学术组织认可后可作为**推荐方法**(recommended method)。

二、临床生物化学检验的参考物质

（一）参考物质的分级

国际标准化组织（International Standardization Organization，ISO）定义：具有一种或几种理化性质已经充分确定的特性，用于校准仪器、评价测量方法或给材料赋值的一种材料或物质，称为**参考物质/参考物**（reference material，RM）。国内也称之为标准物质、标准物、标准品。参考物质可以是纯的或混合的液体、固体（如镨钕滤光片）或气体（如标准的 CO_2 气体）。

参考物质包括**校准物质/校准物**（calibration material）和**正确度质控物质**（trueness control material）。校准物是指在校准函数中其值被用作自变量的参考物质，用于对测量系统校准或对材料赋值。ISO 17511 将正确度质控物质定义为“用于评估测量系统测量偏差的参考物质”。正确度质控物质在国内多称为正确度控制品、质控物、质控品、控制物，但国内有较多学者不认可质控物是参考物质。国内还有些学者认为校准物的级别低于标准物，认为其值是被纠正后的非原始值。

根据 ISO，参考物质可分为一级参考物质和二级参考物质。

（1）一级参考物质（原级参考物质）：国际纯粹与应用化学联合会（International Union of Pure and Applied Chemistry，IUPAC）规定用高纯度化学物质（纯度>99.98%）直接通过称重配置的溶液，是一种稳定而均一的物质，其浓度已由决定性方法确定，或由高度准确的若干方法确定，所含杂质也已经定量；具有防潮和高温（104～110℃）稳定的特性。一级参考物都有证书，属于**有证参考物质**（CRM）。

（2）二级参考物质（次级参考物质）：可由实验室自己配制或为商品，其示值必须用一级参考物质和参考方法并由训练有素、能熟练掌握参考方法的操作者确定。发达国家的二级参考物质通常是 CRM。其纯度虽然不及一级参考物质，但与临床样本基质相似，与天然生化物质有相同的理化性质。

（二）参考物质与方法之间的关系

一级参考物由决定性方法定值，用于验证决定性方法，评价及校正参考方法以及为二级参考物定值。二级参考物的定值源于一级参考物和参考方法，主要用于常规方法的评价，或为质控物定值，或用于常规测定的结果计算。厂家校准物的定值源于二级参考物和参考方法，用于常规分析（图3-1）。

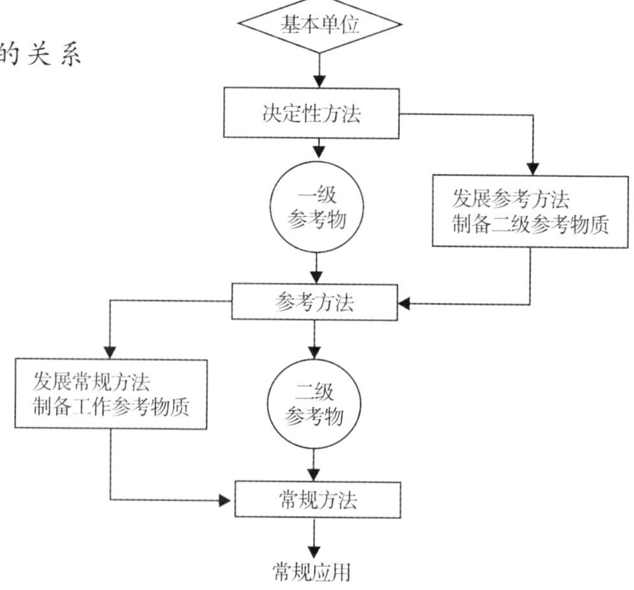

图 3-1　美国国家标准与技术研究所（NIST）溯源图

第二节 临床生物化学检验方法的性能评价

方法学评价(evaluation of methodology)是通过实验途径,测定并评价候选方法的性能,说明是否能够满足预期的质量要求。当临床实验室引入新的仪器设备或方法时,一般需经历方法的选择、方法学评价、方法的性能判断等过程,最终确定是否将其作为常规检验方法。

一、方法学评价的内容

方法学评价的内容包括总误差、精密度、正确度/准确度、灵敏度、测量范围、干扰和基质效应等。评价目的不同,评价内容就不同。当评价一个新购进的生化分析仪时,仅需要评价精密度、正确度和分析测量范围;而当评价一种新方法时,则需要评价其全部内容。

(一)总误差

总误差(total error,TE)指从样本收集开始到发出报告所有来源的检验误差,是测定结果与真值的差异,由不精密度(随机误差)和偏倚(系统误差)构成。临床检验工作或试剂厂家常常关注 TE 是来源于随机误差还是系统误差还是二者皆有。临床医生仅关注 TE 是否足够小,是否会导致错误诊断,而不需要知道误差的来源。

(二)精密度

精密度(precision)是指在规定条件下对同一样本多次重复测量结果之间的接近程度,反映测量过程中随机误差的大小。精密度常以**不精密度**(imprecision)来度量,如**标准差**(standard deviation,*s*)和**变异系数**(coefficient of variation,CV)。

精密度是检测系统最基本的性能,如果精密度差,则其他性能评价实验无法进行。医学实验室的检测报告通常是对样本的单次检测结果,因此,检测系统的精密度尤为重要。

(三)正确度

正确度(trueness)是指大量(或无限次)测量结果的平均值与真值的一致程度。正确度反映系统误差,用统计量**偏倚**(bias)来度量。注意,正确度和**准确度**(accuracy)是两个有明显区别的概念,准确度是指单次测量结果与真值之间的一致程度。准确度受正确度和精密度的双重影响,反映总误差,正确度与精密度无关。

(四)分析灵敏度

IUPAC 对**分析灵敏度**(analytic sensitivity)的定义:被测组分浓度或含量改变 1 个单位时所引起的分析信号的变化,指校准曲线的斜率(横坐标为浓度,纵坐标为测量信号),斜率越大,校准曲线越陡,则其"分析灵敏度"越高。

分析灵敏度表示检测系统或方法对低浓度分析物的检测能力,包含针对检测限低值附近的检测准确性进行评估的一组性能参数,即**空白限**(limit of blank,LoB)、**检出限**(limit of detection,LoD)和**定量检出限**(limit of quantitation,LoQ)。

美国临床实验室标准化研究所(Clinical and Laboratory Standards Institute,CLSI)

发布的 EP17-A 文件，即《检出限和定量检出限确定方案——批准指南》，将检测系统或方法可检测的最低分析物浓度称为检出限，以此来考察分析灵敏度。LoB 是在规定的条件下空白样本被观察到的最大检测结果。LoD 是在规定的条件下检出的样本中分析物的最小值。LoQ 是在规定的可接受精密度和正确度条件下，能定量检出样本中分析物的最小值。以上限值具有 LoB＜LoD≤LoQ 的关系。

（五）分析测量范围

分析测量范围（analytical measurement range，AMR）指样本未经任何预处理（稀释、浓缩等），由检测系统直接测量得到的可靠范围，亦称**线性范围**（linear range）。在此范围内，一系列不同样本分析物的测量值与其实际浓度（真值）呈线性比例关系。AMR 是一个很重要的性能指标，是分析系列分析物浓度与对应的仪器最终输出的检测信号是否呈恒定比例的性能。与 AMR 相关的概念是**临床可报告范围**（clinical reportable range，CRR），CRR 指定量检测项目向临床报告的检测范围，患者样本可经稀释、浓缩或其他预处理。对于 CRR 大于 AMR 的检验项目，需进行最大稀释试验确定项目的 CRR。对于 CRR 比 AMR 窄的检验项目，需进行最大浓缩试验来确定 CRR。

（六）干扰

干扰（interference）指测定某分析物的浓度或活性时，受其他非分析物影响而导致测定结果增高（正干扰）或降低（负干扰）。干扰影响测量的准确度。

（七）基质效应

EP14-A2 文件对**基质效应**（matrix effect）的定义：样本中除分析物之外的样品理化性质对分析物测定结果的影响。

广义的基质效应包括干扰物（如血清胆固醇测定中的胆红素、血红蛋白、抗坏血酸等）及生物材料中未知的或未定性的理化性质（如黏度、pH 等）的影响。

基质偏差（matrix bias）是用于描述基质效应的指标。基质效应的评价前提：①通常认为新鲜血清无基质效应；②决定性方法或参考方法无基质效应。基质效应的评价原理是以无基质效应的参考系统为基准，来评价常规方法对某样品检测有无偏差。当参考系统与常规方法测定同一批新鲜血清的结果一致时，表示常规方法无方法误差；如有统计学上的差异，则该偏差为常规方法的**校准偏差**（calibration bias）。当参考系统和常规方法测定的是制备物（如室间质评样本）时，往往会得到不一致的结果，这种差异称为**调查偏差**（survey bias）。调查偏差与校准偏差之差即基质偏差。

二、方法学评价试验

CLSI 先后制订了一系列**评价方案**（evaluation protocols，EPs），包括精密度评价（EP5-A2）、线性范围评价（EP6-A）、干扰试验（EP7-A2）、方法比对评价（EP9-A2）、基质效应评价（EP14-A2）等。EPs 不仅能客观、正确地评价临床生物化学检验方法的性能，还可用于评价试剂盒和分析仪器的性能。

（一）重复性试验

重复性试验是指用相同的方法、同一试验材料，在相同的条件下比较获得的一系列结果之间的一致程度的试验。相同的条件是指同一操作者，使用同一测量仪器，在同一地点，通过相同的测量程序在短时间内重复测量。重复性试验用于评价检验方法的精密度，按 EP5-A2 方案进行。

1. 目的与判断标准

重复性试验的目的是测定候选方法的随机误差。指标是变异系数 CV、标准差，CV 越小则精密度越高，反之则越低，故称其为不精密度。用本方案评价可以计算出批内、批间、天间和总不精密度。不精密度的判断标准有以下两项：

(1)推荐标准：《美国临床实验室改进法案修正案》(Clinical Laboratory Improvement Amendments'88，CLIA'88)推荐的常规化学分析项目的允许误差(allowable analytical error)，用 E_A 表示，见表 3-1。一般情况下，EA 是医学决定水平(X_c)与 CLIA'88 推荐的可接受性能的 1/4 的乘积。不同的 X_c 有不同的 E_A，表 3-1 中 E_A 的单位与医学决定水平一致。

表 3-1　CLIA'88 推荐的允许误差

分析项目	决定水平(X_c)	可接受性能	允许分析误差(E_A)
丙氨酸氨基转移酶(ALT)	50 U/L	20%	2.5=50×20%×1/4，下同
天冬氨酸氨基转移酶(AST)	30 U/L	20%	1.5
碱性磷酸酶(ALP)	150 U/L	30%	11
淀粉酶(AMY)	100 U/L	30%	7.5
乳酸脱氢酶(LD)	300 U/L	20%	15
肌酸激酶(CK)	200 U/L	30%	15
白蛋白(ALB)	35 g/L	10%	0.9
总蛋白(TP)	70 g/L	10%	1.8
氯(Cl)	90 mmol/L	5%	1.1
	110 mmol/L	5%	1.4
总胆固醇(TC)	5.18 mmol/L	10%	0.129
甘油三酯(Tol/L	25%	0.113	
尿酸(UA)	356.4 μmol/L	17%	14.85
铁(IRON)	26.85 μmol/L	20%	1.342
镁(Mg)	1 mmol/L	25%	0.065
总胆红素(TBIL)	17.1 μmol/L	6.84	1.71=6.84×1/4，下同
	342.1 μmol/L	20%	17.1
总钙(Ca)	1.71 mmol/L	0.249	0.062
	2.69 mmol/L	0.249	0.062
	3.24 mmol/L	0.249	0.062
高密度脂蛋白(HDL-C)	0.91 mmol/L	30%	0.067
	1.68 mmol/L	30%	0.127

续表

分析项目	决定水平(X_c)	可接受性能	允许分析误差(E_A)
肌酐(CREA)	88.4 μmol/L	30%	7.7
	265.2 μmol/L	15%	9.72
葡萄糖(GLU)	2.78 mmol/L	10%	0.083
	6.99 mmol/L	10%	0.175
	11.0 mmol/L	10%	0.278
尿素(UREA)	4.5 mmol/L	9%	0.1
钠(Na)	130 mmol/L	4.0	1
	150 mmol/L	4.0	1
氯(Cl)	90 mmol/L	5%	1.1
	110 mmol/L	5%	1.4
钾(K)	3.0 mmol/L	0.5	0.13
	6.5 mmol/L	0.5	0.13
血气 PCO_2	4.66 kPa	0.66 kPa	0.173
	6.65 kPa	0.66 kPa	0.173
血气 PO_2	3.99 kPa	3s*	0.75s* =3s* ×1/4,下同
	10.64 kPa	3s*	0.75s*
	25.94 kPa	3s*	0.75s*
血气 pH	7.35	0.04	0.01
	7.45	0.04	0.01

注:s 表示标准差。

(2)普通标准:$1.96s \leqslant E_A$,可以初步接受,进一步判断见后述的方法性能判断。其依据是95%的随机误差值为 $1.96s$ 。但该标准比上述推荐标准宽松很多。

2. 评价前准备和样本测定

(1)评价前准备:①应熟悉评价对象和评价方案;②试验用试剂应同批次配制,或为同一批号的商品试剂盒和参考物,仪器也应处于良好的工作状态;③试验用样品一般选择2个(亦可更多),一个在参考范围或在医学决定水平附近,另一个为异常值,被测物在疾病时增高者用高值,降低者用低值,试验样品的介质应与临床样品一致,并应妥善保存,应保证在整个试验过程中稳定;④先做一个初步的批内精密度测定,即一个样品重复测定20次,计算出均值、标准差和变异系数。如果批内精密度不符合生产厂家规定的质量标准,则联系厂家对仪器进行修理或保养,直到批内精密度符合生产厂家规定的质量标准才能进行下面的试验。

批内精密度计算见式(3-1):

$$\bar{x}=\frac{\sum X_i}{n};s=\sqrt{\frac{n\sum X_i^2-(\sum X_i)^2}{n-1}}$$

$$CV_{批内}(\%)=\frac{s}{\bar{x}}\times 100 \tag{3-1}$$

式中，$\bar{x}$为均值，X_i为某次测量值，n为样品重复测量次数，s为标准差，$CV_{批内}$为变异系数。

（2）样本测定：用 2 个样品每天测定 2 批，批间测定间隔不得少于 2 h，每批测定均做 2 份，至少共测定 20 天。每批测定至少做一个质控。

3. 统计分析

（1）数据整理：两个样品应独立计算下述各项指标，每个样品的数据及中间计算结果按表 3-2、表 3-3 进行整理 。

表 3-2 原始实验数据整理表

天数	批 1			批 2			日平均值
	结果 1	结果 2	均值$_{批1}$	结果 1	结果 2	均值$_{批2}$	
1							
⋮							
总计							

表 3-3 中间计算结果表

天数	批 1	批 2	(均值$_{批1}$－均值$_{批2}$)^2
	(结果 1－结果 2)^2	(结果 1－结果 2)^2	
1			
⋮			
总计	(1)	(2)	(3)

（2）统计计算：首先，按照式(3-2)、式(3-3)和式(3-4)计算参数 A、B 和 S_r，然后计算批内、批间、天间和总变异系数。

$$A=\sqrt{\frac{\sum_{i=1}^{I}(\overline{X_{i1}.}-\overline{X_{i2}.})^2}{2I}} \tag{3-2}$$

式中，A 为批间变异估计值，I 为总天数(20)；$\overline{X_{i1}.}$ 为第 i 天第 1 批测定的平均值，$\overline{X_{i2}.}$ 为第 i 天第 2 批测定的平均值。

$$B=\sqrt{\frac{\sum_{i=1}^{I}(\overline{X_{i..}}-\overline{X...})^2}{I-1}} \tag{3-3}$$

式中，B 为天间变异估计值，$\overline{X_{i..}}$ 为第 i 天全部测定的平均值，$\overline{X...}$ 为测定总均值。

$$S_{批内}=S_r=\sqrt{\frac{\sum_{i=1}^{I}\sum_{j=1}^{2}(X_{ij1}-X_{ij2})^2}{4I}} \tag{3-4}$$

式中，j 为每天测定的样品数(共 2 个)，X_{ij1} 为第 i 天内样品 j 的第 1 次测定结果，X_{ij2} 为第 i 天内样品 j 的第 2 次测定结果，S_r 为批内标准差。再按照式(3-5)～式(3-8)计算标准差和 CV。

$$S_{批间}=S_{rr}=\sqrt{A^2-\frac{S_r^2}{2}} \tag{3-5}$$

$$S_{天间}=S_{dd}=\sqrt{B^2-\frac{A^2}{2}} \tag{3-6}$$

$$CV_{批内}(\%)=\sqrt{\frac{S_r^2}{X...}}\times 100 \tag{3-7}$$

$$CV_{总}(\%)=\frac{\sqrt{S_{rr}^2+S_{dd}^2+S_r^2}}{X...}\times 100 \tag{3-8}$$

式中，S_{rr} 为批间标准差；S_{dd} 为天间标准差或日标准差。$CV_{批间}(\%)$、$CV_{天间}(\%)$ 的计算类似式(3-7)，只是将式中的 S_r 分别替换成 S_{rr}、S_{dd}。

(二)方法比对试验

方法比对试验是指在相同的环境条件下，由相同的检测人员采用不相同的检测方法对同一样品进行检测的试验，用于评价候选方法的正确度，可以测定候选方法的比例系统误差和恒定系统误差，按 EP9-A2 方案进行。

1. 目的要求

评价候选方法所给出的结果是否准确，采用的是方法比较试验。理论上，两种方法间的差异均作为候选方法的偏差，因此比较方法应是参考方法或推荐方法。如该测定没有参考方法或推荐方法，亦可用公认的常规方法，但须具备：①比候选方法有更好的精密度；②干扰已知；③与候选方法使用相同的计量单位。

2. 比较前准备和样本测定

(1)比较前准备：①试验者应熟悉所用的仪器、候选方法、比较方法和评价方案；②试验样品应收集新鲜的正常和异常的临床样品，应有足够宽的浓度范围，各浓度应有合适的比例。如不能及时测定，样品应妥善保存并应在分析物的稳定期内测定。

(2)样本测定：①样品数至少为 40 个，每个样品用两种方法分别做双份测定，因此样品应有足够的量，如临床样品的量太少，可将两份含量相近的样品混合；②每天测定 8 个样品，双份测定时第一次按顺序 1，2，…，7，8，第二次按顺序 8，7，…，2，1，共测试 5 天。

3. 统计分析

(1)数据整理见表 3-4。

表 3-4　方法对比试验数据整理

样品号(i)	比较方法(X)				候选方法(Y)			
	X_{i1}	X_{i2}	D_{Xi}	$D_{Xi'}$	Y_{i1}	Y_{i2}	D_{Yi}	$D_{Yi'}$
1								
⋮								
40								

注：$D_{Xi}=|X_{i1}-X_{i2}|$，$D_{Yi}=|Y_{i1}-Y_{i2}|$，$D_{Xi'}=|X_{i1}-X_{i2}|/\overline{X}_1$，$D_{Yi'}=|Y_{i1}-Y_{i2}|/\overline{Y}_I$，$\overline{X}_i=(X_{i1}+X_{i2})/2$，$\overline{Y}_i=(Y_{i1}+Y_{i2})/2$。

(2)离群点的检查：超过下列控制限的数据为离群点数据。只有 1 个离群点数据，可直接剔除后进行统计，若出现 2 个或以上的离群点，应查找原因后剔除，补做。

①D_{Xi} 超过 D_X 控制限：D_X 控制限 $=4\times\overline{D_X}$，$\overline{D_X}=\sum D_{Xi}/I$。

②D_{Yi} 超过 D_Y 控制限：D_X 控制限 $=4\times\overline{D_Y}$，$\overline{D_Y}=\sum D_{Xi}/I$。

③$D_{Xi'}$ 超过 $D_{X'}$ 控制限：$D_{X'}$ 控制限 $=4\times\overline{D_X}'$，$\overline{D_X}'=\sum D_{Xi'}/I$。

④$D_{Yi'}$ 超过 $D_{Y'}$ 控制限：$D_{Y'}$ 控制限 $=4\times\overline{D_Y}'$，$\overline{D_Y}'=\sum D_{Yi'}/I$。

⑤E_{ij} 超过 E 控制限：$E_{i1}=|Y_{i1}-X_{i1}|$，$E_{i2}=|Y_{i2}-X_{i2}|$，$E=\frac{1}{80}\times\sum^{40}\sum^{2}E_{ij}$。其中，$j$ 为重复测定次序号(双份测定的第 1 次或第 2 次)，E 控制限 $=4\times E$。

⑥$E_{ij'}$ 超过 E' 控制限：$E_{i1}'=|Y_{i1}-X_{i1}|$，$E_{i2}'=|Y_{i2}-X_{i2}|/X_{i2}$，$E_{\frac{1}{80}}\times\sum^{40}\sum^{2}E_{ij}$，$E'$ 的控制限 $=4\times E'$。

上述①②③④为方法内的离群点检查，⑤⑥为方法间的离群点检查。其中，①②⑤为绝对差异检查，③④⑥为相对差异检查。

(3)候选方法(Y)与比较方法(X)相关回归分析：相关系数 r 与回归方程的计算见式(3-9)。

$$r=\frac{\sum\sum(X_{ij}-\overline{X})(Y_{ij}-\overline{Y})}{\sqrt{\sum\sum(X_{ij}-\overline{X})^2\sum\sum(Y_{ij}-\overline{Y})^2}} \tag{3-9}$$

式中，X_{ij} 为第 i 号样品第 j 次用比较方法测定的结果，Y_{ij} 为第 i 号样品第 j 次用候选方法测定的结果，$\overline{X}$ 为全部样品用比较方法测定结果的均值，$\overline{Y}$ 为全部样品用候选方法测定结果的均值。

$$b=\frac{\sum\sum(X_{ij}-\overline{X}(Yij-\overline{Y})}{\sum\sum(X_{ij}-\overline{X})^2} \tag{3-10}$$

$$a=\overline{Y}-(b\times\overline{X}) \tag{3-11}$$

$$Y=a+bX \tag{3-12}$$

$r\geqslant0.975$ 或决定系数 $r^2\geqslant0.95$ 说明两方法的相关性良好。

（三）线性范围评价试验

线性范围评价试验用于评价候选方法的线性及线性范围，了解该方法的最高检测值和最低检测值，可确定该方法的检测范围，以防止含量过低或过高样品的检测误差，按EP6-A方案进行。

1. 目的要求

线性范围能判断某一分析方法测得的浓度或活性值与设定的浓度或活性值之间的比例关系的范围。常规方法应具有较宽的分析测量范围，至少应包含95%的临床样本，包括临床上可能出现的高值和低值。分析测量范围太窄容易导致系统误差。

2. 评价前准备

评价前必须：

(1)熟悉仪器、评价方案和试剂。

(2)评价样品的介质应与实际测定的样品一致，理想的样品是患者的低值或高值样品，亦可用患者的混合样品加入分析物作为高值样品。可用正常人样品作为低值样品，低值样品在必要时可做减量处理：如分析物为酶可以加热，小分子化合物可以透析，脂类可用超离心或多价阴离子沉淀。难以收集或处理低值样品时，还可用收集到的高值样品用生理盐水进行系列稀释得到。

(3)线性评价应有至少5个不同浓度，可选择低值和高值样品各一个，低值样品为1号，高值样品为5号，二者按体积3∶1混匀为2号，等份混匀为3号，1∶3混匀为4号，形成系列评价样品。

3. 测定样本

至少5个不同浓度的样品(X)，随机排列，每个样品至少重复测定2次(Y)，因此样品应有足够的量，并且分析要在当天完成。

4. 统计分析

(1)数据整理与离群点的检查：以酶法测定肌酐为例，见表3-5。

表3-5　线性评价的测定数据与离群点检查

（浓度单位 μmol/L）

样品序号	制备浓度(X)	测定值1(Y_1)	测定值2(Y_2)	差值(Y_1-Y_2)	$(Y_1-Y_2)^2$
1	97	97.5	97	0.5	0.25
2	760	764	762	2	4
3	1422	1425	1422	3	9
4	2084	2090	2088	2	4
5	2746	2748	2741	7	49
总和				14.5	66.25

离群值指单个检测结果目视(散点图)或统计学上明显偏离其他结果。如出现离群点，应找到原因后补做。

(2)多项式回归：做一次、二次和三次多项式回归分析(表3-6)，可以借助商业统计软件完成。多项式线性评价首先假设数据是非线性的。首先，判断非线性拟合数据是否比线性好；然后，当非线性多项式拟合数据比线性好时，判断最适非线性模型与线性拟合之间的差值是否小于预先设定的允许偏差。在本例中，设定精密度和线性的允许误差分别为2%和5%。

表3-6　多项式回归模型

阶别	回归方程	回归自由度(Rd_f)
一次	$Y=b_0+b_1X$	2
二次	$Y=b_0+b_1X+b_2X^2$	3
三次	$Y=b_0+b_1X+b_2X^2+b_3X^3$	4

一次多项式模型为直线，这是判断某种方法是否为线性的最适方程。二次多项式模型为抛物线。三次多项式模型为S形反应曲线。

回归系数用b_i表示，在二次多项式模型中，b_2为非线性系数；在三次多项式模型中，b_2和b_3为非线性系数。计算每个非线性系数斜率的标准误SE_i（可由回归程序算出），然后进行t检验，判断非线性系数是否有统计学意义，即与0之间有无显著性差异。一次多项式模型中的b_0和b_1两个系数不用分析，因为它们不反映非线性。b_2和b_3的统计分析计算公式为式(3-13)。

$$t=b_i/SE_i \tag{3-13}$$

自由度的计算公式为式(3-14)。

$$d_f=L\times R-Rd_f \tag{3-14}$$

式中，L为不同浓度样品数；R为每个样品重复检测次数；Rd_f为回归自由度，即回归模型中各系数的数量总和（包括b_0）。例如，三次多项式回归时，$L=5$，$R=2$，$Rd_f=4$，$d_f=5\times2-4=6$。查t值表（双侧$\alpha=0.05$），如果非线性系数b_2和b_3不显著（$P>0.05$），则认为存在线性关系，分析是完全的，除非不精密度高的假象造成非线性。

本例的回归分析结果见表3-7。

表3-7　多项式回归分析结果

阶别	系数符号	系数值	系数SE	自由度	t值	显著性水平*
1	b_0	1.972	1.847	8	1.067677	$P>0.05$
1	b_1	0.9998	0.001085	8	921.4747	$P<0.05$
2	b_0	−0.5426	2.152	7	−0.25214	$P>0.05$
2	b_1	1.006	0.003611	7	278.5932	$P<0.05$
2	b_2	-2.198×10^{-6}	1.225×10^{-6}	7	−1.79429	$P>0.05$
3	b_0	0.699	2.59	6	0.269884	$P>0.05$
3	b_1	0.9985	0.009219	6	108.3089	$P<0.05$
3	b_2	4.84E−06	7.99E−06	6	0.605757	$P>0.05$
3	b_3	−1.65E−09	1.851E−09	6	−0.89141	$P>0.05$

注：*为$\alpha=0.05$，自由度=8、7、6的双尾t值分别为2.306、2.365、2.447。

本例中二次多项式的 b_2 以及三次多项式的 b_2 和 b_3，均没有显著性，而一次、二次、三次多项式的 b_1 均有显著性，故可认为酶法肌酐试剂在 74～2746 μmol/L 范围内存在线性关系。

如果二次多项式模型的非线性系数 b_2 或三次多项式模型的 b_2 和 b_3 中任意一个与 0 比较有显著性差异($P<0.05$)，则该组数据存在非线性。要注意这只是统计学上的显著性，只是非线性被检测出来了，而不代表对患者的检测结果有多大影响，还要评价非线性度。

（四）干扰试验

1. 目的要求

判断评价方法给出的结果是否受非分析物影响及其影响程度，即测定方法的恒定系统误差，用于衡量候选方法的准确度，按 EP7-A2 方案进行。

(1)干扰是指对某分析物的测定受另一非分析物影响而导致测定结果增高(正干扰)或降低(负干扰)。

(2)干扰物质可分为内源性(样品中存在的)和外源性(外界污染的)两类。内源性的干扰物：血清中固有的代谢产物，如甘油三酯测定时血清中的甘油，肌酐酶法测定时血清中的肌酸等；病理情况下生成的物质成分，如胆红素、脂类、蛋白质、血红蛋白等；治疗药物等。外源性干扰：样品收集中的添加物，如抗凝剂、防腐剂、稳定剂，容器和塞子的污染等；试剂中的杂质、杂酶等。

(3)干扰的机理，包括物理作用、化学作用、非特异反应等。

(4)干扰一般产生恒定系统误差。

2. 试验前准备

(1)应做的主要干扰物为患者样品中常出现的黄疸、脂血和溶血；某些药物，如维生素 C 等；实验常用的抗凝剂、防腐剂和稳定剂。

(2)质量保证，不存在系统误差；批内精密度在可接受范围内；应不存在前后结果的交叉污染；试验过程有质控监督。

3. 干扰试验方法

(1)“配对差异”试验：将不同浓度的干扰物加入试验样品中，然后分别测定加与不加干扰物的样品，比较二者有无偏差，并了解干扰物浓度与偏差程度的关系。

(2)用患者样品做偏差分析。

① 本分析用来证实某类患者样品中是否存在未知的干扰物。

② 选择两组患者样品，一组含疑似干扰物，作为测定组，另一组不含疑似干扰物，作为对照组，两组的分析物浓度范围应大致相同，每组样品需 20～40 个。

③ 两组样品分别用候选方法和比较方法(参考方法)双份测定，并在 2 h 内完成。

④ 分别比较每组样品两种方法间的差异。如果测定组有差异，对照组无差异，则说明存在干扰；如果两组均无显著差异，则说明不存在干扰。单用统计学上的差异显著与否来判断干扰存在与否，有时并不确切，因为实际测定中存在随机误差，可能会做出相反的解释，必须结合临床要求的性能来综合判断。

这两种干扰试验各有优缺点，第一种方法的不足之处：试验样品的介质可能与病理样品的介质不一致。第二种方法的不足之处：患者通常使用多种药物，难以确定干扰物；不是每种测定项目均有参考方法，而且有的参考方法难以在临床实验室中开展；参考方法亦可能受某些物质的干扰。两种方法同时使用可起互补作用。

4. 试验步骤

(1)试验材料应选择混合血清，分成2份，1份加入干扰物，含量为临床样品中可能出现的最高含量，另一份不加，按比例混合成5个不同干扰物浓度(见线性评价)，未加入干扰物的组为对照组。

(2)每份样品重复测定 n 次。

5. 干扰试验统计评价

干扰值＝各组均值－对照组均值。各组与对照组做配对 t 检验，可知某浓度内有无干扰。

如果干扰值＜允许误差(EA)，即使 t 检验差异有显著性，但是由于干扰物引起的偏差对临床诊断和治疗不产生不良的影响，因此也是可以被接受的。

(五)回收试验

所谓回收，即分析候选方法正确测定加入常规分析样品中的纯分析物的能力。目的是测定比例系统误差，以衡量候选方法的准确度。但是，临床实验室进行回收试验常存在试验性能欠佳、数据计算不恰当、结果解释不合理等问题，故回收试验通常是选择性进行。如果能用另一种分析方法进行比对试验，则通常不会选择回收试验。不过，回收试验可以解释方法学比对试验中发现的偏差的性质，在缺乏可靠的比较方法时，可以作为评估系统误差的候选方法。

1. 方法

将被分析的纯品标准液加入样品中成为分析样品，原样品加入同量的无分析物的溶液作为基础样品，然后用候选方法分析，两者测定结果的差值为回收量。

2. 回收率计算

回收率为回收量除以分析样品中纯分析物的浓度，见式(3-15)。

$$\text{回收率}(\%)=\frac{T_t-T_b}{c}\times 100 \tag{3-15}$$

式中，T_t 是分析样品的测定结果，T_b 是基础样品的测定结果，T_t-T_b 是回收量，c 是分析样品中加入的纯分析物的浓度(加入后浓度)。c 值计算见式(3-16)。

$$c=\frac{c_0\times V_0}{V} \tag{3-16}$$

式中，c_0 为加入的纯分析物的浓度，V_0 是加入的纯分析物的体积，V 是总体积。

理想的回收率为100%，如使用某种方法测血钙的回收率为95.7%，有4.3%的比例误差，表明若用该方法测定一个含钙真值为2.5 mmol/L的样品，结果约为2.39 mmol/L(2.5×95.7%)，误差为0.11 mmol/L(2.5×4.3%)。

3. 注意事项

(1)准确吸量，因为被分析物的理论值是根据加入标准液体积及原样品的体积计算所得，所以若吸量稍有不准就会影响结果。

(2)样品中加入标准液后，总的浓度必须在方法的分析测量范围内，一般需加入高、中、低不同浓度做回收试验，计算平均回收率。

(3)加入标准液后，最好使试验样品的被测浓度达到医学决定水平。

(4)加入标准液的体积一般在10%以内。若稀释过大，误差将发生改变，甚至消失。

三、临床生物化学检验方法的性能判断

候选方法是否被接受，需根据评价试验中的误差结果进行归纳，综合做出判断。Westgard曾经对医学决定水平上的分析误差采用统计学方法制定出一套判断指标：首先，制定“可允许误差的95%限度”，然后计算各项误差并与其比较，任何一项指标大于可允许误差都不能被接受。

(一)方法学性能标准

性能标准(performance standards，PS)也称分析目标，应根据不同的应用目的(筛选、诊断、预后、监测)而异，由**允许分析误差**(allowable analytical error)和**医学决定水平**(medical decision level)这两项内容决定。

(1)允许分析误差(E_A)被规定为95%样品的允许误差限度。

(2)医学决定水平用X_c表示，是临床判断结果具有临床意义的被分析物浓度。制定的性能标准需既能反映临床应用与解释结果的要求，又需符合实验室能达到的技能状态，因此需要临床医学家和临床化学家共同研究制定。

每一医学决定水平都应使用在一定X_c值下的EA值。以血清葡萄糖测定为例，在$X_{c1}=2.8$ mmol/L、$X_{c2}=6.7$ mmol/L、$X_{c3}=8.9$ mmol/L时，其相应的EA均为0.56 mmol/L，而在$X_{c4}=16.8$ mmol/L时，相应的EA为1.4 mmol/L。

(二)单值判断指标

单值判断指标较简单，在评价过程中用于初步估量。

1. 计算公式

单值判断指标的计算公式见表3-8。

表3-8　单值判断指标

误差类别	判断指标	备注
随机误差(RE)	$1.96S_{TM}<E_A$	S_{TM}为重复试验的标准差
比例误差(PE)	$(\lvert R-100\rvert)(X_c/100)<E_A$	R为平均回收率
恒定误差(CE)	(偏差)$<E_A$	由干扰试验测出
系统误差(SE)	$\lvert(a+bX_c)-X_c\rvert<E_A$	对比试验回归方程
总误差(TE=RE+SE)	$1.96S_{TM}+\lvert(a+bX_c)-X_c\rvert<TE_A$	包括随机和系统误差

2. 结果判断

单值判断指标是可接受性能的估计指标。

表3-8中的TE_A为总允许误差，即美国CLIA'88推荐的可接受性能(表3-1)。$1.96S_{TM}+\lvert(a+bX_c)-X_c\rvert<TE_A$是最低的质量标准；也可使用较高的质量标准：$3Sv_{TM}+\lvert(a+bX_c)-X_c\rvert<TE_A$或$4S_{TM}+\lvert(a+bX_c)-X_c\rvert<TE_A$。

使用单值判断的主要问题是各项试验的样品数都较小，因此测定值极可能是分析误差的不可靠测量，最后使试验估计发生错误。只有在假设所有试验结果是绝对正确的前提下，才能进行上述计算。为了能在适当的样品数下以最小的代价取得试验误差测定的最大可靠性，可用可信区间判断指标。

（三）可信区间判断指标

可信区间判断指标比较复杂，但能对方法性能提供更客观的评价，起最后判断作用，反映测定的最大可靠性。

1. 95%可信区间、可信上限及可信下限

统计学表明，测定结果的可靠性与测定次数有关，次数愈多，结果反映的真实性愈强，但实际上不可能进行大量的测定。在统计学中为了估量分析误差的不确定性，对每一误差可计算其可信区间，用可信上限与可信下限代替单值的估量，E_U 为误差的可信上限，E_L 为误差的可信下限。假如 $E_U<E_A$，则方法性能为可接受；假如 $E_L>E_A$，则方法必须改进，否则排除；假如 $E_U>E_A$，但 $E_L<E_A$，则说明根据仅有的数据不足以做出任何有关可接受性的结论，还需继续试验以收集更多的数据，以便对分析误差做出较好的估量。

2. 计算公式

可信区间判断指标见表 3-9。

表 3-9　可信区间判断指标

误差类别	试验	接受指标 $E_U<E_A$	排除指标 $E_L>E_A$
随机误差(RE)	重复性	$1.96S_{TMU}<E_A$	$1.96S_{TML}>E_A$
比例误差(PE)	回收	$\lvert R_{U或L}-100\rvert_U X_c/100<E_A$	$\lvert R_{U或L}-100\rvert_L X_c/100>E_A$*
恒定误差(CE)	干扰	$\lvert\bar{d}\rvert+t(s_d)/\sqrt{N}/<E_A$	$\lvert\bar{d}\rvert-t(s_d)/\sqrt{N}/>E_A$**
系统误差(SE)	方法对比	$\lvert(a+bX_c\pm W)-X_c\rvert u<E_A$	$\lvert(a+bX_c\pm W)-X_c\rvert_L>E_A$***
总误差(TE)	重复性和方法对比	$\sqrt{(1.96S_{TNU})^2+W^2)}+\lvert(a+bX_c)-X_c\rvert<E_A$	$\sqrt{(1.96S_{TNL})^2+W^2)}+\lvert(a+bX_c)-X_c\rvert>E_A$△

注：$\bar{d}$ 为平均干扰值（偏差）。

* 特例：当 $R_U>100>R_L$，$PE_L=0$。

** 特例：$t(s_d)/\sqrt{N}>$ |偏差|，$CE_L=0$。

*** 特例：当 $(a+bX_c+W)>X_c>(a+bX_c-W)$，$SE_L=0$。

△特例：当 $SE_L=0$，$TE_L=RE_L$。

这些指标在形式上与表 3-8 相似，最明显的差别是对每一类型误差用两个判断指标，其一是判断可接受性，其二是判断排除。对 RE、PE 及 CE 的判断指标，仅用了误差估量的上限和下限。SE 和 TE 的判断指标较为复杂，引入了一个新的量“W”。

W 是回归线可信区间的宽度（与给定的 X_c 相对应的 Y_c 值范围），对于一给定的 X_c，Y_c 的上下可信限由方程 $(a+bX_c)\pm W$ 计算得到。W 计算式为式(3-17)。

$$W=t(S_Y/x)[1/N+(X_c-\bar{X})^2/\sum(X_i-\bar{X})^2]^{1/2} \qquad (3\text{-}17)$$

W 的大小取决于选择的百分区间（这里是 95%）和选择的判断值（这里选双侧）。W

也和回归线标准差 S_y/x 成正比关系，S_y/x 直接反映方法对比数据的不确定性。中括号内的式子表明，若 N 很大，$X_c=\overline{X}$，则 W 很小；若 X_c 无论在哪一方向逐渐偏离 $\overline{X}$，则 $(X_c-\overline{X})$ 之差增大，W 也增大。图 3-2 中实线为回归线，虚线为可信区间的宽度(W)。

如果得出候选方法可接受性的结论，那么接着就要进行评价后试验，最后进入方法应用阶段。一经评价合格的方法不一定就能产生高质量的结果，还需建立质控系统，以便随时发现合格的方法在实施过程中出现的问题，要善于发现其中还存在的不足并进一步改进，使其更加完善。

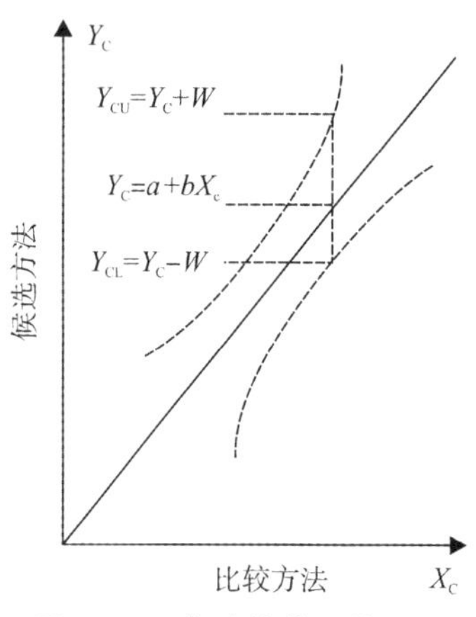

图 3-2　回归直线的可信区间

四、临床生物化学检验方法和程序的分析性能验证

按照 ISO 15189 认可准则的要求，临床生物化学检验程序在常规应用前，应由实验室对未加修改而使用的已确认的检验程序进行独立验证，以证实检验程序的性能指标，应与检验结果的预期用途相关。建议临床实验室按照 CNAS-CL02-A003《医学实验室质量和能力认可准则在临床化学检验领域的应用说明》进行检验方法和程序的分析性能验证。

(一)分析性能验证内容

分析性能验证内容至少应包括正确度、精密度和可报告范围。

如果使用内部程序，如自建检测系统，应通过程序评估并确认正确度、精密度、可报告范围、生物参考区间等分析性能符合预期用途。

(二)分析性能要求

(1)使用时性能指标：应不低于国家标准、行业标准或地方法规的要求，如中华人民共和国卫生行业标准 WS/T 403—2012《临床生物化学检验常规项目分析质量指标》。

(2)检测系统不精密度要求：以能力验证/室间质评评价界限作为允许总误差(TE_A)，重复性精密度 $<1/4TE_A$；中间(室内)精密度 $<1/3TE_A$；或小于规定的不精密度。

(3)实验室内分析系统间不定期比对(如设备故障修复后)要求：样品数 $n\geqslant5$，浓度应覆盖测量范围，包括医学决定水平，至少 4 份样品测量结果的偏差 $<1/2TE_A$ 或小于规定的偏倚。

(4)实验室内分析系统间定期比对要求：样品数 $n\geqslant 20$，浓度应覆盖测量范围，包括医学决定水平，计算回归方程，计算在医学决定性水平下的系统误差(偏倚)，应小于 $1/2TE_A$。

(5)留样再测判断标准：依据检测项目样品稳定性要求选取长期限样品，$n\geqslant 5$，覆盖测量范围，考虑医学决定水平，至少4份样品测量结果的偏差 $<1/3TE_A$。

(6)实验室间结果比对合格标准：没有标准和室间质评要求时，实验室间结果比对合格标准可依据制造商声明的性能标准而制定。

第三节　临床生物化学检验试剂盒的性能评价

一、临床生物化学检验试剂盒的分类与特点

用于检验项目测定的含有使用说明书的所有配套试剂的组合称为**试剂盒(reagent kit 或 kit)**。根据方法学的不同，临床生化试剂盒可以分为化学法、酶法、免疫法。根据其物理性状，可以分为固体试剂和液体试剂。根据其组合方法，可分为单一试剂和双试剂。正在发展的试剂盒形式还有快速反应试剂、卡式试剂、多项同测组合试剂和浓缩试剂。

(一)固体试剂和液体试剂

试剂盒在使用以前，其主要组分以固体形式存在的(不包括参考物)称固体试剂；以液体形式存在的称液体试剂。

固体试剂是商品试剂发展的早期形式，包括冻干试剂、粉状试剂、干片试剂等形式。固体试剂的优点是运输方便，保存期长；缺点是组分均一性较差，瓶间差较大，分装过程中的称量误差和复溶时加入水量的误差都可导致瓶间的不均一性，水质的优劣对试剂的稳定性和测定结果的可靠性有相当大的影响。

液体试剂是当前的主要试剂形式，其稳定性高，组分高度均一，瓶间差小，测定重复性好，使用方便。液体试剂主要分为单液体型和双液体型。液体试剂无须加入任何辅助试剂及蒸馏水，避免了外源性水质对试剂的影响，性能较稳定，测定结果较为准确。液体型试剂(尤其是酶试剂)的缺点是保存时间较短，不便于运输。

(二)单一试剂和双试剂

试剂盒在使用时，除参考物外，只有一种试剂的，称为单一试剂；如果有两种试剂，则称为双试剂。有时也有三试剂或四试剂，但很少见。单一试剂的优点是操作简单，缺点是稳定性较差，抗干扰能力差，如内源性 NH_4 对尿素酶法测定尿素的干扰；维生素C和尿酸对 Trinder 反应(又称“偶联终点比色法”)的干扰；内源性丙酮酸对 ALT、AST 测定的干扰；等等。

双试剂是目前的主要试剂形式，抗干扰能力、试剂的稳定性和均一性均较高。双试剂配制可消除样品自身空白，可进行预反应，如试剂Ⅰ与样品的预反应可让辅基或辅酶有足够的时间对酶进行复活。

（三）液体双试剂盒的特点

1. 提高了抗干扰反应的能力

在临床生化测定过程中，血样品除了含有待测物质外，还含有各种酶、有机物、无机盐等物质，这些物质都会干扰或参与测试反应，引起非特异性反应干扰。而双试剂型试剂盒设计的一个主要目的就是克服这种干扰反应。在测定过程中，首先让试剂Ⅰ与样品中的干扰物质反应，反应5 min后，再用试剂Ⅱ启动真正的测试反应，从而使测定结果更加准确。

2. 稳定性能优良

目前，临床化学检定的许多项目都已用酶法进行测定，这些酶法测定的特异性高，反应温和，无污染。酶法生化商品试剂生产的最大技术障碍便是试剂的稳定性问题，为此，许多试剂生产厂家推出了冻干、干粉、片剂的酶法试剂，从而解决了成品贮存与运输问题，然而在使用过程中仍然受到复溶后稳定性的影响。全液体酶法试剂从分配上解决了这一矛盾：①用户可根据每次所需样品量按一定比例配制适量工作液，当天配制当天用完，这样便可减少试剂损失；②如果用户使用的自动生化分析仪有双试剂测定功能，那么，就不必把双试剂混合成工作试剂进行测定，保证了试剂的稳定性。

全液体型生化试剂在使用过程中无须任何辅助试剂及蒸馏水，这就避免了外源水质对试剂的影响，保证了试剂在有效期内的稳定性和测定结果的可靠性。

3. 试剂组分高度均一

试剂中每一组分的均一性是影响试剂测定重复性的一个重要因素。液体型生化试剂从生产到使用全是液态，这就保证了每一个组分相对均匀，提高了测定的重复性。

二、临床生物化学检验试剂盒的性能指标、评价方法及质量标准

试剂盒的性能指标包括外观、净含量、试剂空白、分析灵敏度、空白限、线性、重复性、批内瓶间差、批间差、准确度和稳定性。

（一）外观

目测检查：符合生产企业规定的正常外观要求，一般要求试剂无杂质，无絮状物，外包装完整无破损。

（二）净含量

用通用量具测量，液体试剂的净含量应不少于标示值。

（三）试剂空白

1. 试剂空白吸光度

用指定空白样品测试试剂（盒）：在测试主波长下记录测试启动时的吸光度（A_1）和约5 min（t）后的吸光度（A_2），A_2 测试结果即试剂空白吸光度测定值，应符合生产企业给定范围。

2. 试剂空白吸光度变化率

对于速率法测试的试剂，用指定空白样品测试试剂（盒）：在测试主波长下，记录测试启动时的吸光度（A_1）和约5 min（t）后的吸光度（A_2），计算出吸光度变化值（$|A_2-A_1|/t$），

即试剂空白吸光度变化率，应不超过生产企业给定值，用来检查试剂在工作状态下的稳定性，反映干扰程度和仪器的稳定性。

（四）分析灵敏度

试剂（盒）测试 n 单位被测物时，用已知浓度或活性的样品测试试剂（盒），记录在试剂（盒）规定参数下产生的吸光度改变，并换算为 n 单位吸光度差值（ΔA）或吸光度变化率（$\Delta A/t$），应符合生产企业给定范围。分析灵敏度不是越高越好，以适合待测物检测范围为原则。分析灵敏度一般用于批间比较，较能反映制造商的配方、原料的一致性。

（五）空白限（透射比浊法适用）

用试剂（盒）测试空白样本，重复测试 20 次。计算 20 次测试结果的平均值（$\bar{x}$）和标准差（SD）。空白限（$\bar{x}+2SD$）应不大于生产企业给定值。

（六）线性区间的验证

用接近线性区间上限的高浓度（活性）样本和接近线性区间下限的低浓度（活性）样本混合成至少 5 个稀释浓度（x_i）。分别测试样本，每个稀释浓度测试 3 次，求出每个稀释浓度测定结果的均值（y_i）。以稀释浓度（x_i）为自变量，以测定结果均值（y_i）为因变量，求出线性回归方程。按公式（3-18）计算线性回归的相关系数（r）。

$$r=\frac{\sum[(x_i-\bar{x})(y_i-\bar{y})]}{\sqrt{\sum(x_i-\bar{x})^2\sum(y_i-\bar{y})^2}} \tag{3-18}$$

将稀释浓度（x_i）代入求出线性回归方程，按公式（3-19）和式（3-20）计算 y_i 的估计值及 y_i 与估计值的绝对偏差（A）或相对偏差（B）。

$$A=|y_i-y_i\text{估计值}| \tag{3-19}$$

$$B=\frac{|y_i-y_i\text{估计值}|}{y_i\text{估计值}}\times 100\% \tag{3-20}$$

试剂（盒）线性区间内的分析性能应符合如下要求：①线性相关系数 $r\geqslant 0.990$；②线性偏差应不超过生产企业给定值。

（七）重复性

在重复性条件下，用控制物质或人源样本（高、中、低浓度）测试试剂（盒）重复测试至少 10 次（$n\geqslant 10$），按照式（3-21）计算测量值的平均值（$\bar{x}$）标准差（SD），按照式（3-22）计算变异系数（CV）。变异系数（CV）不超过生产企业给定值。

$$SD=\sqrt{\frac{\sum(x_i-\bar{x})^2}{n-1}} \tag{3-21}$$

$$CV=\frac{SD}{\bar{x}}\times 100\% \tag{3-22}$$

（八）批内瓶间差（干粉或冻干粉适用）

用控制物质或人源样本分别测试同一批号的 10 个待检试剂（盒），并计算 10 个测量值的平均值（$\bar{x}_1$）和标准差（s_1）。

用控制物质或人源样本对该批号的 1 个待检试剂（盒）重复测试 10 次，计算结果均值

($\bar{x}_2$)和标准差(s_2)。按式(3-23)和式(3-24)计算瓶间差的变异系数(CV)。

$$s_{瓶间}=\sqrt{s_1^2-s_2^2} \tag{3-23}$$

$$CV=s_{瓶间}/\bar{x}_1\times 100\% \tag{3-24}$$

当$s_1<s_2$时,CV=0。

试剂(盒)批内瓶间差不超过生产企业给定值。

(九)批间差

用控制物质或人源样本(医学决定水平附近浓度)测试3个不同批号的试剂(盒),每个批号测试3次,分别计算每批3次测定的均值$\bar{x}_i$($i=1,2,3$),按式(3-25)和式(3-26)计算相对极差(R)。

$$\bar{x}_T=\frac{\bar{x}_1+\bar{x}_2+\bar{x}_3}{3} \tag{3-25}$$

$$R=\frac{\bar{x}_{max}-\bar{x}_{min}}{\bar{x}_T}\times 100\% \tag{3-26}$$

式中,$\bar{x}_{max}$为$\bar{x}_i$中的最大值;$\bar{x}_{min}$为$\bar{x}_i$中的最小值。

试剂(盒)批间差应不超过生产企业规定要求。

(十)准确度

1. 相对偏差

试剂(盒)测试可用于评价常规方法的有证参考物质(CRM)或其他公认的参考物质,或由参考方法定值的人源样本3次,按式(3-27)计算相对偏差(B)。如果3次结果都符合,即判为合格;如果2次及以上的结果不符合,即判为不合格;如果1次结果不符合,则应重新连续测试20次,并分别按照式(3-27)计算相对偏差,如果19次及以上测试结果符合,则准确度符合要求。

$$B=(M-T)/T\times 100\% \tag{3-27}$$

式中,M为测试值;T为参考物质标示值。

2. 回收试验

在临床样本中加入一定体积标准溶液[其体积比不应产生基质的变化,加入标准溶液后样品总浓度应在试剂(盒)测定线性区间内]或纯品,每个浓度重复测定3次,按式(3-28)计算回收率。

$$R=\frac{c\times(V_0+V)-c_0\times V_0}{V\times c_s}\times 100\% \tag{3-28}$$

式中,R为回收率;V为加入标准液的体积;V_0为人源样本的体积;c为人源样本加入标准液后的测定浓度;c_0为人源样本的测定浓度;c_s为标准溶液的浓度。

试剂(盒)准确度应符合生产企业规定要求。

(十一)试剂稳定性

(1)效期稳定性:试剂(盒)在规定的储存条件下保存至有效期末,产品性能应符合试剂空白、分析灵敏度、空白限(透射免疫比浊法适用)、线性、重复性和准确度的要求。

(2)热稳定性:取有效期内试剂(盒)在热稳定性条件下进行检测,产品性能应符合试剂空白、分析灵敏度、空白限(透射免疫比浊法适用)、线性、重复性和准确度的要求。

(3)复溶稳定性：干粉试剂开瓶后(复溶后)，在规定的储存条件下保存至预期时间内，产品的性能至少应符合线性和准确度的要求。

小结与展望

● 临床生物化学检验方法分为决定性方法、参考方法、常规方法三级。参考物质分为一级参考物和二级参考物。

● 床生物化学检验方法的分析性能评价包括精密度性能评价、正确度性能评价、线性范围评价、分析灵敏度性能评价、回收试验和干扰试验以及基质效应评价。

● 临床生化试剂盒性能指标包括外观、净含量、试剂空白、分析灵敏度、空白限、线性、重复性、批内瓶间差、批间差、准确度和稳定性。

(洪国粦　刘焕亮)

第四章　临床生物化学常用分析方法

【教学目标与要求】

掌握：紫外-可见光谱分析法的原理及其在临床生物化学检验中的应用和评价。

熟悉：原子吸收光谱法、荧光光谱法、散射光谱法的原理及应用。

了解：离子交换层析、高效液相层析、亲和层析和质谱分析的原理和临床应用。

临床生物化学检验常用分析方法包括光谱分析法、离心分析法、电泳分析法、层析分析法、免疫化学分析法、质谱分析法等。其中，应用最广泛的是光谱分析法。随着胶乳增强免疫比浊技术日益成熟，越来越多的免疫检验项目可以在自动生化分析仪上完成测定。层析分析法和质谱分析法因其准确度高，多作为生化物质检测的参考方法或决定性方法，但由于设备成本高，自动化程度低，因此在临床上应用尚不普遍。本章主要阐述光谱分析法、层析分析法及质谱分析法在临床生物化学检验中的应用。

第一节　光谱分析法

光谱分析法(spectral analysis technology)是在电磁辐射与物质作用时，通过测量物质内部发生量子化的能级之间跃迁而产生的发射、吸收和散射辐射的波长和强度的变化而建立起来的分析方法，即利用各种化学物质所具有的发射、吸收或散射光谱谱系的特征，来确定其性质、结构或含量的技术。根据物质与辐射相互作用的形式，把光谱分析技术分为发射光谱分析、吸收光谱分析和散射光谱分析三大类。

一、吸收光谱分析法

在连续光谱中，某些波长的光被物质选择性吸收后产生的光谱被称为**吸收光谱**(absorption spectrum)。物质的吸收光谱取决于物质的结构，包括分子吸收光谱和原子吸收光谱。在临床生物化学检验中应用吸收光谱原理进行分析的方法主要有紫外-可见分光光度法、原子吸收分光光度法。

(一)紫外-可见分光光度法

紫外-可见分光光度法(ultraviolet visible spectrophotometry，UV-VIS)是根据物质分子对波长为200～760 nm范围电磁波的吸收特性而对物质进行定性、定量和结构分析的方法。

1. 方法概述

朗伯-比尔定律是吸收光谱法的基本定律。朗伯定律说明光吸收与液层厚度的关系，比尔定律说明光吸收与溶液浓度的关系。

当一束单色光通过溶液后，由于溶液吸收了部分光能，光的强度就会减弱。假设入射光强度为 I_0，当透过浓度为 c、液层厚度为 b 的溶液后，透射光强度为 I，透射光强度与入射光强度的比值称为透光度，也叫透射率，以 T 表示。式(4-1)为朗伯-比尔定律表达式。

$$A = -\lg T = -\lg \frac{I}{I_0} = k \cdot b \cdot c \tag{4-1}$$

式中，A 为吸光度(absorbance)，为透光度(transmittance)的负对数，表示光被溶液吸收的程度；k 为吸光系数(absorption coefficient)，有两种表示形式——摩尔吸光系数 ε 和百分比吸光系数 E。ε 表示在一定波长下液层厚度为 1 cm，溶液浓度 c 为 1 mol/L 时测得的溶液吸光度值；E 表示在一定波长下，当溶液浓度为 1 g/dL、液层厚度为 1 cm 时测得的吸光度值，又称为百分吸光系数、比吸光系数。ε 和 E 可相互换算，见式(4-2)。

$$E = \varepsilon \cdot \frac{10}{M} \tag{4-2}$$

式中，M 为相对分子质量。

k 与多种因素有关，包括入射光波长、溶液温度、溶剂性质、吸收物质的性质等。如果在上述因素中除吸收物质外，其他因素固定不变，则 k 只与吸收物质的性质有关，可作为该物质吸光能力大小的特征数据。因此，k 反映了物质对光的吸收能力，也反映了分光光度分析法测定物质的灵敏度。k 越大，则方法的灵敏度越高。

朗伯-比尔定律不仅适用于分子吸收，也适用于原子吸收。

当溶液中有多种吸光物质时，总吸光度等于吸收介质内各吸光物质吸光度的总和，即吸光度具有加和性，这是进行多组分光度分析的理论基础。

$$A_{总} = A_1 + A_2 + \cdots + A_n \tag{4-3}$$

朗伯-比尔定律的适用条件：①入射光为单色光，波长范围越大，单色光纯度越低，对朗伯-比尔定律的偏离越大；②分子间互不干扰，当溶液浓度很大时，由于溶液分子可相互干扰，因此该定律不再成立。

2. 定量分析方法

根据朗伯-比尔定律，物质在一定条件下的吸光度与浓度之间有线性关系。因此，只要实验测得吸光度 A，就可以用校准曲线法、吸光系数法、对比法等计算出待测物质的浓度。

(1)校准曲线法：将一系列浓度不同的校准物按照一定操作过程显色后，分别测吸光度，以吸光度为纵坐标，以浓度为横坐标绘制校准曲线。在相同条件下处理待测物质并测定其吸光度，即可从校准曲线找出相对应的浓度。

该法的优点：绘制好校准曲线后，可直接从校准曲线上读出待测物质的含量，方便简单，特别适用于样本量大的分析。应用时需注意：①测定条件发生变化时(如更换校准物和试剂等)应重新绘制；②校准物应有较高纯度，校准液的配制应准确；③当待测溶液吸光度超过线性范围时，应将标本稀释后再测定；④标本测定的条件应和制作校准曲线的条件完全一致。

(2)吸光系数法:根据朗伯-比尔定律表达式中的 A、k、b 求出 c。在实际工作中,不能直接用 1 mol/L 这种高浓度的溶液测定吸光度,而应在稀释成适当浓度后测定吸光度进行运算。

如前所述,ε 值与入射光波长、溶液的性质等因素有关,如 NADH 在 260 nm 时 ε 为 15000 $L \cdot mol^{-1} \cdot cm^{-1}$,在 340 nm 时 ε 为 6220 $L \cdot mol^{-1} \cdot cm^{-1}$。该方法的优点是简单方便,常用于待侧物的含量测定,无须配置校准物溶液;缺点是不精确,如果杂质或试剂成分在该波长有吸收,则结果偏高。在没有校准物的前提下可以应用,许多脱氢酶活性的测定以及用脱氢酶作指示酶的代谢物测定大多采用这种方法。但该方法应用时需经过论证,谨慎使用。

(3)对比法:将校准物与待测样品在相同条件下显色并测定各自的吸光度。由于测定体系的温度、液层厚度以及入射光波长是一致的,因此校准物与待测样品的 ε 值及 b 值相等,根据朗伯-比尔定律,则可应用式(4-4)和式(4-5)比较计算待测样品浓度。

$$A_C = k \cdot b \cdot c_C, A_X = k \cdot b \cdot c_X \tag{4-4}$$

$$c_X = c_C \cdot \frac{A_X}{A_C} \tag{4-5}$$

式中,c_X 和 c_C 分别为待测样品和校准物的浓度,A_X 和 A_C 分别为待测样品和校准物的吸光度。临床上,许多生物化学项目的化学法测定及酶试剂终点法测定大多采用此法定量。该方法简便快速,但误差较大,要求校准物与待测物浓度相近。

(4)自动生化分析仪的常用分析方法:生化分析仪主要采用分光光度法,分光光度法按检测类型可以分为终点法和连续监测法两种,定时法(固定时间法)可以看成终点法或连续监测法的特殊形式。详细内容参见相关章节。

3. 紫外-可见分光光度法的应用

紫外-可见光谱是临床生物化学检验中应用最广的一种光谱,绝大多数临床生化检验项目采用这段光谱进行分析。应用范围:①定量分析,广泛用于人体各种标本中微量和常量的无机物和有机物质(蛋白质、酶、小分子代谢物等)的测定;②定性和结构分析,紫外吸收光谱还可用于推断空间阻碍效应、氢键的强度、互变异构、几何异构现象等;③反应动力学研究,即研究反应物浓度随时间而变化的函数关系,测定反应速度和反应级数,探讨反应机理;④研究溶液平衡,如测定络合物的组成、稳定常数、酸碱离解常数等。

4.紫外-可见分光光度法的应用评价

紫外-可见分光光度法是临床生物化学检验中应用最广泛的一类分析技术,其方法具有灵敏度高、测量范围广、分析精密度和准确度高、分析速度快、样品用量少、操作简便快速等优点,但是影响光谱分析准确性的因素也不容忽视。

(1)仪器因素:仪器的性能好坏直接影响到测定结果的可靠性和精密度。

①单色器的类型和质量不同,得到的单色光纯度不同,另外,使用中狭缝宽度调节不当,也可造成入射光的单色性不纯。因光的吸收定律在单色光的条件下成立,故各种原因引起的单色光不纯都可以使仪器读数不准,造成分光光度计的测量误差。

②**杂散光**(stray light)是指远离吸收光的其他波长的入射光。由于光源发出的光经过单色器时有可能从单色器舱内及其他光学元件表面发生反射,通过光学元件表面以及大气中的灰尘也可以发生散射,这些都会产生杂散光。杂散光是光谱测量中误差的主要

来源。尤其对高浓度的样品，若仪器有1%的杂散光，则对 A 为2.0的样品测试时，会引起2%的分析误差。

③吸收池的质量不好或使用保管不善，吸收池不匹配，透光面被油污、指纹、沉淀污染，吸收池与光路不垂直等原因都可引起测量准确度降低。

④仪器电源电压波动超过了仪器的稳压范围可以引起光源光强度波动和检测器噪声增大，使测量准确度降低。

⑤除上述几项影响准确度的因素外，吸光度读数刻度误差、仪器安装环境（如振动、温度变化）等也可引起测量准确度的降低。

（2）化学因素：吸光物质在溶液中由浓度的改变而引起离解、缔合或溶剂化等现象，使吸光物质对光吸收的选择性及强度发生质的改变，这类误差称为化学误差。化学因素主要有：①被测物浓度的影响；②溶液pH的影响；③杂质的影响；④放置时间的影响；⑤还有溶剂、温度、溶液体系的均匀性等都会引起测定的误差。

（3）主观因素：由操作不当所致，因为某些有色物质的生成及其颜色的深浅往往随着加入试剂的量、顺序、浓度、反应温度、反应时间等因素的不同而发生改变。

（二）原子吸收分光光度法

1. 方法概述

原子吸收分光光度法（atomic absorption spectrometry，AAS）是基于处于原子蒸汽中的待测元素的基态原子对与其相同的物质所发射的特征谱线的吸收作用而建立的一种定量分析技术。原子吸收分光光度法使用空心阴极灯光源激发产生待测元素的特征谱线，在复杂试样分析中，不经化学分离就能直接测定多种元素，具有灵敏度高、选择性好、操作简便、分析速度快等优点。不足之处：必须注意背景以及其他原因引起的对测定的干扰，如有些反应的显色剂本身的颜色会影响测定的专一性；仪器某些工作条件（如波长、狭缝、原子化条件等）的变化可影响灵敏度、稳定程度和干扰情况；另外，比色法需有校准物；AAS法测定每一种元素都需一种特定元素的空心阴极灯；对难溶元素测定的灵敏度还不够理想。由于AAS法的分析条件要求较高，操作也比较复杂，因此在临床实验室一般较少应用。只有被当作参考方法为钙、镁定值时，或者建立新常规方法做比较试验时才会应用AAS。

2. 定量分析方法

常用的原子吸收定量方法有校准曲线法、校准加入法和内标法，其中，校准加入法因能较好地排除样品中其他成分对测定的影响而最为常用。

（1）校准曲线法：按照一定操作过程分别测定一系列浓度不同的校准物溶液，以吸光度为纵坐标，以浓度为横坐标绘制校准曲线。在相同条件下处理待测样品并测定其吸光度，即可从校准曲线上找出对应的浓度。由于影响因素较多，每次实验都需制作校准曲线。

（2）校准加入法：把待测样品分成体积相同的若干份，分别加入不同量的校准物，然后测定各溶液的吸光度，以吸光度为纵坐标，以校准物加入量为横坐标绘制校准曲线，用直线外推法使工作曲线延长交于横轴，找出待测样品的对应浓度。本法的优点是能够更好地消除样品基质效应的影响。

（3）内标法：在系列校准物和待测样品中加入一定量样品中不存在的元素（内标元素），分别进行测定。以校准物与内标元素的比值为纵坐标，以校准物浓度为横坐标绘制校准曲线，再根据待测样品与内标元素的比值，依曲线计算出待测样品的浓度。本法要求内标元素应与待测元素有相近的物理化学性质。

二、发射光谱分析法

物质吸收能量后可从基态跃迁至激发态。处于激发态的分子或原子不稳定，当从激发态返回基态时，吸收的能量会以发光的形式释放出来，所发射的光被光谱仪器分解成光谱，称为**发射光谱**(emission spectrum)。根据被激发的物质不同可将发射光谱分为线状光谱(原子或离子)、带状光谱(分子)及连续光谱(炙热的固体或液体)。线状光谱是元素的固有特征，每种元素都有其特有的不变的线状光谱，这是发射光谱分析的理论基础。**发射光谱分析法**(emission spectroscopy，ES)：根据每种元素特有的线状光谱来识别或检测各种元素。

临床生物化学检验常用的发射光谱分析法有**荧光分析法**(fluorescence spectrometry，FS)和**火焰光度法**(flame photometry，FP)。其中，火焰光度法因操作复杂，干扰因素多，存在安全隐患，已逐渐被淘汰；荧光分析法由于灵敏度高，检测范围广，操作也较简便迅速，因此广泛应用于临床。

(一)荧光分析法概述

荧光分子都具有两个特征性光谱：激发光谱和发射光谱(荧光光谱)。荧光分析法就是利用物质被激发光激发后所发射的荧光的波长和强度对物质进行定性和定量分析的方法。凡能产生荧光的化合物，均可采用荧光分析法进行定性或定量。其优点是灵敏度较紫外-可见分光光度法更高，达 $10^{-10}\sim10^{-12}$ g/mL，选择性强，使用方便，但应用不及紫外-可见分光光度法广泛。

1. 荧光定量分析法

荧光定量分析法(fluorescent quantitative analysis，FQA)通常有校准对比法和校准曲线法。若各组分荧光峰相距颇远，可分别在不同波长测定各个组分的荧光强度，即可求出各组分浓度。如果各组分荧光光谱相互重叠，则可利用荧光强度的加和性质测得混合物的荧光强度，再根据被测物质各自在适宜波长处的最大荧光强度，列出联立方程式求算各自的含量。对较高浓度的荧光物质可用差示荧光法测定。

2. 差示荧光法

差示荧光法是**差示分光光度法**(differential spectrophotometry)的一种。当待测样品中被测组分浓度过大或过小(吸光度过高或过低)时，测量误差均较大。为克服这种缺点而改用浓度比样品稍低或稍高的校准溶液代替空白试剂来调节仪器的100%透光率(对浓溶液)或0%透光率(对稀溶液)以提高分光光度法精密度、准确度和灵敏度的方法，称为差示分光光度法，简称 ΔA 法。

(二)荧光分析法的应用

荧光分析法广泛应用于各领域，在临床生物化学检验方面可用于糖类、胺类、甾族化合物、DNA 与 RNA、酶与辅酶、维生素及无机离子 Ca^{2+}、Cl^-、Fe^{3+}、Zn^{2+} 等测定。

(三)荧光分析法的应用评价

荧光分析法具有灵敏度高、选择性好、取样量少等优点，但是众多影响荧光强度的因素都会影响荧光分析法的准确性。

溶剂纯度水、乙醇、环己烷等这些常用溶剂中常含有荧光杂质，会影响测定结果，必须在使用前做净化处理。

荧光物质的浓度：

（1）对于某一荧光物质的稀溶液，当溶液的厚度不变时，它所产生的荧光强度 F 和该溶液的浓度 c 成正比。

（2）当荧光物质浓度高时，会发生分子间碰撞，使荧光强度减弱，这种现象称为淬灭，使荧光效率降低。

（3）温度增高后分子间碰撞次数增加，消耗分子的内部能量。

（4）溶液的 pH 值改变对溶液荧光强度影响较大，因为有些物质在离子状态时无荧光，而有些则相反，还有些物质两种状态下均有荧光。

三、散射光谱分析法

当光照射到物质上时，除了可能发生部分光被吸收外，还可能发生反射和散射。当入射光波长大于粒子直径时，光束通过不均匀媒质时，部分光束会偏离原来的方向而分散传播，这种现象称为**散射**(scattering)。

（一）散射光谱分析法概述

当光与粒子相互碰撞后，发生能量交换，产生新波长的光，这种散射称为**拉曼散射**(Raman scattering)。拉曼散射光波长与入射光波长不一致，称为拉曼效应，所产生的光谱称为拉曼光谱或**拉曼散射光谱**(Raman scattering spectrum)。拉曼光谱分析法是印度科学家 C.V.拉曼(Raman)发现的。

（二）散射光谱法的应用

通过拉曼光谱分析可以得到分子振动、转动方面的信息，并应用于分子结构研究，因此，拉曼散射光谱技术已广泛应用于医药、文物、宝石鉴定、法庭科学等领域。拉曼光谱作为一种无损、非接触的快速检测技术，在基础医学研究领域可用于组织结构及成分鉴别（脂类、蛋白质、糖类、水、DNA、RNA 等），细胞的定位、鉴别、分类等。在临床诊断方面，拉曼散射可在不损伤细胞的条件下实时动态地监测细胞分子结构变化，可以对细胞、病毒等进行原位检测分析；拉曼光谱可以在分子水平上揭示癌细胞组织结构与正常细胞组织结构之间的差异，为癌症诊断和机理分析提供重要的信息与数据，已经被用于多种组织癌，如皮肤癌、乳腺癌等的检测与诊断研究中。在很多空腔组织，如肺、胃、结肠等中，可以将光纤包埋在内窥镜中实现拉曼光谱的活体实时检测。此外，拉曼光谱还可用于无损血液检测、结石成分快速分析等。

（三）散射光谱法的应用评价

（1）拉曼光谱用于分析的优点：无须对样品进行前处理，也没有样品的制备过程，避免了一些误差的产生，并且在分析过程中具有操作简便、测定时间短、灵敏度高等优点。

（2）拉曼光谱用于分析的缺点：因拉曼信号是个弱信号，所以有些样品直接测试的信号太弱，不容易判别。此外，拉曼散射面积、不同振动峰重叠和拉曼散射强度容易受光学系统参数等因素的影响，再加上荧光现象对傅里叶变换拉曼光谱分析的干扰等，都会对分析的结果产生一定的影响。

第二节　层析分析法

1903年，俄国植物学家M.Tsweet首次提出了层析的概念。20世纪50—60年代先后诞生了气相层析和高效液相层析方法。目前，层析技术，尤其是自动化、微型化的层析方法作为一种重要的分离分析方法已广泛应用于临床、科研领域。

一、层析分析概述

层析(chromatography)是"色层分析"简称，又称色谱，是利用待分离的混合物中各成分对固定相亲和力不同所引起的移动速度差将各组分分离，并进行定性与定量分析的技术。

所有层析系统都由两相组成：一是固定相，二是流动相。当待分离的混合物随溶媒(流动相)通过固定相时，各组分的理化性质存在差异，所以与两相发生吸附、溶解、结合作用的能力不同，在两相中的分配量也不同，而且随着溶媒向前移动，各组分不断地在两相中进行再分配。与固定相亲和力弱的组分，随流动相移动时受到的阻力小，向前移动的速度快；反之，与固定相亲和力强的组分，向前移动的速度慢。分步收集流出液，可得到样品中所含的各单一组分而实现分离和分析。

(一)层析方法分类

层析方法因分类方法的不同可有不同类型。

(1)根据流动相和固定相的不同分类：以流动相所处状态不同可分为气相层析、液相层析、超临界流体层析、电层析(表4-1)；再根据流动相与固定相各自状态不同可进一步将气相层析划分为气固层析、气液层析；液相层析可划分为液固层析、液液层析等(表4-2)。

表4-1　按流动相种类分类

类型	流动相	主要分析对象
气相层析	气体	挥发性有机物
液相层析	液体	可溶于水或有机溶剂中的各种物质
超临界流体层析	超临界流体	各种有机化合物
电层析	缓冲溶液、电场	离子和各种有机化合物

表4-2　按两相所处状态分类

固定相	流动相	
	液体	气体
液体	液-液层析法	气-液层析法
固体	液-固层析法	气-固层析法

(2)根据层析原理分类：根据层析原理可分为吸附层析、分配层析、离子交换层析、凝胶过滤层析、亲和层析等(表4-3)。

表 4-3　按层析原理分类

类型	分离原理
吸附层析法	固定相是固体吸附剂，各组分在吸附剂表面吸附能力不同
分配层析法	各组分在流动相和固定相中的分配系数不同
离子交换层析法	固定相是离子交换剂，各组分与离子交换剂亲和力不同
凝胶过滤层析	固定相是多孔凝胶，各组分因分子大小不同而在凝胶上受阻滞的程度不同
亲和层析法	固定相只能与一种待分离组分专一结合，以此与无亲和力的其他组分分离

(3)根据操作形式分类：可分为柱层析、纸层析、薄层层析、薄膜层析等(表 4-4)。

表 4-4　按操作形式不同分类

名称	操作形式
柱层析法	固定相装于柱内，加样后用流动相展开，使样品沿着一个方向前移而分离
薄层层析法	将适当黏度的固定相均匀涂铺在薄板上，点样后用流动相展开，使各组分分离
纸层析法	用滤纸作液体的载体，点样后用流动相展开，使各组分分离
薄膜层析法	将适当的高分子有机吸附剂制成薄膜，以类似纸层析方法进行物质的分离

以上分类无严格界限，有些名称相互交叉，如亲和层析属于一种特殊的吸附层析；纸层析是一种分配层析；柱层析可做各种层析。

纸层析和薄层层析主要适用于小分子物质的快速检测分析和少量分离制备，通常为一次性使用；而柱层析是常用的层析形式，适用于样本的分离和分析。生物化学检验中常用的凝胶层析、离子交换层析、亲和层析、高效液相层析等通常采用柱层析形式。

(4)根据分离压力分类：可分为高压层析、中压层析和低压层析。

(二)层析方法特点

层析法具有应用范围广、分离效率高、样品用量少、选择性好、多组分同时分析、易于自动化等优点，但定性能力较差，且不同层析方法的具体特点又各不相同。

二、离子交换层析法与应用

离子交换层析(ion exchange chromatography，IEC)是依据各种离子或离子化合物与固定相离子交换剂的结合力不同而进行分离纯化的方法。

(一)离子交换层析法的原理

离子交换层析的固定相是离子交换剂，由一类不溶于水的惰性高分子聚合物基质构成，分子中具有解离性基团(交换基，通过一定的化学反应共价结合上某种电荷基团形成的)，在水溶液中能与溶液中的其他阳离子或阴离子起交换作用：

$$RSO_3^-\ H^+ + Na^+Cl^- \rightleftharpoons RSO_3^-Na^+ + H^+Cl^-$$

$$R_4N^+OH^- + Na^+Cl^- \rightleftharpoons R_4N+Cl^- + Na^+OH^-$$

离子交换剂可以分为三部分：高分子聚合物基质、电荷基团、平衡离子。电荷基团与高分子聚合物共价结合，形成一个带电的可进行离子交换的基团。平衡离子是结合于电荷基团上的相反离子，它能与溶液中其他离子基团发生可逆的交换反应。平衡离子中带正电的离子交换剂能与带正电的离子基团发生交换作用，称为阳离子交换剂；平衡离子中带负电的离子交换剂能与带负电的离子基团发生交换作用，称为阴离子交换剂。

（二）离子交换层析法的方法评价

凡是影响离子交换的因素都会影响离子交换层析的效果。包括溶液的酸碱度、对交换离子的选择性、被交换物质在溶液中的浓度、温度、溶剂、树脂交联度、交换基团的解离能力等。

（三）离子交换层析法的应用

离子交换层析的应用范围很广，在临床生化领域的应用主要有以下几个方面。

1. 纯水处理

在全自动生化分析仪检测过程中，纯水作为生化反应的载体或介质、样品或试剂的稀释液和溶剂、仪器的清洗液、反应的参与试剂等贯穿于检测的全过程，其纯化质量的高低直接关系到检测结果的可信度。目前，国内大部分临床实验室都使用反渗透中央纯水系统。

(1)纯水系统工作流程：①原水预处理，除去自来水中绝大部分的杂质；②**反渗透膜**(reverse osmosis membrane，RO)处理，大量去除水中的离子和其他杂质，去除能力通常可大于95%，达到三级纯水（电阻率>0.2 MΩ·cm）的标准；③去离子水的制备，采用离子交换层析法将三级纯水进一步去离子以达到一级纯水（电阻率≥10 MΩ·cm）的标准，才能用于生化检测。

(2)评价水质的常用指标：①电阻率是衡量实验室用水导电性能的指标，其随着水中无机离子的减少而增大，但由于水自身的解离作用，电阻率最大只能达到 18.2 MΩ·cm 左右，是检测水中离子浓度的主要指标；②**总有机碳**(total organic carbon，TOC)是指水中碳的浓度，反映水中有机化合物的含量；③颗粒反映水中颗粒物的浓度；④热原通常为革兰氏阴性杆菌的细胞壁代谢产物。

(3)临床生化仪/试剂用水的基本要求：电阻率≥10 MΩ·cm(25℃)[或者电导率≤0.1 μs/cm(25℃)]，微生物总数<10 CFU/mL，并且要定期检测。电导率/电阻率按GB/T 11446.4—2013《电子级水电阻率的测试方法》进行测定，每次实验时均需进行检测，可在线或者离线进行。电导仪需定期校准，校准频率应不低于一年一次。细菌总数按 GB/T 11446.10—2013《电子级水中细菌总数的滤膜培养测试方法》进行测定，可委托分包实验室进行检测，每月一次。

2. 分离纯化小分子物质

离子交换层析广泛地应用于无机离子、有机酸、核苷酸、氨基酸、抗生素等小分子物质的分离纯化。例如对氨基酸的分析，基于离子交换层析的氨基酸分析仪已成为氨基酸直接分析法的主流。此法可同时对一级、二级氨基酸进行检测，无须柱前、柱后衍生，直接进样；分离效果好，灵敏度高，操作简便；但此类氨基酸分析仪专属性强，价格昂贵，大大限制了其推广及应用。

3. 分离纯化生物大分子物质

离子交换层析是依据物质的带电性质不同来进行分离纯化，是分离纯化蛋白质等生物大分子的一种重要手段。糖化血红蛋白的测定是离子交换层析在临床生化领域应用成功的典范。

三、高效液相层析法与应用

（一）高效液相层析法的原理

高效液相层析法（high performance liquid chromatography，HPLC）是在经典液相层析法的基础上改进填料的粒度及柱压。20 世纪 60 年代后期引入了气相层析理论，在技术上采用了高效固定相（填料颗粒小而均匀，1.7～10 μm）、高压输液泵（小颗粒具有高柱效，但会引起高阻力，需用高压输送流动相）和高灵敏度的检测器，实现了分析速度快、分离效率高和操作自动化，故 HPLC 又因分析速度快而称为高速液相层析法（high speed liquid chromatography，HSLP），也称现代液相层析。

HPLC 系统一般由输液泵、进样器、色谱柱、检测器、数据记录及处理装置等组成，其中输液泵、色谱柱、检测器是关键部件。有的仪器还有梯度洗脱装置、在线脱气机、自动进样器、预柱或保护柱、柱温控制器等，现代化 HPLC 系统还包括微机控制系统，可进行自动化仪器控制和数据处理。制备型 HPLC 系统还备有自动馏分收集装置。

（二）高效液相层析法的方法评价

1. HPLC 的优点

（1）速度快：因 HPLC 具有高压（压力可达 150～300 $kg \cdot cm^{-2}$，色谱柱每米降压为 75 $kg \cdot cm^{-2}$ 以上）、高速（流速为 0.1～10.0 mL/min）的特点，所以通常分析一个样品需 15～30 min，有些样品甚至在 5 min 内即可完成。

（2）分辨率高：可选择固定相和流动相以达到最佳分离效果。

（3）灵敏度高：紫外检测器可达 0.01 ng/mL，荧光和电化学检测器可达 0.1 pg/mL。

（4）效率高：可达 5000 塔板/米，在一根柱中可同时分离多达 100 种成分。

（5）柱子可反复使用：用一根色谱柱可分离不同的化合物。

（6）样品用量少、易回收：样品经过色谱柱后不被破坏，可以收集单一组分或进行制备。

2. HPLC 的局限性

（1）流动相易挥发，有毒，会造成环境污染。

（2）缺少通用型检测器。

（3）不能替代气相层析完成低沸点物质的分析。

（4）不能替代中压、低压液相层析去分离、制备有生物活性的生化样品。

（三）高效液相层析法的应用

HPLC 是目前应用最多的层析分析方法，应用非常广泛，几乎所有领域的定量定性分析都应用了 HPLC，尤其适用于分析：高沸点、不易挥发、受热不稳定易分解、分子量大、不同极性的有机化合物；生物活性物质和多种天然产物；合成的和天然的高分子化合物；等等。HPLC 在临床生化检测中的应用主要见于血中治疗药物（茶碱、丙戊酸钠、万古霉素、他可莫司、抗真菌药物等）、血浆游离型甲氧基肾上腺素类物质、血/尿儿茶酚胺、血/尿/牛奶中性激素、尿液有机酸及多胺、维生素及降解产物、有机磷等的检测，以及建立血清蛋白组指纹图谱等。

四、亲和层析法与应用

(一)亲和层析法的原理

亲和层析(affinity chromatography,AC)是利用偶联亲和基团的层析吸附介质为固定相,亲和吸附目标分子,使目标分子得到分离纯化的层析方法。在目前众多的亲和分离技术中,亲和层析分离技术是应用最多、分离效率最好的技术。

在生物分子中,有些分子的特定结构部位能够同其他分子相互识别并结合,如酶与底物的识别结合、受体与配体的识别结合、抗体与抗原的识别结合,这种结合既是特异的,又是可逆的,改变条件可以使这种结合解除。

被固定在基质上的分子称为配体,配体和基质是共价结合的,构成亲和层析的固定相,称为亲和吸附剂。

亲和层析时,首先选择与待分离的生物大分子有亲和力的物质作为配体,并将配体共价结合在适当的不溶性基质上;将制备的亲和吸附剂装柱平衡,当样品溶液通过亲和层析柱时,待分离的生物分子就与配体发生特异性结合,从而留在固定相上;而其他杂质不能与配体结合,仍在流动相中,并随洗脱液流出;最后,层析柱中只有待分离的生物分子,用适当的洗脱液将其从配体上洗脱下来,就得到了纯化的待分离物质。很多生物大分子可以通过亲和层析法加以分离纯化。

(二)亲和层析法的方法评价

(1)优点:纯化过程简单、迅速;分离效率高;实验条件温和;设备要求简单;而且,由于亲和力具有高度的专一性,因此亲和层析的分辨率很高,是分离生物大分子的一种理想的层析方法。

(2)缺点:亲和吸附剂通用性较差,针对某一分离对象需要制备专一的吸附剂和建立相应的实验条件,洗脱条件苛刻;配体的选择及其与基质的共价结合需要烦琐的操作步骤。

(三)亲和层析法的应用

亲和层析的应用主要是生物大分子的分离、纯化:利用抗原、抗体之间高特异的亲和力而进行分离的方法,又称为免疫亲和层析;利用**金黄色葡萄球菌A蛋白**(staphylococcal protein A,SPA)能够与免疫球蛋白G(IgG)结合,可分离各种IgG;利用**生物素**(biotin)和**亲和素**(avidin)之间具有很强且特异的亲和力来实现分离;利用激素和受体蛋白间的高亲和力($10^{-6}\sim10^{-12}$ mol/L)分离受体蛋白,目前已经用亲和层析方法纯化出了大量的受体蛋白,如乙酰胆碱、肾上腺素、生长激素、吗啡、胰岛素等多种激素的受体;用适当的糖蛋白或单糖、多糖作为配体也可以分离各种凝集素等。

亲和层析法在临床生化检验领域的应用范例是利用硼酸亲和层析测定糖化血红蛋白;另外,在甲胎蛋白异质体(AFP-L3)检测中,可用凝集素处理待测血清,检测凝集素处理前后血清甲胎蛋白的含量差从而得到AFP-L3含量,可用于肝癌的预警和评估。

五、气相层析法与应用

(一)气相层析法的原理

气相层析法(gas chromatography,GC)亦称气体色谱法、气相色谱法,是用气体作流动相，混合样品的气流通过固定相时，各组分对固定相的吸附强弱不同可使不同成分得到分离。

按层析分离原理来分，气相层析法亦可分为吸附层析和分配层析两类。气固层析的固定相为吸附剂，属于吸附层析，气液层析属于分配层析。按层析操作形式来分，气相色谱属于柱层析，根据所使用的层析柱粗细不同，可分为一般填充柱和毛细管柱两类。在实际工作中，气相层析法以气液层析为主。

（二）气相层析法的应用

主要应用：①药物分析，如巴比妥类安眠药分析；②人体激素及代谢产物分析，如雌三醇、儿茶酚胺代谢产物、尿雌二醇和雌三醇、血浆睾丸激素、血液乙醇/麻醉剂等；③氨基酸衍生物，如小儿先天性代谢异常症（有机酸尿症和苯丙酮尿症）的检测；④鉴别厌氧菌的种类，因为不同的厌氧菌可产生不同的有机酸，如丙酸、丁酸、戊酸、己酸等。

（三）气相层析法的方法评价

气相层析法的优点是分离速度快、灵敏度高、应用范围广、样品用量小、分离效能高，是分离复杂混合物的有效工具。其缺点是不能对未知物进行定性鉴定。如果将 GC 与其他技术（质谱、光谱、核磁、化学反应等）联用，则可弥补其不能对未知物进行定性鉴定的不足。

第三节　质谱分析法

自 1919 年第一台质谱仪诞生起，质谱分析距今已有 100 多年历史，但其真正得到广泛应用则得益于其与计算机技术和层析技术的联用是。质谱分析法是近代发展起来的快速、微量、精确测定相对分子质量的方法，是一种与光谱并列的谱学方法。在众多的分析技术中，质谱分析被认为是一种同时具备高特异性和高灵敏度，且得到了广泛应用的普适性方法。

一、质谱分析的原理

质谱（mass spectrometry，MS）分析是一种测量带电粒子质荷比（质量-电荷比）的分析方法，其基本原理是样品中各组分在离子源中发生电离，生成不同质荷比的带电离子，经加速电场的作用形成离子束，进入质量分析器。在质量分析器中，利用电场和磁场使离子发生相反的速度色散：在电场中，离子束中速度较慢的离子通过电场后偏转大，速度快的偏转小；在磁场中，离子发生角速度矢量相反的偏转，即速度慢的离子依然偏转大，速度快的偏转小；当电场和磁场的偏转作用彼此补偿时，它们的轨道便相交于一点。与此同时，在磁场中还能发生质量的分离，这样就使具有同一质荷比而速度不同的离子聚焦在同一点上，不同质荷比的离子聚焦在不同的点上，将它们分别聚焦而得到质谱图，从而确定其质量。

用来测量质谱的仪器称为质谱仪，一般由样品导入系统、离子源、质量分析器、检测器、数据处理系统 5 个核心部分组成，其中，核心部件为离子源与质量分析器。

二、质谱分析的分类与应用

（一）按质谱仪原理分类

质谱分析按质谱仪原理分类见表 4-5。

表 4-5 按质谱仪工作原理分类

工作原理	方法
电离方式	电子轰击质谱(EI-MS)、化学电离质谱、光电离质谱、阈值电离质谱
质量分析方式	静电磁扇区质谱、四极杆质谱、飞行时间质谱、离子阱质谱、回旋共振质谱

（二）按质谱分析对象分类

根据质谱分析对象不同，质谱分析又可分为无机质谱、有机质谱和生物质谱，见表 4-6。

表 4-6 按分析对象分类

分析对象	方法
无机质谱	火花源双聚焦质谱、电感耦合等离子体质谱（ICP-MS）、二次离子质谱（SI-MS）、辉光放电质谱仪（GD-MS）
有机质谱	气相层析-质谱联用（GC-MS），按应用特点又可分为气相层析-四极质谱、气相层析-飞行时间质谱、气相层析-离子阱质谱等
	液相层析-质谱联用仪（LC-MS），按应用特点又可分为液相层析-四器极质谱、液相层析-离子阱质谱、液相层析-飞行时间质谱
	基质辅助激光解吸飞行时间质谱（MALDI-TOF-MS）
	傅立叶变换质谱（FT-MS）
生物质谱	电喷雾电离质谱（ESI-MS）、基质辅助激光解吸电离质谱（MALDI-MS）、快原子轰击质谱（FAB-MS）、离子喷雾电离质谱、大气压电离质谱

但以上的分类并不十分严谨，有些仪器因所带附件不同而具有不同的功能。例如气相层析-双聚焦质谱仪，如果改用快原子轰击电离源，则称为快原子轰击质谱仪（FAB-MS）。另外，质谱仪既可与气相层析相连，又可与液相层析相连，也不好归于某一类。目前用于生命科学领域的质谱仪多由几种质量分析器串联而成，在空间或时间上实现了母离子选择、母离子碎裂、子离子检测功能并提供了离子碎裂的特征峰。这些特征峰是分子定性的依据，使得质谱检测结果具有极高的特异性。

临床实验室针对待测物质的物理化学性质不同而采用不同的质谱系统，如对于有挥发性的化合物（如衍生后的有机酸、脂肪酸），主要采用气相层析-质谱（GC-MS）；对于大多数药物、类固醇激素、多肽和蛋白质、氨基酸（衍生化）、维生素等，主要采用液相层析-串联质谱（LC-MS/MS）；对于多肽、蛋白及寡核苷酸，主要采用基质辅助激光解析电离飞行时间质谱（MALDI-TOF-MS）；对于元素分析，主要采用电感耦合等离子体质谱（ICP-MS）。

（三）质谱分析的应用

质谱分析的临床应用体现在生物体内组分序列分析、结构分析、分子量测定和各组分含量测定，如药物代谢产物的动态分析、癌细胞的蛋白质鉴定、同位素标记物的检测等。生物质谱技术由于具有特异性好、灵敏度高、选择性广、检测速度快等特点，因此近年来在临床生化检验中的应用越来越广泛。目前，国际上已经被广泛应用的质谱临床生化检验项目包括新生儿遗传代谢病筛查、维生素 D 检测、激素检测、血药浓度监测、微量元素检测等。

1. 核酸检测

通过现代生物质谱技术，不仅可以测定寡核苷酸的分子质量，通过相关软件分析还可得到序列信息。

2. 小分子生物标志物检测

核素稀释的 GC-MS 技术是很多生物小分子检测的参考方法，主要分析项目包括氨基酸、脂肪酸、有机酸及其衍生物、单糖类、胆固醇和类固醇、前列腺素、甲状腺素、生物胺、脂类、碳水化合物、维生素、微量元素、胆汁酸等。目前，串联质谱技术已广泛应用于新生儿出生缺陷疾病，如氨基酸代谢性疾病、脂肪酸氧化代谢性疾病、有机酸血症等遗传代谢病的筛查，还有维生素 D 检测、固醇类激素（包括睾酮、脱氢睾酮、雄酮、雌酮、雌二醇和雌三醇等）检测、痕量/微量元素检测。作为参考方法，质谱分析在临床检验的量值溯源上发挥着重要作用；某些国际组织和校准品制造商都用质谱法作为参考方法对某些项目的校准品进行定值，如肌酐、葡萄糖、尿酸、甲状腺素等。

3. 大分子生物标志物检测

蛋白质是疾病的重要生物标志物，当异常基因产生异常蛋白后，可通过测量代谢物浓度、代谢物组的变化，检测疾病相关异常功能蛋白、结构蛋白、蛋白指纹图谱等供临床诊断参考。肿瘤标志物的测定是生物质谱技术在临床检验应用中最突出和最有价值的领域。

4. 治疗药物浓度分析

治疗药物浓度监测最早采用 HPLC 法，但因 HPLC 法只能定性且稳定性差，故临床较少使用；化学发光法因简便易行，目前在临床应用较多，但其可测定的项目较少。GC-MS 联用技术检测药物准确、快速，近年来逐渐成为药物浓度监测的重要手段，几乎涵盖所有药物，而且可以实现多药物同时检测，提高了临床检测工作的效率。目前，国际上已经在临床上开展的药物浓度监测项目包括免疫抑制剂、疼痛治疗药物、抗精神病药物、麻醉药、抗逆转录病毒药物等。同时，随着质谱技术的不断发展和完善，其有望成为药物及其代谢产物检测的“金标准”。

（四）质谱分析的方法评价

质谱分析技术具有高特异性、高灵敏度、高通量等特点，其临床应用还在不断探索中，但质谱仪比较昂贵，需要专业操作人员，还有必不可少的样品前处理过程，以及需要开发和验证方法，这也是质谱技术目前面临的一些瓶颈问题。

1. 优点

（1）高特异性：可有效避免结构类似物对检测结果的影响，为临床提供更准确的结果，提高患者的依从性。

(2)高灵敏度:弥补了低浓度化合物,如类固醇激素检测中的检测困难和测不准的难题,为疾病的预测和诊疗分型提供了准确结果,检测灵敏度达到 ng/mL,甚至 pg/mL。未来,质谱技术将成为内分泌类固醇激素类物质检测的首选方法。

(3)高通量:可一次检测多种化合物,提高检测通量,减少样品用量和降低检测成本。如在生化遗传检测中,质谱技术一次可分析 60 多种氨基酸和酰基肉碱,筛查 40 余种新生儿遗传代谢病;在营养素检测中一次可分析 20 种氨基酸、20 种脂肪酸、10 余种微量元素或 5 种脂溶性维生素,有效提高了检测通量,减少了样品用量,并提供了丰富的检测信息;在毒理学检测中一次可检测尿液中的 19 种药物,实现了高通量、快速高效的药物筛查技术。

(4)适用范围广:无论非极性化合物还是极性化合物,无论小分子化合物还是大分子化合物,都可以采用质谱技术进行检测分析。

2. 缺点

随着质谱技术的深入应用与经验的积累,质谱技术的缺点也逐步突显出来,包括质谱技术应用的陷阱问题、实验室日常运行过程中的管理问题、相关政策法规问题等,主要体现在:

(1)易受干扰:质谱技术在分析基质复杂的生物样本时,检测结果易受到基质效应、结构类似物干扰以及质谱信号产生的不稳定所带来的干扰。若对这些问题认识和预防不当,质谱的检测结果会存在较大的错误风险。

(2)自动化程度低:质谱技术相比于免疫学方法和化学发光法,其检测的自动化程度较低,对人员依赖性较大;同时,各厂家仪器系统还未实现与临床实验室信息管理系统(LIS)的接口双向对接,在数据处理和报告发放环节仍未实现自动化。

(3)标准化问题突出:质谱技术是目前比较先进的测量技术,能够提供相关仪器的厂家主要有赛默飞世尔(ThermoFisher)、安捷伦(Agilent)、沃特世(Waters)、布鲁克(BRUKER)、爱博才思(SCIEX)、岛津(SHIMADZU)等公司。但每家制造商对其设备都有不同的设计,这样就导致信号采集、数据格式、结果评估等各个环节都不尽相同,很难将其进行比较,更不用说进行标准化操作。由于检测方法所需的参考物质、试剂、耗材等目前主要依赖于进口,因此较多的检测项目受限于这些因素而难以开展。

虽然质谱技术的应用仍存在较多缺陷,但随着技术的革新与发展以及应用监管的成熟,各项瓶颈将被不断突破。未来,随着质谱仪器各项性能的提升、前处理自动化的实现、检测数据自动输出并实现与实验室信息系统的双向对接,以及结果报告自动预警功能的实现,质谱仪有望像免疫学方法和化学发光法一样,成为临床生化检验中自动化、智能化、易用化的检测平台。未来,便携式质谱仪是新型临床质谱仪的研究热点之一。

小结与展望

● 紫外-可见光谱分析法是在临床生化检验中应用最多、最成熟的吸收光谱分析法，其利用朗伯一比尔定律实现了对机体多数成分的定量分析。

● 层析分析作为一种重要的分离分析方法已广泛应用于临床、科研领域，尤其是自动化、微型化的层析方法。

● 质谱分析是不同于经典的化学分析方法和传统的仪器分析方法的一种测量带电粒子质荷比的分析方法，具有高特异性和高灵敏度，逐步得到了广泛应用。高效液相层析、质谱分析的应用越来越普及，必将逐渐从科研走向临床，也必将越来越成熟地应用于临床。

（李志勇　孙艳虹）

第五章　化学法测定生物化学物质

【教学目标与要求】

掌握：血清总蛋白、清蛋白、肌酐及胆红素主要的化学测定法原理及其评价。

熟悉：骨矿物质化学测定法的原理及其评价。

了解：微量元素的化学测定法。

在疾病状态下，人体内的生物化学物质会发生质或量的改变，通过各种方法对这些变化的生化物质进行测定，有助于临床疾病的诊断、治疗监测、药物疗效与预后判断、疾病预防等。化学测定法就是根据各类生物化学物质的结构特征或化学性质，与相应试剂反应，然后对其进行定性、定量测定的方法。

化学测定法通常在被测物与试剂的反应到达终点时检测吸光度的大小来求出被测物的浓度。目前，随着全自动生化分析仪的广泛使用，通过设定试剂空白，采用双试剂、双波长、两点终点法等方式来消除试剂本底、脂血、溶血、黄疸以及各种假性物质的干扰。同时，通过采用定时法的测定方式，可有效地解决化学法检测时间较长的问题，提高了化学法的检测效率。

第一节　蛋白质和非蛋白含氮化合物测定

一、血清蛋白质的测定

血清蛋白质是血浆固体成分中含量最多、种类最复杂、功能最广泛的一类化合物。临床上血清蛋白质的检测可对多种疾病的诊断、治疗和预后判断起到重要作用。

（一）血清总蛋白的测定

1. 方法概述

血清总蛋白测定常用的方法有紫外吸收法和化学法。紫外吸收法的根据是蛋白质中存在含有共轭双键的酪氨酸、色氨酸和苯丙氨酸，因此，蛋白质在 280 nm 具有特异的吸收峰，其吸光度大小与蛋白质的含量成正比，可作为定量测定的依据。其优点是所测定的蛋白质未加入任何试剂和处理，保留了样品的生物活性，且可将蛋白质全部回收，主要用于较纯的酶或免疫球蛋白等的测定；缺点是血清中不同类型的蛋白质中酪氨酸、色氨酸及苯丙氨酸的含量不同，紫外吸收也会因其组成的差异有很大的变异，所以不适用于临床血清总蛋白质的测定。化学法是临床上最常用的方法，主要有：

(1)凯氏定氮法：1883 年由 Kjeldahl 建立的蛋白质测定的经典方法。该法基于蛋白含氮量平均为 16%，即 1 克氮相当于 6.25 克蛋白质。将样品经消化、蒸馏、吸收后用滴定法进行定量测定，根据所测定样品中的氮含量来换算出蛋白质的含量，是蛋白质测定公认的参考方法。该法准确性好，精密度高，灵敏度高，适用于各种形态的样品测定，但其操作烦琐，程序复杂，且标本用量大，不适宜临床大批量的常规检测，目前仅用于蛋白质校准品的定值。

(2)酚试剂法：1921 年由 Folin 首创，早期用于酪氨酸和色氨酸的测定，后由吴宪用于蛋白质的定量。1951 年，Lowry 将该方法进行了改进，提高了方法的灵敏度，达到双缩脲法的 100 倍左右，有利于微量蛋白质的检出。酚试剂法测定的原理是蛋白质中酪氨酸和色氨酸可使磷钼酸和磷钨酸还原而显现蓝色，其颜色深浅与样品中蛋白质的含量成正比，可用于蛋白质含量的测定。该法灵敏度较高，但由于各种蛋白质中所含酪氨酸和色氨酸的含量不一致，因此不适用于测定蛋白质混合样品。一些还原性化合物，如含—SH 的化合物、酚类、糖类等易对该法造成干扰，因此特异性不高。

(3)双缩脲法：检测蛋白质简单而准确的方法之一，是目前临床上测定血清总蛋白首选的常规方法，下面重点介绍。

2. 双缩脲法测定血清总蛋白质

(1)测定原理：蛋白质中的两个相邻肽键(—CO—NH—)在碱性溶液中可与二价铜离子作用，生成稳定的紫色络合物，反应式如下所示。该络合物在 540 nm 处有特异的吸收峰，其颜色的深浅与血清蛋白质含量成正比，因此可用于测定蛋白质含量。此反应与两个尿素分子缩合后生成的双缩脲在碱性溶液中与铜离子作用生成紫红色产物的反应相似，因而被称为双缩脲反应。

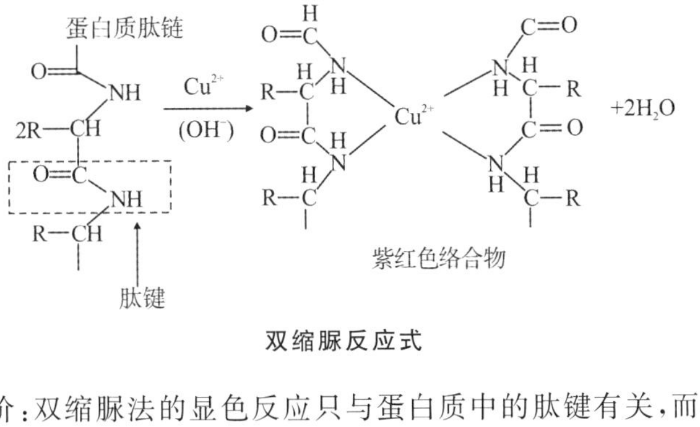

蛋白质肽链　　$\xrightarrow[(OH^-)]{Cu^{2+}}$　　紫红色络合物　$+2H_2O$

肽键

双缩脲反应式

(2)方法学评价：双缩脲法的显色反应只与蛋白质中的肽键有关，而与蛋白质的种类、分子量及氨基酸的组成无关，对各种蛋白质的反应性相近，显色稳定性好，准确度高；对肽键具有较高的专一性，至少含有两个肽键才能发生反应，因此本法特异性高，精密度好，试剂单一，方法简便，既适合手工操作又便于自动化分析。

双缩脲试剂有很多配方，大多数会添加酒石酸钾钠与 Cu^{2+}，形成稳定的络合铜离子，以防止氢氧化铜不稳定而形成沉淀。因此，酒石酸钾钠与硫酸铜的比例不应低于 3∶1，同时加入碘化钾作为抗氧化剂。

本法缺点是测定的灵敏度较低且反应速度慢(达到反应平衡需要 30 min)。双缩脲法的线性范围较宽，浓度范围为 10～120 g/L，批内 CV＜2%，可满足常规血清总蛋白的检测，但不适用于蛋白质含量较低的脑脊液、尿液、胸腹水等体液标本。手工操作时轻度溶血、黄疸一般对实验无干扰，但严重溶血和黄疸对本法有明显干扰。此外，最主要的干扰物质是右旋糖酐，血清中的右旋糖酐能与反应液中的铜和酒石酸结合形成沉淀，影响测定结果的准确度。目前，全自动生化分析仪上多采用双试剂、两点定时法进行测定，可以有效消除上述干扰。同时，还可将检测时间设为 10 min，此时反应已经基本达到平衡且与相同条件下校准品中总蛋白反应的平衡点一致，在满足检测灵敏度的同时也提高了检测效率。

（二）血清清蛋白的测定

1. 方法概述

血清**清蛋白**（albumin，Alb）是血浆中含量最多的蛋白质，约占血浆总蛋白含量的 60%，为体内重要的营养蛋白，参与血浆胶体渗透压及体内酸碱平衡的维持，也是血浆中的主要转运蛋白。早期清蛋白的测定采用盐析的方法，利用半饱和的硫酸铵溶液使样品中的球蛋白沉淀，再用凯氏定氮法或双缩脲法对上清液中的清蛋白进行测定。此法操作复杂，特异性及重复性较差，现已不再使用，目前实验室应用最广的是染料结合法。常用的染料有**溴甲酚绿**（bromocresol green，BCG）和**溴甲酚紫**（bromocresol purple，BCP）。BCP 法是利用阴离子染料溴甲酚紫在 pH4.9～5.2 的缓冲液中，在有非离子型表面活性剂存在时，能与清蛋白结合生成绿色复合物，该复合物在 603 nm 波长处有特异吸收峰，其吸光度与清蛋白浓度成正比。BCP 法特异性高，无球蛋白的非特异性干扰，线性范围为 5～50 g/L，上限较低。BCP 与牛、猪等血清 Alb 的反应性比人的低，若质控血清采用动物血清，即限制其应用。

BCG 法是目前我国临床上测定清蛋白使用最为广泛的方法。

2. 溴甲酚绿法测定血清清蛋白

（1）测定原理：在 pH 4.2 缓冲液中血清清蛋白带正电荷，在有非离子型表面活性剂存在时，可与阴离子染料溴甲酚绿结合生成蓝绿色复合物，其颜色的深浅与清蛋白的浓度成正比。与同样处理的校准品比较，可计算出样品中清蛋白的含量，反应原理如下：

$$\text{血清清蛋白} + \text{BCG 试剂} \xrightarrow{pH=4.2} \text{蓝绿色复合物}(\lambda=630\ \text{nm})$$

（2）方法学评价：BCG 与清蛋白结合的特异性较低，不但与清蛋白呈色，还可与其他蛋白质呈色，其中 α_1 球蛋白、结合珠蛋白（haptoglobin，Hp）、转铁蛋白（transferrin，TRF）最明显，但反应速度不同，清蛋白可立即反应（快反应），其他蛋白质反应慢（慢反应）。由于血清与 BCG 试剂一经混合，“慢反应”即可发生，约持续 1 h，故有试剂要求在 1 min 内测定吸光度，排除“慢反应”干扰。有的观点认为 BCG 与清蛋白在 30 s 内呈色特异，故应在 BCG 与血清混合后 30 s 内读取吸光度，更可明显地减少非特异性反应。BCG 是一种 pH 指示剂，变色域为 pH 3.8（黄色）～5.4（蓝色），因此必须严格控制反应液的 pH 值，pH 升高可使染料空白升高，与清蛋白结合率下降。非离子型表面活性剂可增强 BCG-清蛋白复合物的溶解度，消除 BCG 同清蛋白反应时可能产生的沉淀，但其浓度变化可导致敏感度降低和线性丧失，对测定结果有较大影响。

该法线性范围为 10～60 g/L，操作简便，重复性好，灵敏度高，既适合手工操作，也适用于全自动生化分析仪。

二、肌酐的测定

非蛋白含氮化合物是指血浆中除蛋白质外的所有含氮化合物，如尿素、肌酐、尿酸、各种氨基酸等。这些指标大多可用酶法或其他方法进行测定。由于化学法测定肌酐方法简便、成本低，既能手工测定又适用于各种自动分析仪，因此临床应用十分广泛。

（一）方法概述

肌酐（creatinine，Cr）是体内磷酸肌酸的代谢产物，经肾小球滤过后进入尿液，且不被肾小管重吸收。肌酐含量的测定是评价肾小球滤过功能的重要指标之一。肌酐测定的方法历史较长，化学法主要根据 1886 年 Jaffe 提出的反应进行，即最常用碱性苦味酸法。化学法包括去蛋白苦味酸终点法和苦味酸速率法。苦味酸速率法测定肌酐分为两点速率法和多点速率法，多点速率法只能在半/全自动生化分析仪上进行。

（二）碱性苦味酸速率法测定肌酐

（1）测定原理：在碱性条件下，样品中肌酐与苦味酸反应生成橘红色的肌酐-苦味酸复合物。血清中常存在假肌酐的影响，如维生素 C、葡萄糖、蛋白质、乙酰乙酸、丙酮酸等，这些干扰物均能与苦味酸发生反应生成橘红色物质，导致结果出现误差。为了消除假肌酐的影响，可选用速率法测定肌酐。根据肌酐与苦味酸形成复合物的速度与假肌酐不同，且肌酐的反应速度与浓度成正比的原理，选择适宜的速率监测反应时间，可有效地避免假肌酐对肌酐与苦味酸反应的干扰，提高反应的特异性。反应原理如下：

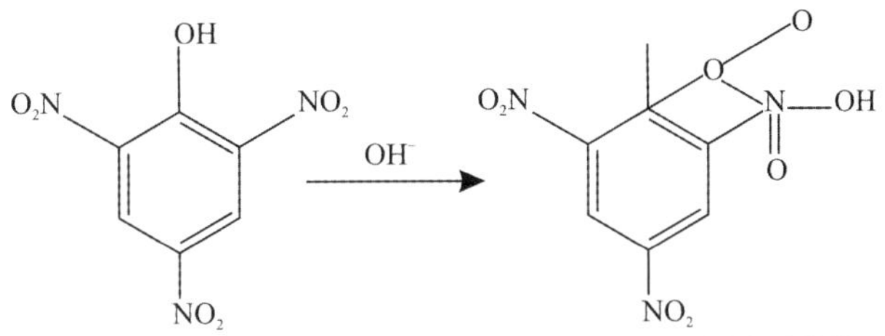

OH　O_2N　NO_2　OH^-　NO_2
苦味酸 → 苦味酸同分异构体

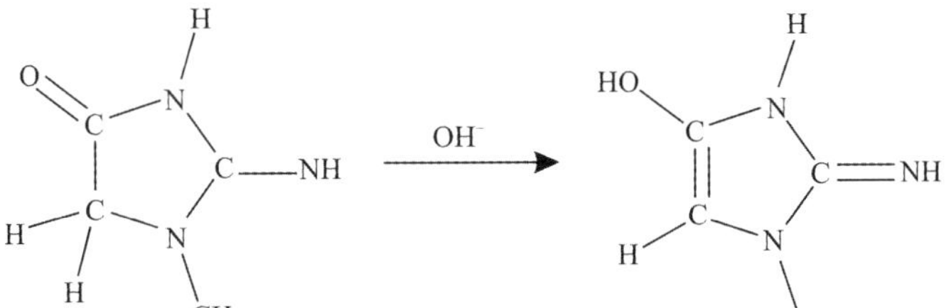

肌酐 → 肌酐同分异构体

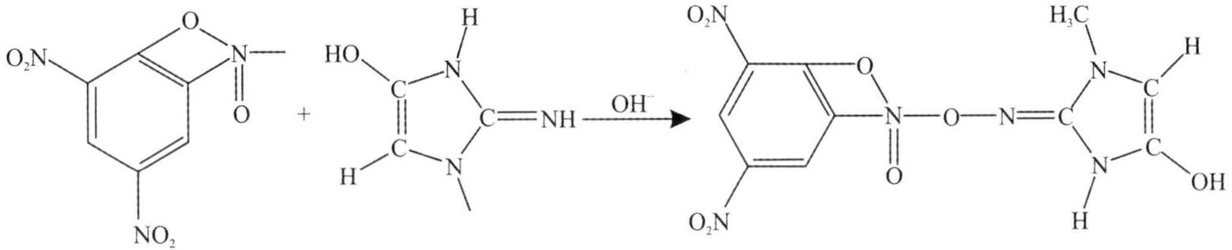

苦味酸同分异构体 + 肌酐同分异构体 $\xrightarrow{OH^-}$ 苦味酸肌酐（红色）

(2)方法学评价：

①Jaffe反应并非仅对肌酐特异，假肌酐有两类：一类为快速反应假肌酐物质，在样品与碱性苦味酸混合后迅速出现反应并在20 s内完成，生成有色化合物，因此测定时设置20 s延迟期可以排除此类干扰；另一类为慢速反应假肌酐物质，80～100 s才开始反应。这样，在20～80 s内以肌酐与苦味酸的呈色反应占主导地位，所以选择20～80 s内连续监测法或两点法可以很好地排除干扰。

②温度对呈色反应速度影响较大，校准管与测定管的温度必须保持一致。

③质量差的苦味酸空白试剂吸光度偏高，会影响测定结果的准确度。

④NaOH的用量及浓度对显色反应有影响。显色时若NaOH浓度高则假肌酐显色增加，结果偏高；若NaOH浓度低，则假肌酐显色减少，结果偏低。因此，试剂应严格保持恒温及拧紧试剂瓶盖，防止NaOH在空气中被酸化。

⑤苦味酸速率法为IFCC推荐方法，其线性范围为2000 μmol/L，可采用双波长(510 nm，600 nm)检测。

第二节　胆红素测定

胆红素主要由体内衰老红细胞破坏降解而释放出的血红素代谢而来，是胆汁中的主要成分。胆红素是临床上对黄疸判断的主要依据，也是肝功能测定的重要指标。

根据胆红素能否直接与重氮试剂反应，可将其分为**直接胆红素**(direct bilirubin，DBIL)和**间接胆红素**(indirect bilirubin，IDBIL)。直接胆红素是与葡萄糖醛酸基结合的胆红素，也称为结合胆红素；间接胆红素称为未结合胆红素。临床上将胆红素测定分为**总胆红素**(total bilirubin，TBIL)测定、直接胆红素测定和间接胆红素测定三类。一般只需测定总胆红素和直接胆红素，通过二者之差计算出间接胆红素。临床常用的检测方法为重氮试剂法和钒酸盐氧化法。

一、重氮试剂法

(一)测定原理

在pH 6.5时，血清中的结合胆红素可以直接与重氮试剂反应，生成偶氮胆红素；未结合胆红素则需在加速剂(咖啡因和苯甲酸钠)破坏其分子内部的氢键后再与重氮试剂反应生成偶氮胆红素(反应式如下)。试剂中的醋酸钠用于维持pH的同时兼有加速作用。抗坏血酸(或叠氮钠)破坏剩余的重氮试剂，终止结合胆红素的偶氮反应，防止游离胆红素的缓慢反应；加入碱性酒石酸钠使紫色偶氮胆红素(最大吸光度为530 nm)转变为蓝绿色偶氮胆红素(最大吸光度为598 nm)，使灵敏度和特异性增大，形成的蓝绿色是由蓝色的碱性偶氮胆红素，以及咖啡因与对氨基苯磺酸之间形成的黄色色素混合而成。

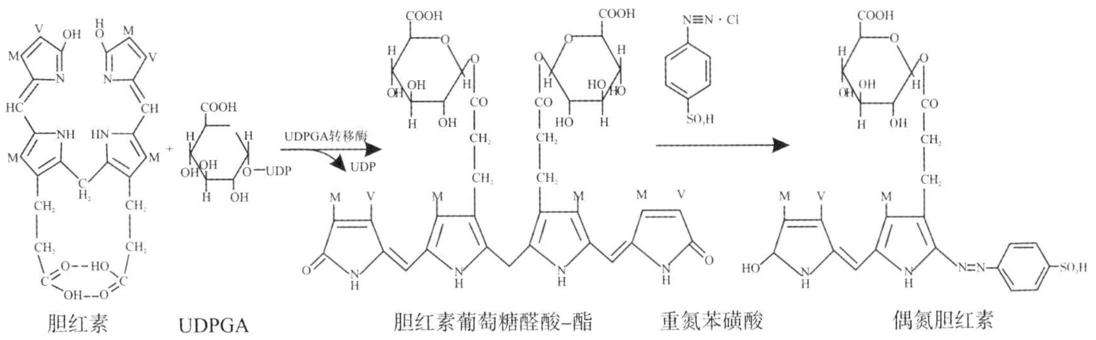

胆红素　UDPGA　胆红素葡萄糖醛酸-酯　重氮苯磺酸　偶氮胆红素

（二）方法学评价

该法是 WHO 和国家卫健委临床检验中心推荐的方法。其灵敏度高、精密度和准确度高，能同时检测结合胆红素和未结合胆红素，误差因素少，溶血干扰小，适用于自动化分析。轻度溶血对该法无影响，但严重溶血可使结果偏低。叠氮钠能破坏重氮试剂，凡用其作防腐剂的质控血清可发生反应不完全，甚至不呈色。脂血及溶血对测定有干扰，应尽量取空腹血。本法测定血清总胆红素，在 10～37℃ 条件下不受温度变化影响，呈色反应在 2 h内非常稳定。

胆红素对光敏感，校准液及标本均应尽量避光保存，防止胆红素光氧化。胆红素对光的敏感度与温度有关，血标本应避光并置于冰箱保存。标本冰箱保存可稳定 3 天，－70℃ 暗处保存可稳定 3 个月。

该法线性范围较宽，浓度在 342 μmol/L 以下有较好的准确度，浓度增高时准确度降低，因此，建议浓度过高时可减少血样用量，或用 0.154 mmol/L 的 NaCl 溶液稀释后重新测定。

当标本中胆红素浓度为 17.1 μmol/L 时，其产生的吸光度值约为 0.08（血清用量达 0.2 mL），而正常血清总胆红素及病理血清结合胆红素值低于 17.1 μmol/L 时，其检测灵敏度显然不足。重氮反应法测定胆红素时也可用甲醇或二甲亚砜等作加速剂，可做成单一试剂，反应 pH 和显色 pH 都偏酸性，560 nm 波长比色，易于自动化。但灵敏度比改良 J-G 法略低，血红蛋白（hemoglobin，Hb）干扰较明显，Hb＞1 g/L 时，需用空白样品校正。

二、钒酸盐氧化法

（一）测定原理

在 pH 3 左右、有表面活性剂和加速剂存在下，样品中的总胆红素被钒酸钠氧化为胆绿素。胆红素的黄色特异性吸光度下降，通过测定钒酸盐氧化前后的吸光度变化，可计算出样品中总胆红素的含量。在有未结合胆红素抑制剂存在时，样品中的结合胆红素被钒酸钠氧化为胆绿素。

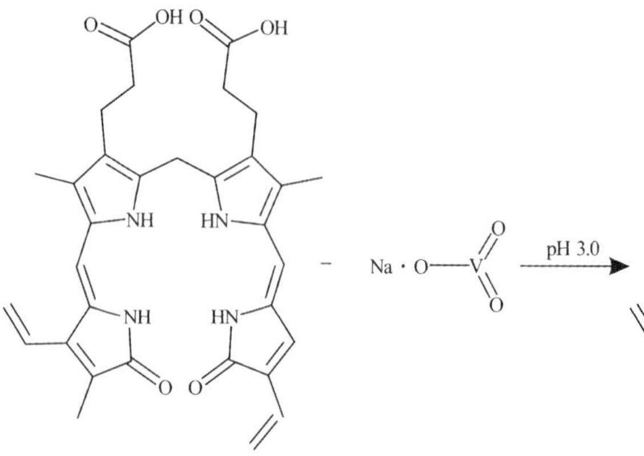

总胆红素（450 nm）　　钒酸钠　　胆绿素

(二)方法学评价

该法特异性高，操作简便快速，适用于全自动生化分析仪；能够测定总胆红素和结合胆红素，血红蛋白 4 g/L 以下对测定无影响，血红蛋白 8 g/L 以下溶血样品对总胆红素测定无影响，但对结合胆红素测定有轻微的负干扰。控制反应体系中的表面活性剂浓度有利于提高抗血红蛋白和血脂的干扰能力。

钒酸氧化法相较于重氮法，试剂稳定性更好，配制简单，贮存条件要求低(室温就可)，而且操作简单，适宜自动化检测。本法 5 min 反应完全，试剂在 4℃ 至少一年内稳定。

第三节　骨矿物质与微量元素测定

一、骨矿物质指标的测定

钙、磷、镁是机体骨组织无机成分中的主要元素。血液中这些元素的水平会影响骨组织的代谢和发育，而骨组织中的细胞本身对血液钙、磷和镁的浓度也有重要的调节作用。

骨矿物质在骨的代谢过程中会进入血液和尿液中，检测其含量变化有助于骨代谢疾病的诊断、预测，监测药物疗效等。

(一)血清总钙的测定

血钙测定在临床上主要用于判断是否有钙浓度异常及其严重程度，可为疾病的诊断和治疗监测提供依据。

1. 方法概述

血清钙测定可客观反映机体钙的代谢状况。测定血钙的方法很多，分为总钙测定和离子钙测定。总钙测定法包括核素稀释质谱法、原子吸收光谱法(AAS)、分光光度法、络合滴定法等。AAS 是血浆总钙含量测定的参考方法，但费用昂贵，不适合常规分析；分光光度法有邻甲酚酞络合铜(*o*-cresolphthalein complexed copper，OCPC)法、甲基麝香草酚蓝(methylthymol blue，MTB)法、偶氮胂Ⅲ(Arsenazo Ⅲ)法等。MTB 法是 MTB 在碱性溶液中与钙结合生成的蓝色络合物，加入适量的 8-羟基喹啉可消除血清镁的干扰，测定蓝色络合物在612 nm处吸光度可求得血清总钙含量。MTB法显色稳定，其水溶液在pH 6.5～8.5为浅蓝色，在pH 10.5～11.6为灰色，在pH 12.7以上为深蓝色。为保证测定的精密准确，显色反应必须控制在pH 10～13之间的强碱环境中进行。本法的优点是反应条件容易控制，溶血和黄疸标本对检测结果均不产生干扰。在碱性条件下，偶氮胂Ⅲ与血清钙结合生成蓝紫色复合物，测定其在650 nm处吸光度可求得血清总钙含量。需在反应体系中加入8-羟基喹啉掩蔽血清镁。钙浓度在5 mmol/L以内时，偶氮胂Ⅲ法中浓度与吸光度呈良好线性关系，且显色稳定。黄疸、溶血对本法测定无明显干扰。该法与OCPC法测定结果高度相关。OCPC法是临床最常用的方法。

2. 邻甲酚酞络合酮法测定血清总钙

(1)测定原理：OCPC是一种金属络合指示剂，也是酸碱指示剂。在强碱溶液(pH 11.0)中，钙与OCPC作用生成紫红色络合物，在575 nm处有特征吸收，用8-羟基喹啉可掩蔽Mg^{2+}的干扰，与同样处理的钙标准液比较即可测出血钙含量。反应式如下所示。

$$\underset{\text{邻甲酚酞络合酮}}{C_{32}H_{30}N_2O_{12}} + Ca^{2+} \xrightarrow{\text{pH 11.0}} \text{紫红色螯合物}$$

(2)方法学评价：OCPC法测定血浆总钙精密度高，线性范围良好，操作简便、快速、稳定，是WHO和我国原卫生部临床检验中心(1997年)推荐的血清总钙测定的常规方法，同时，适用于手工和各种自动化分析仪。但是，其反应体系受pH值影响较大，溶血及服用抗高血压药物联胺嗪的标本可引起正偏差，而胆红素会引起负偏差。

配制OCPC试剂最好用高质量的去离子水或重蒸馏水，并用塑料瓶盛装。OCPC在酸性及中性溶液中无色，在碱性溶液中显紫色，其颜色受pH影响明显，故测定时应维持pH恒定。在pH 10.5～12.0时，反应敏感度最高，所以常以pH 11为宜。镁离子也可与OCPC反应生成紫红色络合物，加入的8-羟基喹啉可以络合镁离子，以防止镁离子对测定结果产生干扰。

(二)血清磷的测定

1. 方法概述

磷是机体重要的组成成分，血清中的无机磷主要指$H_2PO_4^-$和HPO_4^{2-}。血清中磷的浓度变化很大，与年龄、性别及饮食有一定的关系。常用的测定方法有磷钼酸还原法、非还原法、染料结合法、紫外分光光度法等。以硫酸亚铁或米吐尔(对甲氨基酚硫酸盐)作还原剂的还原钼蓝法被我国原卫生部临检中心推荐为临床常规方法。

2. 磷钼酸还原法测定原理

在硫磺酸存在条件下，无机磷酸盐和钼酸铵反应生成磷钼酸铵化合物，此化合物在紫外线区域(340 nm)有吸收峰。反应式如下所示。

$$HPO_4^{2-}(H_2PO_4^-) + (NH_4)_6Mo_7O_{24} \longrightarrow (NH_4)_3PO_4 \cdot 12MoO_3 \cdot 6H_3O$$

3. 方法学评价

磷钼酸还原法操作简便、快速，无须除蛋白，可用于自动化分析测定。红细胞内磷酸酯释出被水解可使无机磷升高，所以应避免溶血。脂血、黄疸对该法影响较大。

（三）血清镁的测定

1. 方法概述

镁参与体内很多重要的生化过程，特别是神经肌肉传递、体内能量代谢、酶的活性调节等。血清镁常用测定方法有比色法、荧光法、离子层析法、离子选择性电极法、酶法、原子吸收分光光度法、同位素稀释质谱法等。我国卫健委临床检验中心推荐甲基麝香草酚蓝（MTB）比色法、钙镁试剂（Calmagite）法作为常规方法。

2. 测定原理

（1）甲基麝香草酚蓝（MTB）比色法：血清镁在碱性溶液中能与甲基麝香草酚蓝结合生成蓝紫色的复合物，该复合物在 600 nm 波长处的吸光度大小与血清镁浓度成正比。反应时需加入乙二醇二乙醚二胺四乙酸（EGTA）以消除钙离子的干扰。

（2）钙镁试剂法：在碱性溶液中，血清镁能与金属色原染料钙镁试剂结合生成紫红色络合物，其颜色深浅与血清镁浓度成正比，与同样处理的校准品比较即可得出样品中镁的含量。反应时应加入 EGTA 以消除钙离子的干扰，使用表面活性剂可使蛋白胶体稳定，在测定时可不必去除蛋白质直接测定血清镁。

（3）二甲苯胺蓝法：在碱性条件下，血清镁可与二甲苯胺蓝结合生成紫红色螯合物，其颜色深浅与血清镁的含量成正比。

3. 方法学评价

（1）甲基麝香草酚蓝（MTB）比色法：操作简便，灵敏度高。血红蛋白 3.3 g/L 以上对该法有较大干扰，黄疸对该法无明显影响。本法适用于自动化分析仪终点法。EGTA 为一种金属络合剂，在碱性条件下能络合钙而不络合镁，但如果浓度过高也能络合镁，因此 EGTA 的使用量必须准确。

（2）钙镁试剂法：血清镁浓度在 1.664 mmol/L 范围内吸光度与镁浓度成正比，脂血、黄疸对测定结果无明显影响。

（3）二甲苯胺蓝法：该法适用于各种全自动生化分析仪。溶血标本若血红蛋白含量大于 5 g/L 可影响测定结果。

二、微量元素的测定

体内 80 余种化学元素中，占人体总质量的 0.01%以下，每人每日需要量在 100 mg 以下的元素称为微量元素，如铁、锌、铜等。有些微量元素是维持人的生命、保持正常生理功能所必需的，缺乏则会导致某种疾病或严重功能不全的微量元素称为**必需微量元素**（essential trace element）。测定体内微量元素含量对疾病的诊断、评估、治疗、预防等具有十分重要的意义。

（一）血清铁和总铁结合力的测定

1. 方法概述

铁是人体的必需微量元素，是合成红细胞中血红蛋白的主要原料。测定血清铁时通常会同时测定血清**总铁结合力**（total iron binding capacity，TIBC）。总铁结合力是指能与 100 mL 血清中转铁蛋白结合的铁总量，常通过测定 TIBC 的方法来间接测定转铁蛋白的水平。血清铁与 TIBC 同时检测具有更好的临床价值。血清铁常用的测定方法有分光光度法、溶出伏安法、原子吸收分光光度法等。分光光度法已被 IFCC 推荐为参考方法。

2. 测定原理

(1)亚铁嗪比色法：血清中的铁以 Fe^{3+} 形式与转铁蛋白结合成复合物，在酸性介质中铁从复合物中解离出来，再被还原剂还原为 Fe^{2+}，并与亚铁嗪直接作用生成紫红色复合物，其在 562 nm 处的吸光度与 Fe^{3+} 浓度成正比，与同样处理的铁标准品比较，可求得样本中血清铁含量。将过量铁标准液加到血清中，使之与未带铁的转铁蛋白结合，多余的铁被轻质碳酸镁粉吸附除去，然后测定血清中总铁含量，即为总铁结合力。

$$\text{TRF—Fe} \xrightarrow{H^+} Fe^{2+}$$

$$Fe^{2+} + C_{20}H_{13}N_4NaS_2 \longrightarrow \text{紫红色复合物}$$

(2)红菲绕啉比色法：用含有表面活性剂和还原剂的缓冲液与样品混合，血清蛋白变性使转铁蛋白中的铁释放出来，被释放的 Fe^{3+} 在还原剂的作用下还原为 Fe^{2+}，与红菲绕啉二磺酸二钠盐生成红色螯合物，其在 546 nm 处的吸光度与 Fe^{3+} 浓度成正比，与同样处理的铁标准品比较，可得到样本中的血清铁含量。

$$\text{不饱和转铁蛋白} + \text{已知过量的铁} \longrightarrow \text{饱和转铁蛋白} + \text{未结合的铁}$$

$$C_{24}H_{14}N_2Na_2O_6S_2 \cdot 3H_2O + \text{未结合 } Fe^{2+} \longrightarrow \text{红菲绕啉二磺酸二钠盐}-Fe^{2+}\text{ 螯合物}$$

3. 方法学评价

(1)亚铁嗪比色法：特异性高，操作简便，既适用于自动化分析也可以手工操作。该法在 140 μmol/L 以下线性良好，严重溶血、脂血、黄疸对结果有影响。在测定中应注意，标本不能溶血，应及时分离血清；所有试管等用具都应避免铁污染。

(2)红菲绕啉比色法：操作简便，除可手工操作外，也适用于各种全自动化生化分析仪。

(二)血清锌的测定

1. 方法概述

锌是重要的营养素，是人体主要的微量元素。血清锌的测定方法有吡啶偶氮酚比色法、荧光光度法、原子吸收法等。

2. 吡啶偶氮酚比色法测定原理

先用三氯乙酸等沉淀剂去除血清中的蛋白质，血清中高价铁离子及铜离子被维生素 C 还原为低价，Fe^{2+}、Cu^{2+} 和 Zn^{2+} 均能同氰化物生成稳定的复合物。但水合氯醛可选择性地释放锌，使锌与 2-[(5-溴-2-吡啶)-偶氮]-5-二乙基氨基苯酚(5-Br-PADAP)发生反应生成红色复合物，在 550 nm 处测定其吸光度，与同样处理的标准品比较，即可求得血清锌含量。

$$Zn^{2+} + C_{15}H_{17}BrN_4O \longrightarrow \text{红色复合物}$$

3. 方法学评价

5-Br-PADAP 可与多种离子(如 Fe^{3+}、Cu^{2+} 等)发生灵敏的显色反应，用其作为显色剂测定血清锌时特异性不佳。可用维生素 C 还原，KCN 掩蔽干扰离子，再用水合氯醛释放Zn^{2+}；也可用枸橼酸钠和偏磷酸钠掩蔽Fe^{3+}，以柳醛肟掩蔽Cu^{2+}。为使 Zn^{2+} 从血清蛋白质中游离出来，可使用三氯醋酸沉淀蛋白质或在酸性条件下加入非离子表面活性剂和酰胺类衍生物，如 $CO(NH_2)_2$ 等促进 Zn^{2+} 从血清蛋白质中解离而无须蛋白质沉淀。该反应在碱性条件(pH 8～9)时显色最佳。测定血清锌最好用空腹血，由于红细胞含锌比血浆高，因此在取血后应立即分离血浆。

（三）血清铜的测定

1. 方法概述

铜是含铜酶的重要成分，对细胞、神经和内分泌的功能起着重要作用。血清铜的测定方法主要有双环己酮草酰二腙比色法、原子吸收分光光度法等。

2. 双环己酮草酰二腙比色法测定原理

首先，在血清中加入稀盐酸，使血清中与蛋白质结合的铜游离出来；再用三氯醋酸沉淀蛋白质，滤液中的铜离子与双环己酮草酰二腙发生反应，生成稳定的蓝色化合物。其颜色深浅与血清铜浓度成正比，在 620 nm 处测定其吸光度，与同样处理的校准品比较，可求得血清铜含量。

$$Cu^{2+} + C_{14}H_{22}N_4O_2 \xrightarrow{H^+} \text{蓝色化合物}$$

3. 方法学评价

该法十分灵敏，特异性高，显色稳定，但试验中所用器材都要避免铜的污染，所有试剂要求高纯度，血清用量大且必须去除蛋白质，不易用于自动化分析。

小结与展望

● 化学法测定是在临床生化检验中应用较多的一类检测技术。利用物质的化学性质对其含量进行检测有助于了解在正常或疾病状况下，人体内各种物质含量的变化。

● 化学测定法具有操作简便，特异度、灵敏度及精密度高，易于自动化等特点。随着各种物质的检测方法在全自动生化分析仪上推广使用，化学测定法在临床上的应用日益广泛。

（李志勇　蔡韶滨　杨　华）

第六章　临床酶学检验的原理与方法

【教学目标与要求】

掌握：酶活性的国际单位定义；酶活性测定的连续监测法概念、计算和分类；酶活性测定的影响因素及最适条件的确定原则。

熟悉：血清酶变化的病理机制；酶动力学参数的含义；电泳法和免疫抑制法测定同工酶的原理。

了解：酶蛋白质量测定的优点；定时法测定临床常用诊断酶的原理和评价；同工酶的其他检测方法。

酶(enzyme)是由生物细胞产生的，对其特异底物起高效催化作用的蛋白质，是机体内催化各种代谢反应最主要的**生物催化剂**(biocatalyst)；其他生物催化剂还包括**核酶**(ribozyme)、**脱氧核酶**(deoxyribozyme)、**人工酶**(artificial enzyme)和**抗体酶**(abzyme)，在临床化学领域主要指化学本质属于蛋白质的酶。

临床酶学检验是通过测定体液中酶蛋白质量或酶的催化活性的定量技术。由于体液中酶蛋白含量极其微量，因此酶的催化活性测定相对容易，是酶浓度定量最常用的方法。本章主要讨论酶催化活性测定的基本原理及影响因素。

第一节　诊断酶学基础

自从1908年Wohlgemuth用**尿淀粉酶**(amylase，Amy)诊断急性胰腺炎以来，诊断酶学已有100多年的历史，大致分为3个阶段：

(1)第一阶段：利用化学和有机化学的反应原理测定酶促反应产物生成量或底物消耗量，即用定时法测定**脂肪酶**(lipase，LPS)、**碱性磷酸酶**(alkaline phosphatase，ALP)、**酸性磷酸酶**(acid phosphatase，ACP)等少数几个酶。

(2)第二阶段：20世纪50年代，Karmen、La Due、Wroblewski等建立了连续监测法，可测定**乳酸脱氢酶**(lactate dehydrogenase，LD)，结合酶偶联技术可以测定**丙氨酸转移酶**(alanine aminotransferase，ALT)、**天冬氨酸转移酶**(asparatate aminotransferase，AST)、**肌酸激酶**(creatine kinase，CK)等。它们在肝胆疾病、心脏疾病的诊断价值得到了临床医生的重视，到70年代就建立了逾百种酶活性的测定方法，是诊断酶学发展的黄金时期。

(3)第三阶段：1980年以来，同工酶及亚型的检测提高了疾病诊断的敏感性和特异性，且利用免疫学技术测定酶蛋白质量，如同工酶、酶原、肿瘤标志酶等，诊断酶学得到了进一步发展。

体液酶含量的测定以血清酶为主，尿液、脑脊液、胸腹水中酶含量的测定也有其特定的临床价值，其测定方法与血清酶的测定基本相同。

一、血清酶的来源与去路

（一）血清酶的来源

除凝血酶和纤溶酶外，血清酶与血浆酶基本一致。根据酶的来源及其在血浆中发挥催化功能的情况，可将血浆酶分成血浆固有酶和非血浆固有酶两大类。

1. 血浆固有酶

生理情况下在血浆中发挥特定的催化功能的即血浆固有酶，是血浆固有的成分，也称血浆特异酶，如凝血酶原、纤溶酶原、**脂蛋白脂肪酶**(lipoprotein lipase，LPL)、**卵磷脂胆固醇脂酰转移酶**(lecithin-cholesterol acyltransferase，LCAT)、**胆碱酯酶**(cholin esterase，ChE)、**血浆铜蓝蛋白**(ceruloplasmin，Cp)等，它们大多数由肝脏合成，血浆内含量相对较高，发挥一定的生理功能。当肝脏合成功能减退时，酶含量就会降低，如血清胆碱酯酶测定是反映肝脏合成功能的指标之一。

2. 非血浆固有酶

非血浆固有酶在生理情况下只有细胞更新时少量释放入血，在血浆中含量很低，无特殊生理功能；但在病理情况下，可大量释放入血而作为诊断酶。根据来源方式可分为：

(1)外分泌酶：来源于外分泌腺的酶，如胰(唾液腺)淀粉酶、胰脂肪酶、胃(胰)蛋白酶、前列腺酸性磷酸酶等。它们在血液中的含量与相应分泌腺的功能有关。

(2)细胞内酶：在生理情况下存在于各组织细胞中参与物质代谢的酶类。这类酶种类繁多，大部分无器官专一性，称非器官特异酶；只有小部分来源于特定的组织，称器官特异酶。这类酶细胞内外浓度差异悬殊，故细胞损伤可导致血浆中浓度显著升高。尤其是肌肉、骨骼、心、肝、肾、红细胞等组织占人体比重大，细胞内酶的诊断灵敏度较高。

（二）血清酶的去路

在正常情况下，细胞内酶释放入血液后很快被清除，清除机制如下所示。

1. 肾小球滤过

从尿液中排出是小分子蛋白酶如淀粉酶的主要清除方式，如在急性胰腺炎后期，血液淀粉酶含量明显下降，而尿液淀粉酶含量则明显升高。

2. 网状内皮系统清除

现已证实，LD_5、CK-MM、**腺苷酸激酶**(adenylate kinase，AK)、AST、**苹果酸脱氢酶**(malate dehydrogenase，MD)、**醇脱氢酶**(alcohol dehydrogenase，AD)等由肝巨噬细胞(Kupffer cell，又称库普弗细胞、枯否细胞)受体介导的内吞作用所清除。非特异碱性磷酸酶由肝脏细胞膜表面的半乳糖特异受体所清除，清除速率很快，半衰期短。肝硬化患者因受体数量减少，清除速率减慢，故血清 ALP 可升高。肿瘤细胞产生的碱性磷酸酶按人名命名，如 Nagao、Regan、Kasahara 等，其多糖成分是唾液酸，不能被肝脏半乳糖特异受体所清除，在血液中可长期升高，常用作肝癌的肿瘤标志物。

3. 血管内失活或灭活

酶一旦离开其赖以生存的细胞内环境，环境不同、稀释作用、蛋白酶分解、解聚或聚合作用、抑制剂等都可使酶失活或灭活。

二、血清酶变化的病理机制

（一）酶合成异常

骨细胞增生、外分泌腺增生、肿瘤细胞增生都可使酶合成增加，引起血清酶含量升高。相反，若实质细胞数量减少、组织大面积坏死等，合成量减少可造成血清酶含量下降。因血清酶含量低，故多数情况下测定酶含量的升高更容易，也更有价值。

（二）细胞内酶的渗漏

细胞内酶释放入体液的程度依赖于细胞膜的完整性，任何造成 ATP 供应减少或消耗过多的因素，如缺氧、缺血、能量代谢障碍、氧化物质过多等，都可导致 ATP 缺乏，离子泵功能障碍，进而引起细胞肿胀；特别是钙离子内流，可进一步使膜空隙增大，最终导致细胞内酶外流。影响释放速度与程度的因素：①细胞内外酶浓度的梯度差；②酶的相对分子量；③酶在细胞内的定位和存在形式。一般来说，小分子胞浆中酶最先释放，其次是膜结合酶，而线粒体内酶则较迟释放。

（三）酶进入血液的方式

细胞中的酶可通过 3 种途径进入血液：①直接进入血液，速度最快，如血细胞和血管内皮细胞中的酶；②与组织间隙和血液直接相接触的脏器，如肝、脾，其细胞酶大部分直接入血，只有小部分进入组织间隙；③其他组织由于存在结构致密的毛细血管，所释放的酶大部分先进入组织液，之后除小部分通过毛细血管壁进入血液外，其余主要经淋巴系统进入血液，该途径进入血液中的酶增高幅度低且缓慢。

（四）其他

血管内的抑制作用、清除速度都会影响血清酶的含量。

三、目前常用的诊断酶和同工酶

1961 年，国际酶学委员会（Enzyme Committee，EC）根据酶所催化的反应类型和机理把酶分为六大类：氧化还原酶、转移酶、水解酶、裂解酶（或裂合酶）、异构酶、合成酶（或连接酶）。目前常用的诊断酶主要集中在前 3 类，见表 6-1。

表 6-1　目前常用的诊断酶

EC 编号	习惯用名	英语缩写	EC 编号	习惯用名	英语缩写
1.1.1.27	乳酸脱氢酶	LD	2.7.3.2	肌酸激酶	CK
1.1.1.37	苹果酸脱氢酶	MD	3.1.1.3	脂肪酶	LPS
1.1.1.41	异柠檬酸脱氢酶	ICD	3.1.1.8	胆碱酯酶	ChE
1.1.1.49	6-磷酸葡萄糖脱氢酶	G6PD	3.1.1.47	脂蛋白相关磷脂酶 A2	Lp-PLA2

续表

EC 编号	习惯用名	英语缩写	EC 编号	习惯用名	英语缩写
1.4.1.3	谷氨酸脱氢酶	GLD	3.1.3.1	碱性磷酸酶	ALP
1.4.3.4	单胺氧化酶	MAO	3.1.3.2	酸性磷酸酶	ACP
1.11.1.7	髓过氧化物酶	MPO	3.1.3.5	5′-核苷酸酶	5′-NT
2.1.3.3	鸟氨酸氨甲酰基转移酶	OCT	3.2.1.1	α-淀粉酶	AMS
2.3.2.2	γ-谷氨酰基转移酶	γ-GT/GGT	3.2.1.30	β-N-乙酰(基)-D氨基葡萄糖苷酶	NAG
2.4.1.1	糖原磷酸化酶	GP	3.2.1.51	α-L-岩藻糖苷酶	AFU
2.5.1.18	谷胱甘肽转移酶	GST	3.4.23.1	亮氨酸氨基肽酶	LAP
2.6.1.1	天冬氨酸转移酶	AST	3.5.4.4	腺苷脱氨酶	ADA
2.6.1.2	丙氨酸转移酶	ALT	4.1.2.13	果糖二磷酸醛缩酶	ALD

单个酶大多因缺乏特异性而诊断价值比较有限，若同时测定多个酶组成的"酶谱"，往往可以判断病变的部位、性质及严重程度，见表 6-2。

表 6-2 常用诊断酶、同工酶及酶谱的临床应用

疾病	诊断酶/酶谱	同工酶
肝实质细胞损伤	ALT、AST、ALT/AST、CHE	mAST
胆道淤积	ALP、GGT、5′-NT	
肝纤维化	甘氨酰脯氨酸二肽氨基肽酶(GPDA)、脯氨酸氨基肽酶、MAO	
肝癌	AFU、GGT	GGT_2、ALP_1
心肌损伤	CK、AST、HBDH、LD	CK-MB、LD_1
胰腺炎	AMY、LPS、弹力蛋白酶-1、磷脂酶 A_2	PAMY
骨骼肌疾病	CK、LD、AST、ALD	CK-MM、LD_5
前列腺癌	ACP	PACP
有机磷中毒	CHE	
结核性胸腹水	ADA	

第二节 酶蛋白质量的测定

酶的化学本质是蛋白质，酶蛋白质量的测定原理就是利用酶蛋白的抗原性制备特异性抗体，然后用免疫学方法直接测定酶蛋白的浓度，一般以 mg/L 来表示。目前临床测定的酶有**神经元特异性烯醇化酶**(neuron-specific enolase，NSE)、**前列腺酸性磷酸酶**(prostatic acid phosphatase，PAP)、**肌酸激酶同工酶** MB(creatine kinase MB，CK-MB)、**胃蛋白**

酶原(pepsinogen)等。

一、免疫学方法测定酶蛋白质量的原理

一个定量免疫学方法的建立包括3个步骤:酶抗原的提取和纯化、抗体的制备、抗体的标记和检测。获得高纯度的酶抗原是本法的关键。抗体的制备方法与其他蛋白质类似,根据标记物不同,如免疫荧光、化学发光等采用不同检测器,详见免疫学检验技术,以下简单讨论酶抗原提取的注意事项。

直接取材于动物组织、细菌的天然酶的含量较低,提取纯化过程步骤烦琐。随着分子生物学技术的发展,酶抗原的选材多采用基因重组技术生产的酶(克隆酶)或对酶基因进行修饰产生的突变酶。为了真实反映临床病理情况,有时还需要严格防止酶的变性失活。常用的手段包括低温、减少泡沫形成、防止聚合、添加金属螯合剂,有时需添加蛋白酶抑制剂和巯基保护剂。与普通蛋白质的纯化手段相比,分段盐析、等电点沉淀、有机溶剂分级、选择性热变性等手段更为常用。为保证方法的特异性,抗原对纯度的要求极高,纯化手段还需结合超离心、层析、凝胶过滤、高效液相色谱、制备电泳等技术,甚至可将酶溶液进行结晶,并用等电聚焦电泳进行鉴定。

获得抗原后可以制备单克隆抗体,再用不同的标记物通过免疫荧光或化学发光技术实现定量,也可以制备酶蛋白质量的标准品。

二、评价

使用免疫学方法测定酶蛋白质量浓度与测定酶催化活性相比,前者可以看作绝对定量技术,而后者只是相对定量技术,在一定条件下酶催化活性与酶含量成正比。

(1)酶催化活性测定影响因素多,受测定方法、反应条件等很多因素的影响,而免疫化学法测定酶蛋白量与酶的催化活性无关。

(2)灵敏度高,检测限达到 ng/L 至 μg/L 的水平。

(3)特异性高,几乎不受体液中激活剂、抑制剂的影响,不受药物的干扰。

(4)可测定无活性的酶,如酶原或脱辅基的酶蛋白或失活的酶蛋白。

(5)联合酶活性测定,计算比活性,可能提供新的临床信息。

(6)酶在组织中含量低,稳定性差,纯化困难,制备高效价的酶抗体非常困难,建立免疫学方法的周期长、成本高,目前难以普及。

第三节　酶催化活性测定的基本原理

酶具有高效催化性,酶的催化活性用酶促反应的速度来表示,反应速度(v)即单位时间(t)内的底物的消耗量[S]或产物的生成量[P]。

酶催化活性即反应速度,是指一定时间内转化底物的能力,依据时间单位和底物量单位的不同,表示方法有:①惯用单位是以方法提出者的姓氏来命名的,提出各自的时间单位和产物(或底物)量的单位;②为避免单位混乱,1963 年国际生化协会酶学委员会提出"国际单位"的定义。**国际单位**(international unit,IU)是指在特定条件下,将1 min内能

转化1 μmol底物的酶量定为一个国际单位(μmol/min),并未规定其他条件如温度、底物浓度等,故省略"国际"二字(简写由 IU 改为 U);③1979 年国际生化协会为了使酶活性单位与国际单位 SI 制相一致,提出了 katal 单位,是指在特定条件下,每秒钟转化1 mol底物(mol/s)的酶量。国际单位和 katal 单位的关系如式(6-1)所示。

$$v=\frac{-\mathrm{d}[S]}{\mathrm{d}t}=\frac{\mathrm{d}[P]}{\mathrm{d}t} \tag{6-1}$$

$$1\ \mathrm{U}=1\ \mu\mathrm{mol/min}=1\times10^{-6}\ \mathrm{mol}/(60\ \mathrm{s})=16.67\ \mathrm{nkatal}$$

酶活性单位目前以国际单位使用最广泛,酶活性浓度通常用 U/L 表示。酶催化活性浓度测定的实质就是测定酶促反应的速度。为了测定底物(产物)的变化量,按照仪器工作原理不同分为分光光度法、浊度法、荧光法、放射性核素法、电位滴定法、电极法、量气法等,其中以分光光度法最为常用。按监测速度类型不同,分为定时法和连续监测法。

一、定时法测定酶活性

(一)概念

定时法(fixed time assay)是将酶与底物在特定条件(缓冲液、温度等)下孵育,酶促反应开始进行,经过一定时间后,用终止液终止反应,此时酶促反应已经停止,底物和产物不再变化,通过化学或生物化学的方法测出底物或产物的总变化量,除以时间(min)即可计算出底物消耗速度($-\mathrm{d}[S]/t$)或产物生成速度($\mathrm{d}[P]/t$),将速度换算为 μmol/min 便是以国际单位表示的酶活性。

(二)计算

假设某一样品中的酶活性为 X(U/L),取样品量 V_s(mL)与底物缓冲液 V_r(mL)孵育,t(min)后加入终止液 V_e(mL),检测到产物净吸光度增加为 A,按照式(6-2)计算,该产物的摩尔消光系数 ε 可通过标准品测得,比色皿光径为 b(cm)。

$$A=\varepsilon bc;c=\frac{A}{\varepsilon b};[P]=c\times V_t;V_t=V_s+V_r+V_e \tag{6-2}$$

式中,c 为产物浓度,V_t 为反应总体积,[P]为产物的总变化量。

产物生成速度 v 按照式(6-3)计算。

$$v=\mathrm{d}[P]/t=\frac{[P]}{t}=\frac{\frac{A}{\varepsilon b}\times10^{6}\times V_t\times10^{-3}}{t}(\mu\mathrm{mol/min}) \tag{6-3}$$

样品中酶活性 X 单位也可按式(6-4)表示。

$$v=V_s\times10^{-3}\times X(\mathrm{U/L})=V_s\times10^{-3}\times X(\mu\mathrm{mol/min}) \tag{6-4}$$

将式(6-3)和式(6-4)合并,设 $A/t=\Delta A/t$,可得式(6-5)。

$$x=\frac{A\times10^{6}}{t\varepsilon b}\times\frac{V_t}{V_s}=\frac{\Delta A/t\times10^{6}}{\varepsilon b}\times\frac{V_t}{V_s} \tag{6-5}$$

(三)定时法测定酶活性的原理

早期的酶活性测定方法都采用定时法,定时法的特点是加入终止液,终止反应后再加入显色剂检测产物(或底物),此时酶促反应已经终止,显色剂与酶促反应无关,显色剂的选用不受限制,甚至可使用强酸或强碱试剂(表 6-3)。

表 6-3　定时法测定酶活性的原理

测定酶	产物/底物	反应原理
ALT/AST、LD	α-酮酸	α-酮酸与2,4-二硝基苯肼在酸性环境下生成2,4-二硝基苯腙化合物,后者在碱性环境中呈棕红色
ALP/ACP、5′NT	无机磷	无机磷与钼酸铵在酸性环境下生成钼蓝
ALP/ACP	苯酚	酚与4-氨基比林、铁氰化钾生成醌衍生物
CK、GGT	萘胺	萘胺与重氮试剂反应生成偶氮化合物
ADA	氨	波氏反应
AMS	淀粉	碘遇直链淀粉生成蓝色化合物
LD、MD、G6PD、GLD	NADH	还原四氮唑盐为不溶性染料

二、连续监测法测定酶活性

(一)概念

连续监测法(continuous monitoring assay)是将酶与底物在特定条件(缓冲液、温度等)下孵育,每隔一定时间(2～60 s)连续测定酶促反应过程中某一底物或产物的特征信号的变化,从而计算出每分钟的信号变化速率。连续监测法是在多个时间点连续测定产物生成量或底物消耗量,选取线性期的速率来计算酶活性,又称速率法。

(二)计算

假设某一样品的酶活性为 X(U/L),取样品量 V_s(mL)与底物缓冲液 V_r(mL)孵育,延滞期为 t_0(min),测定间隔时间为 t_1(min),读数次数为 n,每间隔时间吸光度变化平均值为 A_1,该产物的摩尔消光系数为 ε,比色皿光径为 b(cm)。反应速度分别用产物的生成速度和样品中酶的催化能力来表示,见式(6-6)和式(6-7)。

$$v=\mathrm{d}[\mathrm{P}]/t=\frac{\dfrac{A_1\times n}{\varepsilon b}\times 10^6\times(V_s+V_r)\times 10^{-3}}{t_1\times n}(\mu\mathrm{mol/min}) \tag{6-6}$$

$$v=V_s\times 10^{-3}\times X(\mathrm{U/L})=V_s\times 10^{-3}\times X(\mu\mathrm{mol/min}) \tag{6-7}$$

将式(6-6)和式(6-7)合并,$V_t=V_s+V_r$,$A_1/t_1=\Delta A/t$,可得到式(6-8)和式(6-9)。

$$X=\frac{\Delta A/t\times 10^6}{\varepsilon b}\times\frac{V_t}{V_s} \tag{6-8}$$

$$K=\frac{10^6}{\varepsilon b}\times\frac{V_t}{V_s};X=\Delta A/t\times K \tag{6-9}$$

式(6-9)就是自动生化分析仪测定酶活性时设定 K 值的计算公式。式(6-8)与式(6-5)完全一致,说明定时法和连续监测法的区别在于测定速度的方式不同而已。

连续监测法根据连续测得的数据,只选择线性期的变化速率用于计算酶活力。而定时法测得的酶活性是酶促反应整个过程中的平均速度,有可能包括延滞期和非线性期。由于酶活性只与线性期的反应速度成正比,因此连续监测法测定酶活性比定时法更准确。因为延滞期、非线性期的速率低于线性期,所以定时法测得的平均速度一定低于线性期的速度，测定结果往往偏低。自动生化分析仪能自动获取规定时间内的信号，自动判断非线性度(NL)，连续监测法尤其适合在自动化分析仪上使用。

定时法的主要优点是设备简单，操作方便，检测过程中无需恒温设备，用分光光度计即可测定，也不用考虑显色剂对酶活性的影响，是早期测定酶活性浓度的常用方法。定时法的主要缺点是难以确定选定的反应时间是否处于线性期。在实际工作中，延滞期很难确定，而且一般很短，对酶活性测定产生的影响不大。但非线性期的影响不容忽视，随着保温时间的延续，酶变性失活加速，逆反应加强，对活性测定产生的影响会非常明显。

连续监测法对仪器要求较高，需要恒温装置和连续读数装置。定时法使用一般的分光光度计就能满足要求。随着自动化分析仪的普及，定时法逐渐被连续监测法取代。

(三)连续监测法测定酶活性的原理

连续监测法的特点是在整个反应过程中没有终止反应，酶促反应一直进行着，一边反应一边监测，即使添加某个显色剂也不会影响原来的反应体系，所以方法设计较困难，实现连续监测的原理如下所示。

1. 以人工合成色素原作为底物

一些水解酶类或转移酶类经过酶促反应将化合物中的某一基团水解或移去，释放出色素，使无颜色的底物转变为有颜色的产物。这类底物称为色素原底物，需要人工合成，故也称为人工合成色素原底物，利用这类底物测定的酶见表 6-4。

表 6-4 人工合成色素原底物与待测酶

人工合成色素原底物	待测酶	产物的毫摩尔吸光系数
4-硝基磷酸酚钠盐(PNPP-Na2)	ALP	4-硝基酚 PNP(405 nm)18.5
3-羧基-γ-L-谷氨酰对硝基苯胺	GGT	5-氨基-2-硝基苯甲酸(405 nm)9.87，pH 为 8.10
2-氯-硝基苯-α-半乳糖-麦芽糖苷	淀粉酶(Amy，Ams)	2-氯酚 2-CP(405 nm，pH 6.0)6.1
2-氯-硝基苯-α-岩藻糖苷	α-岩藻糖苷酶(AFU)	2-CP(405 nm，pH 6.5)6.2
甘氨酰脯氨酰-对硝基苯胺-对甲苯磺酸	甘氨酰脯氨酸二肽氨基肽酶(GPDA)	对硝基苯胺 4NA(405 nm)9.88

2. 连续监测 NAD(P)H 的变化

NAD(P)H 在 340 nm 处有特异吸收峰，而 $NAD(P)^+$ 只在 260 nm 处有明显的吸收峰，340 nm 吸光度变化速率主要反映了 NAD(P)H 的生成或消耗速度。因此，可直接测定氧化还原酶，如 LD、G6PD、α-羟丁酸脱氢酶(HBD)、醇脱氢酶(AD)、山梨醇脱氢酶(SD)、谷氨酸脱氢酶(GLD)等；也可利用酶偶联反应，以氧化还原酶做指示反应间接测定酶活性，如 ALT、AST、CK、腺苷脱氨酶(adenosine deaminase，ADA)等，见表 6-5。

表 6-5 用酶偶联方法来测定的酶

待测酶	测定方法	辅助酶	指示酶
丙氨酸氨基转移酶	IFCC 推荐法	无	LD
天冬氨酸氨基转移酶	IFCC 推荐法	LD	MD

续表

待测酶	测定方法	辅助酶	指示酶
肌酸激酶	IFCC 推荐法	HK	G6PD
腺苷脱氨酶	GLD 偶联法	无	GLD
5′-核苷酸酶	5′-AMP 做底物 ADA-GLD 法	腺苷脱氨酶(ADA)	GLD
淀粉酶	EPS 底物法	无	多功能 α-葡萄糖苷酶
脂肪酶	GK-GPO-POD 法	GK、GPO、共脂肪酶	POD
5′-核苷酸酶	5′-IMP 做底物 NP-XOD-POD 法	核苷磷酸化酶(NP) 黄嘌呤氧化酶(XOD)	POD

注:LD 并不是真正意义上的辅助酶;POD 为过氧化物酶(peroxidase)。

3. 连续监测 Trinder 反应的产物

$$2H_2O_2 + 4\text{-AAP} + \text{酚} \xrightarrow{\text{POD}} 2H_2O + \text{胺(色)}$$

醌亚胺的最大吸收峰在 500～520 nm。这一反应最初由 Trinder 在 1969 年提出,故称为 Trinder 反应。后来用 4-氯酚、2,4-二氯酚、2-羟-3,5-二氯苯磺酸(DHBS)、邻联甲苯胺(OT)、联苯胺(DAB)、邻联茴香胺(ODA)和 3,3′,5,5′-四甲基联苯胺(TMB)等酚或苯胺的衍生物替代苯酚,均显著提高了方法的灵敏度与呈色的稳定性。近年来已有脂肪酶、5′-核苷酸酶利用 Trinder 反应做指示反应的连续检测法,见表 6-5。

4. 特殊反应类型的连续监测

可在试剂中加入与酶促反应无关的试剂,与酶促反应的某一产物反应生成有特征性的化合物来实现连续监测。例如,胆碱酯酶催化酰基硫代胆碱类底物后,生成的硫代胆碱(SCh)与试剂中 5,5′-二硫代-双(2-硝基苯甲酸)(DTNB)反应,生成黄色阴离子 5-巯基-2-硝基苯甲酸(5-TNBA)。DTNB 对酶促反应无明显影响,在反应一开始就加入试剂中。酰基硫代胆碱虽然也是人工合成底物,但不是色素原底物,其产物本身无色,需与 DTNB 反应后呈色。

酸性磷酸酶测定:使用 α-萘酚磷酸盐作底物,经酸性磷酸酶水解后释放萘酚,与试剂中的固红 TR 发生偶氮反应,生成黄色化合物。

脂肪酶测定:在碱性环境中,1,2-二月桂基-rac-丙三氧基-3-戊二酸试灵酯在 LPS 和辅脂肪酶作用下水解生成 1,2-O-二月桂基甘油和戊二酸-6′-甲基试卤灵。后者不稳定,可自发分解生成戊二酸和甲基试卤灵。甲基试卤灵是蓝紫色的发光基团,在 577 nm 处有最大吸收峰,其吸光度的变化与 LPS 活性相关,连续监测其吸光度变化可定量测定 LPS 活性。

色素原底物的方法简单,多数不需要辅助酶,是较理想的检测方法。但因其不是天然底物,底物合成也比较困难,所以可测定的酶类比较有限,目前仅限于测定水解酶类和个别转移酶。NAD(P)H 的连续监测法除可直接测定氧化还原酶类外,通过酶偶联反应,也可以测定转移酶、水解酶等,是目前最常用的测定原理。而以 Trinder 反应作为指示反应以往主要用在酶法分析测定代谢物,近几年也陆续应用到酶活性的测定上。

第四节　酶活性测定的影响因素与最适条件的确定

一、酶促反应动力学

酶促反应动力学主要研究各种因素对反应速度的影响。

(一)酶促反应方程

酶(E)与底物(substrate,S)先形成不稳定的酶-底物中间络合物(ES),再生成产物(product,P),单底物酶促反应如下所示。

$$S + E \rightarrow ES \rightarrow E + P$$

1913 年,Leonor Michaelis 和 Maud Menten 根据中间产物学说推导能够表示底物浓度和反应速度关系的公式,称为米氏(米-曼氏)方程式,见式(6-10)。

$$v = \frac{v_{max}[S]}{K_m + [S]} \tag{6-10}$$

(二)酶促反应进程

一个典型的酶促反应过程一般包括 3 个阶段:延滞期(lag phase)、线性期(linear phase)和非线性期(nonlinear phase)。图 6-1 中三条曲线分别是:[P]变化量对时间(t)作图;[S]变化量对时间(t)作图;[P]或[S]变化曲线的斜率就代表酶促反应的速率,见图中 $v = \frac{d[P]}{dt}$ 曲线,即酶促反应时间进程的三个阶段。

(1)延滞期:酶促反应开始至达到最大反应速度所需要的时间,包括酶催化位点的暴露、底物解离后与酶结合位点的结合、酶与辅酶的结合、酶的激活等。

(2)线性期:酶促反应速度保持恒定的时期,不受底物浓度的影响。主要意义是 ES 络合物始终保持最大,形成速度与解离速度达到平衡。此段时间的反应速度就是通常所说的初速度。

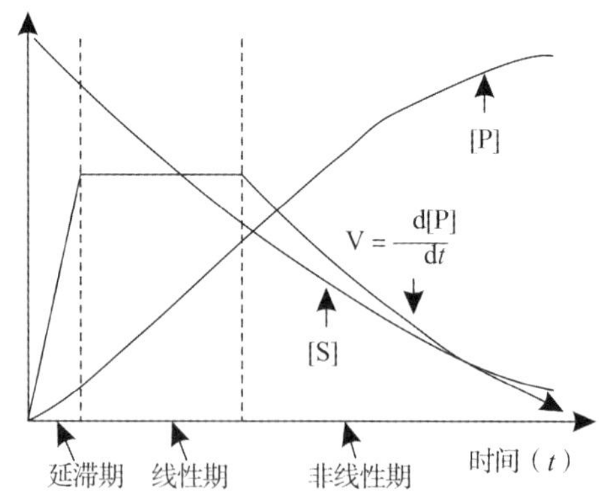

图 6-1　酶促反应时间进程曲线

当$[S] \gg K_m$,代入米氏方程,得 $v = V_{max} = [S]_0 V_{max}$,该反应阶段称为零级反应期,与底物浓度无关。因底物消耗量或产物生成量与时间呈线性关系,反应速度恒定不变,故又称线性反应期。根据米氏方程推导过程可知，只有线性期的反应速度与酶量成正比。

(3)非线性期：随着反应时间的延长，底物消耗越来越明显，酶促反应速度明显下降，偏离线性而进入非线性期。可逆反应增强、产物抑制增加、酶变性失活增加、酶聚合或解离增加都可促使进入非线性期。因产物[P]与时间 t 不成线性关系，故酶促反应速率不再与酶活力成正比。

(三)酶动力学参数

1. 反应速度

酶促反应速度一般在规定的反应条件下，用单位时间(t)内底物的消耗量和产物的生成量来表示：$v=\mathrm{d}[P]/\mathrm{d}t=-\mathrm{d}[S]/\mathrm{d}t$。

(1)**初速度**(initial velocity)：在反应最初阶段底物的消耗量很小(一般在5%以内)时的反应速度，用 v_0 来表示。含义是在整个反应过程中，对时间变量而言反应速度最大的时间段。

(2)**最大反应速度**(maximum velocity)：当酶的结合位点与底物结合饱和时的反应速度，通常用 v 或 v_{max} 来表示。含义是对底物浓度变量而言，底物足够时酶促反应速度最大。当$[S]\gg K_m$ 时，由米氏方程式推导得：$v=K_p[E]$(式中 K_p 为 ES 的解离常数)，即酶促反应的 v 与酶量[E]成正比，它是酶活性测定的理论基础。在实际工作中，受溶解度和价格等因素影响，一般选择[S]为 10～20 倍的 K_m。

2. 米氏常数

米氏常数(Michaelis constant，K_m)指酶促反应速度为最大反应速度一半时的底物浓度，是反映酶和底物亲和力的指标，单位同底物浓度。如果选定底物浓度$[S]=9K_m$，代入米氏方程，得出 $v=90\%v_{max}$。

(四)酶偶联反应

酶偶联反应的反应模式如下所示。

$$A \xrightarrow{E_x} B \xrightarrow{E_a} C \xrightarrow{E_i} D$$

E_x 是待测酶，E_a 是辅助酶，E_i 是指示酶。辅助酶可以一个或多个，也可以不用辅助酶。

IFCC 推荐法测定 ALT 的反应进程(图 6-2)包括：

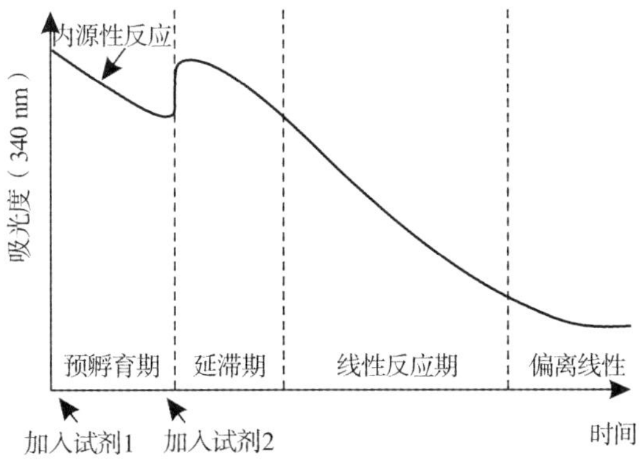

图 6-2　IFCC 推荐法测定 ALT 的时间进程曲线

1. 预孵育期

预孵育期是指待测酶的酶促反应还没有开始，可以是部分试剂与内源性丙酮酸反应，或者脱辅基酶与辅基孵育的过程。

2. 延滞期

反应开始后，待测酶 E_x 经过一个短暂的延滞期，开始生成中间产物 B(丙酮酸)，随着 B 的增加，E_i 反应速度开始增加，要达到 E_x 的反应速度需要延滞期，延滞期是待测酶、指示酶的延滞期之和；若需要辅助酶反应 E_a，同样需要中间产物 C 的堆积过程才最后启动指示反应 E_i。延滞期是待测酶、辅助酶、指示酶的延滞期之和。所以，辅助酶越多，延滞期越长。辅助酶和指示酶相对于待测酶而言用量很大，辅助酶的有效反应速度$[v_a]_{eff}=K[B]$，指示酶有效反应速度$[v_i]_{eff}=K[C]$，都遵循一级反应动力学，而待测酶应遵循零级反应动力学。

3. 线性期

一旦辅助酶和指示酶的反应速度达到待测酶的反应速度(但永远不可能超过待测酶的反应速度)即进入动力学的线性期，并会维持一定时间。此时，$v_x=[v_a]_{eff}=[v_i]_{eff}$。通过监测产物 D 的生成速度或中间产物 C 的消耗速度(即$[v_i]_{eff}$)来反映 v_x，求出待测酶的酶活性，这就是酶偶联法测定酶活性的理论基础。

4. 非线性期

待测酶反应速度随底物的消耗而减小，B、C 生成速度随之下降，或其他辅助酶或指示酶的底物不足，是导致进入非线性期的主要原因。

二、酶活性测定方法的选择

酶活性测定是相对定量法，各实验室若选择的方法不同，测定结果势必会有明显差异。测定方法的选择原则如下。

(一)定时法和连续监测法

连续监测法可以选择线性期的反应速度来计算酶活性，测定结果更可靠，而且一般无须做样品空白，干扰相对较小，是首选的方法，定时法已基本淘汰。

(二)正向反应与逆向反应

对于选择正向反应还是逆向反应，原则上选择对底物亲和力大、酶促反应速度快的方向。当然，还应考虑内源性干扰、底物来源、价格、稳定性等诸多因素。例如肌酸激酶测定，以磷酸肌酸为底物的逆向反应是正向反应的 6 倍，而且不受 ATP 酶、内源性丙酮酸干扰，所以不采用正向反应。

(三)检测底物或检测产物

原则上应选择测定产物的生成量而不是底物的消耗量。因为产物量的变化是从无到多，而底物是从多到少。例如淀粉酶的碘淀粉比色法，受光度计量程和溶解度的影响，底物浓度严重不足，无法满足最大反应速度的要求，测定底物消耗量误差大，检测范围窄。

(四)底物启动模式与样品启动模式

底物启动模式是指样品先与部分试剂(缺乏某个底物)预孵育一定时间，部分消除某些内源性、外源性干扰物以及杂酶的副反应，然后加入底物，启动待测酶的酶促反应。而样品启动模式是指反应所需的试剂先混合在一起，然后加入样品，依靠样品中的待测酶来启动酶促反应，只在延滞期去除部分干扰物，抗干扰能力较差，所以优先选择双试剂型的底物启动模式。

三、最适条件的确定原则

IFCC 和我国的专业学会先后提出了酶活性测定的推荐方法，提高了测定结果的一致性，为血清酶测定的标准化打下了良好的基础。但酶活性测定影响因素多，即使方法相同，若测定条件不同甚至试剂来源不同，测定结果也明显不同。按最适条件原则确定反应条件可以最大限度地缩小测定差异。

所谓**最适条件**(optimum condition)，是指能满足酶发挥最大催化效率所需的条件，包括：①合适的底物和最适底物浓度；②理想的缓冲液种类和最适离子强度；③反应液的最适 pH；④最适反应温度；⑤合适的辅因子、激活剂浓度；⑥酶偶联反应合适的指示酶和辅助酶的用量；⑦合理的测定时间，延滞期尽量短并有足够的线性期；⑧合适的样品与反应试剂的比例；⑨足够的检测范围；⑩尽量去除各种抑制剂等。

（一）底物种类和浓度

1. 底物种类的选择

不同酶对底物的专一性有很大的区别。ALT 对底物有立体结构选择性，只能催化 *L*-丙氨酸；若选择 *DL*-丙氨酸，要达到同样的反应速度则需 2 倍于 *L*-丙氨酸的用量。底物种类选择的原则：

(1)选择 K_m 最小的底物，最好是酶的天然底物，要使酶达到同样反应速度的底物用量最少。

(2)要有足够的溶解度，如 GGT 测定，过去用 γ-*L*-谷氨酰对硝基苯胺作底物，由于它溶解度差而被 γ-*L*-谷氨酰-3-羧基对硝基苯胺所取代。

(3)酶对底物特异性高。

(4)底物稳定性好。

(5)较高临床价值的底物，如临床上测定酸性磷酸酶的主要目的是诊断前列腺癌，所选的底物应对前列腺酸性磷酸酶同工酶有较高的特异性。

2. 底物浓度的确定

(1)单底物酶促反应：根据米氏方程，若[S]＝10K_m，则反应速度达到最大反应速度的 90.9%；若[S]＝20K_m，则反应速度达到最大反应速度的 95.2%；只有当[S]无穷大时，反应速度才达到最大反应速度，这在实际工作中是不可能实现的。因此，底物浓度的确定原则是选择[S]＝10K_m～20K_m，此时反应速度基本达到最大反应速度，测定的误差较小。

(2)双底物酶促反应：双底物酶促反应动力学可分为乒乓机制、序列有序机制和序列随机机制。例如，ALT 催化反应遵循乒乓机制，其动力学方程见式(6-11)。

$$v=\frac{v_{max}\times[S_1][S_2]}{[S_1][S_2]+K_{1m}[S_2]+K_{2m}[S_1]} \tag{6-11}$$

从文献可查得：ALT 对丙氨酸 K_{1m} = 21.9 mmol/L，对 α-酮戊二酸 K_{1m} =

0.67 mmol/L,改良赖氏法[S_1]=200 mmol/L,[S_2]=2.0 mmol/L,反应速度只达到65.2%v_{max};而 IFCC 推荐法[S_1]=500 mmol/L,[S_2]=15.0 mmol/L,反应速度可达到91.9%v_{max}。

(二)缓冲液种类及 pH 和离子强度

1. 缓冲液种类

缓冲液对酶活性的影响可分为活性、惰性和抑制缓冲液三大类,缓冲液种类的选择原则是尽量使用活性缓冲液,而且其 pK_a 与测定 pH 比较接近。缓冲液种类与酶的稳定性密切相关,在酶偶联法中辅助酶和指示酶的稳定性尤其重要。理想的缓冲液应具备以下条件:①有足够的缓冲容量;②纯度高,不含有抑制酶活性的杂质;③温度依赖性小;④对酶活性表达有促进作用则更好;⑤对酶有稳定作用。

2. 最适 pH

在一系列不同 pH 的反应体系中,酶促反应速度达到最大时的 pH 称为最适 pH。最适 pH 并非酶的特征性常数,易受多种因素影响而改变,如缓冲液种类、底物浓度、反应温度、样品与反应试剂的比例、各种防腐剂和其他添加剂等。

3. 离子强度

离子强度也影响着酶的活性,一般选择与生理环境的体液比较接近的离子强度。Allert曾拟定了一种作用模式,结论是离子强度越高,电解质干扰酶和底物结合,酶活性将逐步下降。但离子强度过低也会抑制酶活性,可能与酶的稳定性有关。IFCC 推荐法测定 ALP、GGT 时缓冲液的离子强度很高,因为既是缓冲液又可看作底物,与一般缓冲液性质不同。

(三)温度

温度越高,反应活化能越大,酶与底物结合的机会越多,反应速度越快。但是,温度越高,酶的变性失活也会增加,而不同酶的最适温度往往不同。为便于临床实验室操作,现在已统一规定为 37℃。

(四)辅助因子和激活剂

1. 辅助因子

根据酶催化反应最适条件的要求,原则上在酶测定体系中应加入一定量的辅助因子,包括辅酶和辅基。例如 ALT 测定,IFCC 推荐法选择添加磷酸吡哆醛,脱辅基酶蛋白与辅基孵育一段时间后酶活性才会恢复。辅酶尽管不同于酶的底物,但在作用方式上和底物类似,在酶反应过程中与酶结合、分离及反复循环,辅酶用量的确定可将它们按底物处理。

2. 激活剂

激活剂多数是金属离子,可以是酶的活性中心,也可以通过其他机制激活酶的活性,如 Mg^{2+}、Zn^{2+}、Mn^{2+}、Ca^{2+}、Cl^- 等。重金属离子大多是酶的变性剂,在酶测定体系中经常加入 EDTA,目的是螯合重金属离子。

(五)抑制剂

酶活性测定过程中最常见的抑制剂有产物的抑制,以及分析器材或试剂中的重金属或体液中的药物等造成的抑制。去除抑制剂的措施:选用高纯度的原料、高纯净水,器材干净，在反应液中加入金属螯合剂，甚至可以引入一个副反应来去除产物的抑制作用等。

（六）酶偶联法中的辅助酶和指示酶

1. 指示酶与辅助酶的种类

指示酶和辅助酶选择的依据：①考虑特异性，尤其是指示酶，如果指示酶存在副反应，则测定结果假性偏高；②减少辅助酶数量就可以缩短延滞期；③所选用的指示酶和辅助酶应尽量选择 K_m 小的酶，可以缩短延滞期；④考虑指示酶和辅助酶的最适条件（尤其是最适 pH）尽量与测定酶接近，整个体系的测定条件必须优先考虑测定酶；⑤还需考虑价格、来源和纯度及酶的稳定性。来源不同的酶，K_m、耐热性有明显差别，甚至辅酶也不同，酶试剂的质量很大程度上取决于酶的来源。

2. 指示酶与辅助酶用量的确定

辅助酶或指示酶用量不足的后果是延滞期延长，待测酶的可测范围变窄，甚至丧失线性期。辅助酶或指示酶用量过大，则成本增加，杂酶的干扰程度增大。酶用量的确定一般可用反复试验法。

（七）延滞期与线性期的确定

1. 延滞期的确定

延滞期可以因酶在样品中所存在的介质不同而略有差别，原因可能是存在内源性干扰物，也可能存在一些抑制剂。延滞期的确定原则是多观察几例浓度不等、病理情况不同的标本，选择延滞期最长者作为确定值。

2. 线性期的确定

按我国对酶活性测定试剂盒性能标准的要求，线性期不低于2 min，非线性度不大于 10%。

（八）标本与试剂比例

样品量与反应液总量的比例同检测方法的灵敏度和检测上限有关，同测定误差也有关。根据酶活性计算公式，改变样品与反应液总量的比例就可以改变 K 值。按仪器噪声 0.001 计算，K 值不易过大。

值得注意的是，酶活性的发挥与基质有关，改变样品与反应液总量的比例，测定结果并不会成正比地改变，可能与激活剂、抑制剂、酶的解聚和聚合、酶的稳定性等因素有关。因此，样品与反应液总量的比例一旦选定，就不能随意更改。

（九）底物启动模式与样品启动模式

底物启动模式是指样品先与部分试剂（缺乏某个底物）预孵育一定时间，部分消除某些内源性、外源性干扰物以及杂酶的副反应，然后加入底物，启动待测酶的酶促反应。而样品启动模式是指反应所需的试剂先混合在一起，然后加入样品，依靠样品中的待测酶来启动酶促反应，只在延滞期去除部分干扰物，抗干扰能力差，所以优先选择双试剂型的底物启动模式。

（十）校准物

酶活性测定的计算是 K 值乘以通过连续监测所得的 $\Delta A/t$，见式(6-12)。

$$[\mathrm{E}] = \Delta A/t \times K \quad K = \frac{10^6}{\varepsilon b} \times \frac{v_t}{v_s} \tag{6-12}$$

酶催化活性是一种酶浓度相对定量的方法，与测定方法、测定条件、原料来源、仪器状态、分析参数、校准品等多种因素组成的测定系统有关。测定条件不同则结果不同，酶活性没有基准物质，即没有标准品，所以酶校准品有其局限性。

1. 校准 *K* 值

酶校准物(enzyme calibrator)和酶**参考物**(reference material)是用人血清或动物血清作介质，添加人源酶制品或基因工程的酶制品，与血清基质比较接近。自 1983 年 IFCC 发布 ALP 的参考方法以来，在 20 世纪 90 年代相继发布了 ALT、AST、LD、CK、GGT 的参考方法；于 2002 年对以上参考方法进行测定温度修订并配套酶参考品；2006 年又发布了 AMY 的参考方法和参考物；2011 年对 ALP 的试剂组成又做了修订。到目前为止，国际上已经有 ALT、AST、CK、LD、GGT、ALP、AMY 共 7 个 IFCC 推荐的参考方法和认可的 CRM 酶参考物。CRM 酶参考物仅适用于参考实验室使用的 IFCC 的参考方法，目前，临床实验室基本已采用 IFCC 推荐法试剂盒，试剂盒生产厂家应提供经溯源到参考系统的校准物质，临床实验室通过校准物定标得到 *K* 值，称为校准 *K* 值。

2. 实测 *K* 值

例如，对硝基酚、4-氯酚、对硝基苯胺等酶促反应产物有基准物质，通过测定一定浓度的标准品计算 *K* 值，实测仪器的摩尔吸光系数，此时的 *K* 值称为实测 *K* 值。产物 NAD(P)H的摩尔吸光系数可以用己糖激酶(HK)法测定葡萄糖标准来间接计算。但产物基准物质毕竟不是待测酶，故适用于无参考物质的情形。

3. 理论 *K* 值

若既无参考方法和参考物质，又无产物的基准物质，则可通过查阅文献将待测物的摩尔消光系数代入 *K* 值计算公式得出，称为理论 *K* 值。

为提高实验室之间的可比性，试剂供应商应尽量选择 IFCC 或中华医学会推荐方法，按最适条件生产试剂盒，并提供可溯源的酶类校准品。酶类校准物的定值必须由参考实验室将参考物质经逐级不间断地传递而得出；没有参考方法或参考物质的酶类项目，最好用产物标准品的实测 *K* 值来校准；若按理论 *K* 值计算，则应经常对仪器进行校准。

第五节　同工酶检测

同一种属中由不同基因或等位基因所编码的多肽链单体、纯聚体或杂化体，具有相同的催化作用，但其分子构成、空间构象、理化性质、生物学性质以及器官分布或细胞内定位不同的一组酶称为**同工酶**(isozyme)。“同工”指催化反应相同，造成化学组成不同的原因是在进化过程中基因发生变异，而其变异程度尚不足以形成一个新酶，这种酶的多种不同形式可以是肽链的不同聚合方式、乙酰化、脱酰胺、磷酸化、巯基氧化、糖侧链修饰、与其他蛋白质形成复合物等。某些同工酶从组织进入体液后在蛋白酶作用下降解成不同的亚型(isoform)，如 CK-MB 可分为 MB1 和 MB2 两个亚型。

同工酶的测定方法可分为直接法和间接法两类。直接法是指利用同工酶之间酶催化动力学性质或免疫原性的不同，同工酶各组分无须预先分离，直接测定某一种同工酶的方法，多采用化学抑制、免疫抑制、热变性等原理。间接法是依据同工酶之间理化性质(带电性、分子大小、糖链等)的不同,先用电泳、凝胶层析、亲和层析等方法将各种同工酶组分分开,再利用酶催化性质测定同工酶的活性。临床上常用的同工酶有 CK-MB、LD1、p-AMY、骨型 ALP、肝巨型 ALP 等。

一、电泳法

由于各型同工酶的一级结构或空间构象不同,形状也不同,因此其带电性质不同,在电场中的电泳迁移率不同,可先分离各型同工酶,然后利用酶催化性质选择合适的显色系统使区带呈色。同工酶的显色与一般蛋白质不同,需依赖其催化活性,因此,不能经过固定步骤,为了防止区带扩散,呈色产物最好非水溶性。常用的显色系统:

(1)重氮试剂染料:人工合成的萘酚或萘胺衍生物在酶促反应后产生的萘酚或萘胺与偶氮染料(如固蓝 B)可生成难溶于水的有色的重氮化合物,如 ALP、GGT 同工酶的测定。

(2)电子传递染料:脱氢酶反应或脱氢酶偶联的指示反应产生 NAD(P)H,其中 H^+ 经吩嗪二甲酯硫酸盐(PMS)传递,交给四氮唑盐生成不溶性有色的**甲臜**(formazan)化合物,如 LDH 同工酶测定。

电泳法的优点是选择合适的电泳条件可以获得同工酶谱的全貌,但其显色系统不可能是所有同工酶的最适条件,对各种同工酶不能均等体现,因此,这只是一种半定量的方法。电泳出现肝巨型 ALP 对原发性肝癌有一定诊断价值。另外,酶与体内的清蛋白、免疫球蛋白等复合物形成"矫作物"、酶的聚合形式等都使结果判定复杂化。临床实验室使用自动化电泳系统,有配套的商品试剂盒,有效改善了电泳法操作烦琐、重复性较差等缺点。

二、抑制法

抑制法分为免疫抑制法与化学抑制法两种,免疫抑制法的优点是抑制特异性高;缺点是需要制备抗体,测定成本高。免疫抑制法测定 CK-MB 同工酶的原理:CK 同工酶分 CK-MM、CK-MB、CK-BB 三种,试剂中含有抗 CK-M 亚基的抗体,与标本中的 CK-MM、CK-MB 结合,使 CK-MM 完全被抑制,CK-MB 则有 50% 被抑制,若不考虑 CK-BB 的含量,抑制后的酶活性的 2 倍就是原来 CK-MB 的酶活性。该法的缺点是巨型 CK 不被抑制,见图 6-3。

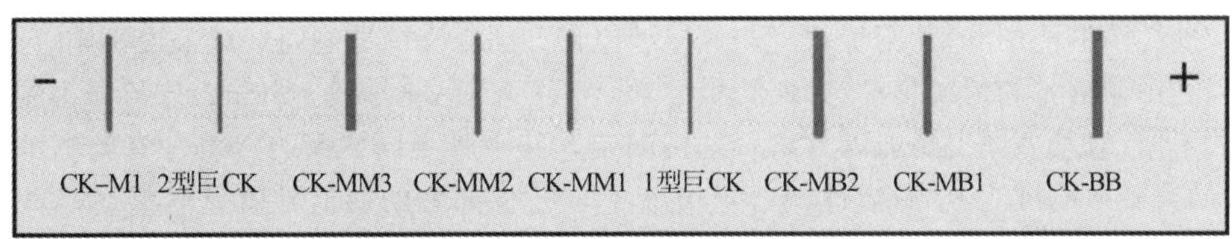

图 6-3 CK 同工酶、亚型及多种分子形式

化学抑制法是加入一定浓度的化学试剂选择性抑制某类同工酶,测定抑制前后的酶活性,间接计算出某同工酶的活性。化学抑制法往往存在待测同工酶同时被抑制或其他同工酶抑制不彻底的缺点。

M 亚基上有易被血浆中羧肽酶水解的 C 端赖氨酸残基,血清 CK-MM 同工酶存在 3 种亚型:CK-MM1 的 2 个亚基都缺失 C 端赖氨酸残基、CK-MM2 只有 1 个亚基有 C 端赖氨酸残基、CK-MM3 的 2 个亚基都含有 C 端赖氨酸残基。CK-MB 同工酶存在 2 种亚型：无 C 端赖氨酸残基的 CK-MB1、含 1 个 C 端赖氨酸残基的 CK-MB2。巨型 CK 可以是脂蛋白酶结合物、免疫球蛋白酶结合物和线粒体巨型 CK。

三、热变性

利用各型同工酶对热的稳定性差异的原理可测定同工酶，此法因特异性较差而较少使用。例如，碱性磷酸酶同工酶分为 5 型：肠型、生殖细胞型、胎盘型、胎儿肠型和非特异组织型。非特异组织型是在酶蛋白合成后，经过不同形式的修饰和加工，形成的肝型、骨型、肾型等其他酶的多种形式（图 6-4）。各型同工酶对热的稳定性：胎盘型＞小肠型＞其他型。经 65℃ 15 min 的样品预处理后只留下胎盘型同工酶。

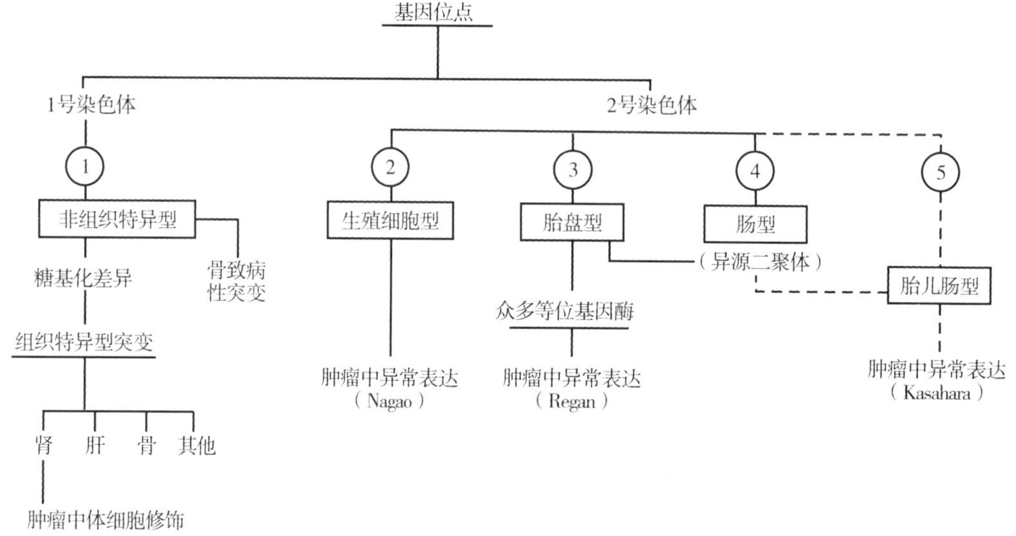

注：基因名称或基因符号为肝/骨/肾型碱性磷酸酶（ALPL）、肠型碱性磷酸酶（ALPI）、胎盘型碱性磷酸酶（ALPP）、类胎盘型-2 碱性磷酸酶（ALPP-2）。间断线处显示两种非传统来源的胎儿肠型碱性磷酸酶

图 6-4　编码人类碱性磷酸酶基团的特征、染色体分配和主要生理和病理学表达

四、亲和层析法

碱性磷酸酶的肝型、胎型、肾型、骨骼型等各型同工酶糖链的组成或长度不同。因此，可以利用糖链亲和剂凝集素，如麦胚凝集素（WGA）、刀豆凝集素（ConA）等与同工酶结合率的不同，对某型同工酶加以分离后进行测定。其中骨型同工酶与 WGA 有较高的亲和力，结合后形成沉淀，总酶活性减去上清液中未结合部分的酶活性就是骨型同工酶的活性。但是，由于肝型、胎型同工酶也有部分结合特性，因此测定结果需要校正。

五、免疫化学法

通过制备同工酶抗体，利用免疫化学法直接对同工酶进行定量，如 PACP、*p*-AMY、NSE、CK-MB 质量等。

小结与展望

● 根据酶是蛋白质和生物催化剂这两大特性，酶浓度的定量可以分别用酶蛋白质量或酶催化活性来表示。酶催化活性测定方法简便、快速、经济，是酶浓度的定量的主要手段。酶催化活性用酶促反应的速度来表示，按检测速度的类型分为定时法和连续监测法，目前连续监测法已经逐步取代了定时法。连续监测法按原理来分，可分为色素原底物反应、脱氢酶指示反应、过氧化物酶指示反应等。

● 酶催化活性是一种酶浓度相对定量的方法，与测定方法、测定条件、原料来源、仪器状态、分析参数、校准品等多种因素有关。为提高实验室之间的可比性，试剂供应商应尽量选择 IFCC 或中华医学会推荐方法，IFCC 已建立 ALT、AST、CK、LD、GGT、ALP、AMY 测定的参考方法和参考物质，按"最适条件"生产试剂盒，并提供可溯源的酶类校准品。酶类校准物的定值必须由参考实验室将参考物质经逐级不间断地传递而得出；而没有参考方法或参考物质的酶类项目，最好用产物标准品的实测 K 值来校准；若按理论 K 值计算，则应经常对仪器进行校准。

● 同工酶及其亚型与总酶相比更具有脏器特异性，越来越受到临床的重视。同工酶分析以电泳法和免疫抑制法较为常用。近几年，随着免疫学技术的发展，胃蛋白酶原检测已应用于临床。CK-MB 活性测定终将被质量法所取代，免疫法测定酶蛋白质量仍是诊断酶学发展的方向。

（孙晓杰　贺付成　郑铁生）

第七章　连续监测法测定酶的催化活性

【教学目标与要求】

掌握：色素原底物反应、脱氢酶参与反应和过氧化物酶参与反应的连续监测法测定酶活性的原理与评价；IFCC 推荐法测定 ALP、GGT、AMS、ALT、AST、CK、LD；丁酰胆碱法测定 ChE 的方法原理及其影响因素。

熟悉：其他酶的连续监测法的原理和注意事项。

了解：常见酶的其他检测方法概述。

酶浓度的测定在临床生物化学检验中占有重要地位。血清及体液中酶含量很低，直接用酶抗体免疫化学法测定其蛋白质含量非常困难，而且因存在不同的同工酶亚基或多种分子形式，除个别酶或同工酶用免疫化学法定量外，多数采用酶催化活性检测来反映酶浓度。

连续监测法测定酶活性无须终止酶促反应，可以避开延滞期和非线性期，只选择线性期的速度（初速度）来计算酶活性，检测结果比定时法更准确；且检测时间短，适合自动生化分析，是目前测定酶催化活性的常用方法，基本取代了定时法。用酶促反应速度表示酶含量是一种相对定量的方法，明显受底物、缓冲液、温度等反应条件的影响。为了实现不同实验室测定结果具有可比性的目标，首先应统一测定方法和测定条件。自 1983 年 IFCC 发布 ALP 首个参考方法以来，在 90 年代相继发布了 ALT、AST、LD、CK、GGT 的参考方法；2002 年发布了 ALT、AST、CK、LD、GGT、ALP 在 37℃ 下酶活性测定参考程序及 CRM 酶参考物；2006 年发布了 AMY 的参考方法和 CRM 酶参考物。在临床实践中，使用商品化的试剂盒对酶活性测定如何校准尤其关键。如图 7-1 所示，临床检验实验室的酶校准物应可溯源到参考系统，酶校准物只适用于该检测系统，不得混用。无酶校准物的酶类最好用产物的基准物质实测 K 值来计算，既没有酶校准物又没有产物基准物质的，只能用产物的理论 K 值来计算。

根据方法学原理不同，将连续监测法测定酶的活性分为色素原底物反应、脱氢酶指示反应、过氧化物酶指示反应和特殊反应类型 4 类。本章着重介绍 IFCC 推荐法。

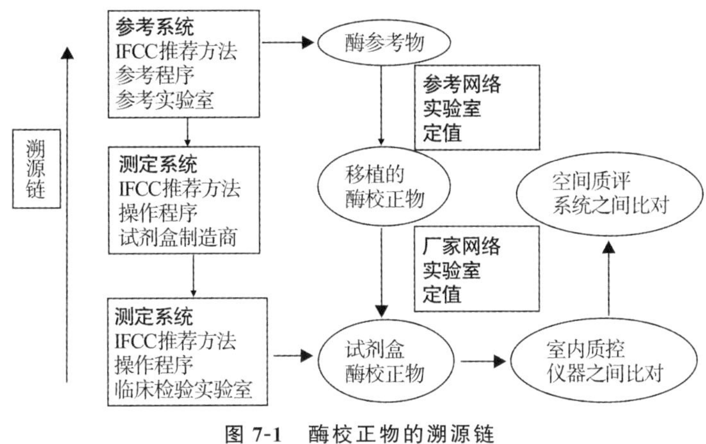

图 7-1　酶校正物的溯源链

第一节　色素原底物反应的连续监测法

对于一些水解酶类或转移酶类，通过酶促反应将无色化合物中的某一基团水解或移去，可使无色的底物转变为有颜色的产物（色素），可通过连续监测法测定该色素的生成速度。通常把这类化合物（底物）称为色素原底物，把这类酶促反应称为色素原底物反应。这类底物需要人工合成，也称为人工合成色素原底物。待测酶对这类底物特异性高，最适反应条件（主要确定底物浓度和缓冲液）易统一，常作为酶活性测定的推荐方法。但一些底物可自发缓慢分解，检测的初始吸光度不能过高，否则底物浓度不足。

一、碱性磷酸酶测定

血清碱性磷酸酶（ALP）是一组对底物特异性不高的磷酸酯水解酶，在碱性条件下水解各种磷酸酯键可释放出无机磷，Mg^{2+}、Co^{2+}、Mn^{2+} 等 2 价离子是该酶的激活剂，而 Zn^{2+} 是其活性中心依赖的结构金属离子，脱 Zn^{2+} 的 ALP 无催化活性。血清中可检出 ALP 五种同工酶及多种分子形式：非特异组织型（ALPL）、肠型（ALPI）、胎盘型（ALPP）、类胎盘型（ALPP2）等。在生理情况下，血清中的 ALP 可来自肝脏、骨骼、肠和胎盘，表现为生长发育期的儿童 ALP 是成人的 1.5～7 倍、餐后 ALP 升高、妊娠期 ALP 升高等。病理情况下，ALP 常用来反映胆道淤积的严重程度，骨型 ALP 同工酶可用来反映成骨细胞的活跃度，（类）胎盘型同工酶也可用于肝癌的辅助诊断。ALP 升高幅度较大常见于畸形性骨炎（佩吉特病）、肝外胆道梗阻、肝内胆道淤积、维生素 D 缺乏、甲状旁腺功能亢进、骨质疏松症等。

（一）方法概述

根据底物不同，ALP 的检测方法可分为如下 3 种：

（1）布氏（Bodansky）法：以 β-甘油磷酸钠为底物经 ALP 作用后产生磷酸根，通过钼酸铵法定量磷来测定。

（2）金-阿（King-Armstrong）法：以磷酸苯二钠为底物经 ALP 作用后生成酚，通过

4-氨基安替比林显色定量酚来测定。以上两种方法都是定时法,一种是无机化学显色法,另一种是有机化学显色法。

(3)皮-劳(Bessey-Lowery-Brock)法:以磷酸4-硝基酚二钠盐(PNPP)为底物,经ALP作用后生成黄色的对硝基酚(PNP),通过对硝基酚颜色变化来测定,可以连续监测也可以定时法测定。连续监测法经改良后成为IFCC推荐法,也是中华医学会检验医学分会推荐的参考方法(WS/T 351—2011)。ALP参考物质为欧洲共同体标准物质局(European Community Bureau of Reference,BCR)的酶参考品CRM371(ALP,酶来源为猪肾)。

(二)测定原理

IFCC推荐法以磷酸对硝基酚二钠盐(PNPP)为底物,以磷酸基的受体2-甲基-2-氨基-1-丙醇(AMP)为缓冲液,在37℃下,经ALP催化生成产物PNP,其在碱性条件下转变成醌式结构,呈黄色,于波长405 nm处连续监测吸光度增高速率,计算ALP活性。

$$\text{PNPP} + \text{AMP} \xrightarrow[\text{pH10.3}]{\text{ALP}, Mg^{2+}} \text{PNP} + \text{AMP} - \text{Pi}$$

(三)方法学评价

1. 缓冲液种类的影响

ALP的缓冲液可以分为3类:激活型、抑制型(如甘氨酸缓冲液)、惰性型(如碳酸盐缓冲液)。根据最适条件选择的原则,应选择激活型。候选方法争议的焦点就是缓冲液的选择。激活型有AMP(2-氨基-2-甲基-1-丙醇)、Tris、DEA(二乙醇胺)、N-methyl-*D*-glucamine(N-甲基-*D*-葡胺)等,因AMP缓冲液具有杂质含量少、温度依数性小等优点而被IFCC推荐。酶促反应为水解反应,缓冲液种类不同,则ALP活性的参考区间不同。以AMP和DEA为缓冲液的ALP检测方法,因参与磷酸酰基的转移反应,能增进酶促反应的速率,所测得的ALP活性要比以碳酸盐为缓冲液的检测方法高2~6倍。

2. 缓冲液的离子强度

多数酶活性测定所用的缓冲液离子强度在0.1~0.2 mol/L,而IFCC推荐法测定ALP中AMP缓冲液最终浓度达到0.75 mol/L,是因为AMP除具有缓冲作用外,还可作为磷酸基的接受体,类似第二底物。

3. 其他影响因素

(1)一般用新鲜血清为标本,必须测定血浆标本时,合适的抗凝剂为肝素,避免2价离子被螯合。

(2)高脂、高糖饮食可使ALP增高,餐后ALP增高可能由肠型ALP释放增加引起。

(3)对色素原底物4-NPP的纯度有严格要求:酶水解转换率必须>98%,4-NPP的摩尔吸光度,311 nm波长,10 mmol/L NaOH介质,25℃,ε=9867±76 L/(mol·cm)。

(4)校准物对硝基苯酚要求:色泽为无色到淡黄色;熔点113~114 T,含水量小于0.1 g/100 g,摩尔吸光度,溶于10 mmol/L NaOH中,波长401 nm,24℃,ε=(18380±90)L/(mol·cm)。

(5)从图7-2不难发现,4-NPP在400 nm左右有很强的吸收,理想的检测波长应选择420 nm,此时底物与产物的吸收差别最大,但是产物的吸收明显下降。所以,波长的准确性影响很大,在临床实践中,非参考系统不用可溯源的酶校准品校准时,应强调用基准的

4-NP 实测 K 值的重要性。

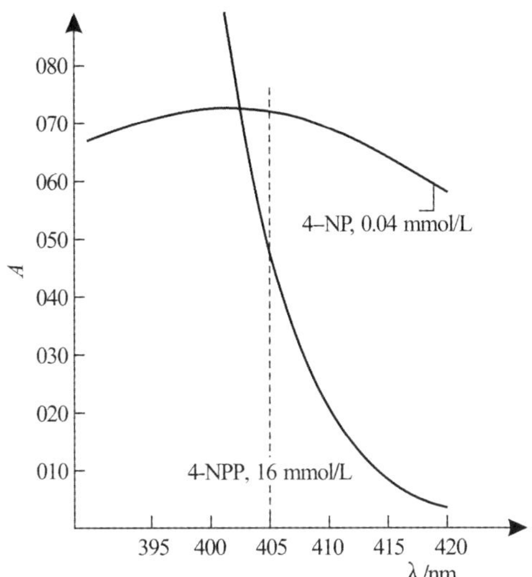

图 7-2　4NP、4NPP 的吸收光谱曲线

二、*L*-γ-谷氨酰基转移酶测定

***L*-γ-谷氨酰基转移酶**(*L*-γ-glutamyl transpeptidase，GGT)可催化 γ-谷氨酰(氨基酸)从一个肽段转移到另一个氨基酸或肽段，双甘肽(甘氨酰甘氨酸)是其理想的受体，参与体内**谷胱甘肽**(glutathione，GSH)的代谢；广泛分布于肾小管近端、肝、胰腺、小肠等多种组织中，定位于细胞膜和胞浆中。血清中的 GGT 主要来自肝胆系统，在肝内外胆道淤积、原发性肝癌中常显著升高；在胰腺炎、胰腺癌、病毒性肝炎中可中等程度升高；在酒精性肝炎、严重酗酒、药物(如巴比妥类)、非酒精性脂肪肝中可轻度升高。

血清中的 GGT 由于分子电荷及分子大小不同，因此可表现出异质性，此种异质性是酶分子在翻译后修饰引起的，并非由基因不同产生，故称为次级同工酶。GGT 分子是由大小两个亚基组成的二聚体，小亚基是酶的催化活性中心，大小亚基来源于单一的前体，均含有唾液酸。肝癌组织中的 GGT 分子会出现唾液酸增加、糖链总数增加、糖链结构改变等一系列变化，致使其等电点偏低，电泳迁移率加快，与植物凝集素的凝集发生改变，因此可用电泳法、色谱法和凝集法来分析 GGT 同工酶应用于肝癌的早期诊断。

(一)方法概述

根据底物不同，GGT 的检测方法可分为如下 3 种。

1. *L*-γ-谷氨酰-α(β)-萘胺为底物法

GGT 催化 *L*-γ-谷氨酰-α(β)-萘胺反应生成的 α(β)-萘胺与重氮试剂生成不溶于水的紫红色化合物。该方法属于早期的定时法，反应时间长，不能自动化分析，灵敏度低，受溶血干扰较大。

2. *L*-γ-谷氨酰-对硝基苯胺(GGPNA)为底物法

GGT 催化 GGPNA 反应生成的对硝基苯胺(PNA)在碱性环境下呈黄色，可在 405 nm处连续监测其生成速度。但该底物溶解度差，达不到最适底物浓度的要求。

3. 以 *L*-γ-谷氨酰-3-羧基-4-硝基苯胺(GCNA)为底物法

因 GCNA 含有羧基而提高了溶解度,并选用甘氨酰甘氨酸(双甘肽)作谷氨酰基的接受体,同时也是 GGT 的缓冲液,GGT 催化生成的 2-硝基-5-氨基苯甲酸在碱性环境下呈黄色,可在 410 nm 处连续监测。该方法是 IFCC 推荐方法,也是中华医学会检验医学分会推荐的参考方法(WS/T 417—2013)。参考物质有 BCR 的酶参考品 CRM319(GGT,酶来源为猪肾)。

(二)测定原理

GGT 参考方法是以色素原 GCNA 为底物,以甘氨酰甘氨肽为接受体,催化生成的 2-硝基-5-氨基苯甲酸在中性或碱性环境下呈黄色,在 401～420 nm 有吸收峰,可以连续监测。

$$\text{GCNA}+\text{双甘肽} \xrightarrow[\text{pH 7.7}]{\text{GGT}} \text{2-硝基-5-氨基苯甲酸}+L\text{-}\gamma\text{-谷氨酰-甘氨酰甘氨酸}$$

(三)方法学评价

1. 甘氨酰甘氨酸的作用

以甘氨酰甘氨酸和氢氧化钠为缓冲体系,甘氨酰甘氨酸既作为缓冲液又可看作底物,酶促反应速度比单甘氨酸或 3 甘氨酸肽提高了 5 倍,所以在反应体系中最终甘氨酰甘氨酸浓度达 0.15 M。

2. 孵育时间和启动模式

由于产物摩尔消光系数较小,样品用量大,样品体积分数为 0.0909,为了样品和反应液在 37℃平衡,需要延长预孵育时间至 180 s 并采用底物启动模式。

3. 其他影响因素

(1)2-硝基-5-氨基苯甲酸的吸收峰在 380 nm,色素原 GCNA 的吸收峰在 310 nm。在 405～410 nm 处,GCNA 的吸光度降到最低,而 2-硝基-5-氨基苯甲酸仍保持一定的吸光度,两者吸光度差(Δ*A*)最大,所以测定波长应选择 405～410 nm。

(2)原料试剂的纯度对试剂盒的质量有影响,双甘肽中若有甘氨酸混杂,则甘氨酸对 GGT 反应有抑制作用;*L*-γ-谷氨酰-3-羧基-对硝基苯胺中若有 *D*-γ-谷胺酰对硝基苯胺也有抑制作用。

三、淀粉酶测定

α-淀粉酶(α-amylase,AMY)即 α-1,4-*D*-葡聚糖水解酶,作用于多糖＞G3 的 α-1,4-糖苷键。AMY 是钙金属酶,其中钙对其功能的完整性是必需的。除依赖钙离子外,其完全活性尚需阴离子参与(如 Cl^-、Br^-)。血清中 AMY 主要来自胰腺(P-AMY)和唾液腺(S-AMY),也可来自卵巢、输卵管、肺等组织。分子量 54～62 kD,可以通过肾小球滤过出现在尿液中。尿液 AMY 测定是最早应用于临床的诊断酶,胸腔积液、腹水中也可检出 AMY。血清 AMY 测定是急性胰腺炎的重要诊断指标之一,急性胰腺炎发病后,血和尿中的 AMY 显著升高:发病后 8～12 h 血清 AMY 开始增高,12～24 h 达高峰,2～5 d 下降至正常。而尿 AMY 则在发病后 12～24 h 才开始升高,下降比血清 AMY 慢,在急性胰腺炎后期测定尿 AMY 更有价值。总 AMY 与 P-AMY 相比诊断胰腺炎的特异性较差，易受肾功能影响，常与脂肪酶、磷脂酶等联合检测。

血清中 S-AMY 与 IgG、IgA 形成复合物，成为**巨淀粉酶**（macroamylase），在 1%～2%人群血液中可检出，其清除率下降会引起高淀粉酶血症，升高幅度达 50 倍。由于分子量大，不易从肾脏排出，因此血 AMY 活性增高而尿 AMY 活性正常。

急性阑尾炎、肠梗阻、胰腺癌、胆石症、溃疡病穿孔等均可见血清 AMY 增高。在慢性胰腺炎早期 AMY 活性可一过性增高，后期可不增高或增高不明显。测定 P-AMY 意义：①急性胰腺炎腹痛 3～6 h 后 P-AMY 开始升高，20～30 h 达高峰，3～4 d 内恢复正常；②溃疡性穿孔、急性腹膜炎、肠梗阻等疾病中 P-AMY 可中度升高；③慢性胰腺疾病中 P-AMY 可轻度升高。

（一）方法概述

根据底物不同，淀粉酶测定方法分为两大类。

（1）以天然淀粉为底物：可测定淀粉水解前后黏度或浊度的改变，也可以测定产物葡萄糖；依据碘遇直链淀粉呈蓝色的原理设计的碘淀粉比色法也曾广泛使用。此法因天然淀粉的分子结构和相对分子质量不确定而难以标准化，且天然淀粉的相对分子质量巨大，底物浓度难以达到 10 倍 K_m，测定的准确性和重复性较差。

（2）以人工合成的麦芽寡糖苷为底物：优点是底物的结构和相对分子质量确定。常用的人工合成底物有麦芽寡糖（三糖、四糖、五糖、七糖等）的对硝基酚或邻（对）氯酚色素原底物。亚乙基封闭麦芽庚糖苷对硝基酚（EPS）偶联多功能 α-葡萄糖苷酶法是 IFCC 推荐方法，也是中华医学会检验医学分会推荐的参考方法（WS/T 349—2011）。

（二）测定原理

EPS 法以 4，6-亚乙基-4-硝基酚-α-*D*-麦芽七糖苷（EPS）为底物，经 α-淀粉酶催化水解为游离的亚乙基寡糖（$2G_5$、$2G_4$、G_3）及葡萄糖残基减少的对-硝基苯寡糖苷（4-NP-G_2、4-NP-G_3 和 4-NP-G_4）。后者在 α-葡萄糖苷酶（重组酶 AGN-211）催化下，进一步水解为葡萄糖和对-硝基酚（其摩尔数与底物 4-NP-G_7 相等），对-硝基酚的生成量与 α-淀粉酶活性成正比。

$$\text{EPS} + H_2O \xrightarrow{\alpha\text{-淀粉酶}} \text{亚乙基-}G_{X(5.4.3)} + \text{4-NP-}G_{7-X(2.3.4)}$$

$$\text{4-NP-}G_{7-X(2.3.4)} + (7-X)H_2O \xrightarrow{\alpha\text{-葡萄糖苷酶}} (7-X)\,G + \text{4-NP}$$

（三）方法学评价

（1）转换率：淀粉酶只能催化＞G3 的麦芽多糖，而 α-葡萄糖苷酶只能催化＜G3 的麦芽糖。而多功能 α-葡萄糖苷酶对 EPS 的所有降解产物（4-NP-G_X）都有相同的转换率，即全部转化为 4-NP，可直接用 4-NP 的摩尔吸光系数计算酶活性。在应用多功能 α-葡萄糖苷酶之前，淀粉酶测定因转换率不高，一直没被 IFCC 所认可。淀粉酶的最适 pH 在 7.0 左右，4-NP 的摩尔消光系数小，检测灵敏度低，也是本法的重要缺点。

（2）抗凝剂：除了肝素外，所有常用的抗凝剂因为螯合钙离子，都会抑制 AMY 活性。试剂中氯化钠的作用是提供激活剂氯离子。

（3）底物：将底物麦芽糖苷的非还原端用亚乙基封闭，使之不被偶联酶多功能 α-葡萄糖苷酶水解，同时也增加了试剂的稳定性。

(4)同工酶:已有免疫抑制法测定 P-AMY 应用于临床,其原理是利用试剂中的抗S-AMY单克隆抗体抑制 S 型,未抑制的 P 型用 EPS 法测定,但易受巨型淀粉酶干扰。

四、α-*L*-岩藻糖苷酶

α-*L*-岩藻糖苷酶(alpha-*L*-fucosidase,AFU)是一种催化水解含岩藻糖基的糖蛋白、糖脂等生物活性大分子的溶酶体酸性水解酶,广泛分布于人体组织细胞、血液和体液中。在临床上的应用主要作为肝癌的辅助诊断,肝癌患者 α-*L*-岩藻糖苷酶明显升高。

(一)方法概述

目前用于 AFU 测定的方法主要有 3 类:

(1)荧光法:以 4-甲基伞形酮-α-*L*-岩藻糖苷为底物,该法检测灵敏度高,但此法不仅需要凝胶过滤除去干扰物质,还需要荧光分光光度计,使用受到限制。

(2)PNPF 法:以 4-硝基苯-α-*L*-岩藻吡喃糖苷为底物,经 AFU 水解释放 4-硝基苯酚后,用碱性缓冲液终止反应,使 4-NP 呈显著黄色的终点显色法;由于待测样本中的某些物质在酸碱不同环境中的呈色情况会发生改变,所以此法必须设定样本空白,同时也要求延长反应时间。

(3)连续监测法:2-氯-4-硝基苯-α-*L*-岩藻糖苷(CNPF)作底物的连续监测法。

(二)测定原理

AFU 作用于**2-氯-4-硝基苯-α-*L*-岩藻糖苷**(2-chloro-4-nitrophenyl-alpha-*L*-fucopyranoside,CNPF)生成 CNP 和 α-*L*-岩藻糖,405 nm 波长处吸光度的上升速率与 AFU 的活性成正比,即可计算出样品中 AFU 的活性。

$$\text{CNPF} \xrightarrow{\text{AFU}} \text{CNP(色)} + L\text{-藻糖}$$

(三)方法学评价

CNPF 法的最大特点是色原 CNP 在中性环境中有较高的摩尔消光系数,灵敏度较高。解离常数(pK_a)5.5 与 AFU 最适 pH 6.0 相近,从本质上克服了 PNPF 法的缺陷,缩短了反应时间,无需空白样本,实现了 AFU 的速率法分析。在实际应用中,提高 pH 可提高 CNP 的离子化率,但过高的 pH 会使酶反应条件劣化,影响酶活性。

五、N-乙酰氨基葡萄糖苷酶

(一)方法概述

N-乙酰氨基葡萄糖苷酶(β-N-acetyl-*D*-glucosaminidase,NAG)是溶酶体中的一种酸性水解酶,可水解 β-N-乙酰氨基葡萄糖苷,也能水解 β-N-乙酰氨基半乳糖苷,存在于各种组织器官、体液、血细胞中。血、尿 NAG 活性测定对肾实质急性损伤和活动期病变敏感。NAG 的检测方法有以下 3 种。

(1)对硝基酚比色法:NAG 可使底物对硝基酚-N-乙酰-β-*D* 氨基葡萄糖水解,释放出对硝基酚,碱性条件下终止反应并显色,颜色深浅与酶活力有关;比色法中样品底色干扰难以忽视,操作复杂,底物液用量大,属于定时法,不适用于自动分析仪。

(2)荧光光度法:NAG 可使荧光底物 4-甲基伞形酮-N-乙酰 β-*D*-氨基葡萄糖苷水解,

释放出游离的4-甲基伞形酮(4-MU),后者在碱性条件下变构,受激发产生荧光,其荧光强度与酶活力有关。荧光法需要特殊设备。

(3)连续监测法:以2-氯-4-硝基苯-N-乙酰-β-*D*-氨基葡萄糖苷为底物。

(二)测定原理

(1)CNP-NAG法:以**2-氯-4-硝基苯-N-乙酰-β-*D*-氨基葡萄糖苷**(2-chloro-4-nitrophenyl-N-acetyl-beta-*D*-glucosaminide,CNP-NAG)为底物,在NAG催化下水解产生CNP,色原的pK_a与NAG酶的最适pH 4.6相近,不需要加碱性呈色剂,线性期时通过连续监测405 nm处吸光度的变化计算酶活性单位。

$$\text{CNPNAG} \xrightarrow{\text{NAG}} \text{CNP} + \text{氨基葡萄糖苷}$$

(2)MTP-NAG法:以6-甲基-2-硫代吡啶-N-乙酰-β-*D*-氨基葡萄糖苷(MPT-NAG)为基质,在NAG酶的作用下分解生成6-甲基-2巯基吡啶(MPT)。通过测定MPT在340 nm处吸光度的增加速度可求得NAG的活性。

$$\text{MPT-NAG} + H_2O \xrightarrow{\text{NAG}} \text{N-乙酰-β-}D\text{-氨基葡萄糖} + \text{MPT}$$

(三)方法学评价

由于CNP的pK_a在5.5左右,在反应过程中即可观察到吸光度变化,且CNP在pH 5.0条件下有足够大的摩尔消光系数,可以实现NAG的速率法分析,无须设空白样品,不足之处是底物溶解性及稳定性差。MPT-NAG法在340 nm波长下进行检测,该方法底物稳定,反应灵敏度高,可用于尿液NAG测定。

六、甘氨酰脯氨酸二肽氨基肽酶测定

(一)方法概述

甘氨酰脯氨酸二肽氨基肽酶(glycyl-proline-dipeptidyl amino-peptidase,GPDA)分布于肝、肾、结缔组织、唾液腺以及血清等体液中,生理意义主要是水解血液中来自胶原的多肽。在肝脏疾病中GPDA不同程度地升高。GPDA的检测方法有以下两种:

(1)荧光法:该方法灵敏度较高,需要特殊设备,可用于尿液中GPDA的测定。

(2)连续监测法:采用以Nagatsu合成的新人工底物甘氨酰脯氨酰对硝基苯胺建立起来的连续监测法。

(二)测定原理

连续监测法中,GPDA催化底物甘氨酰脯氨酰对硝基苯胺水解,生成甘氨酰脯氨酸和黄色的对硝基苯胺,后者在405 nm波长下吸光度升高,吸光度升高速率与GPDA活性成正比。

$$\text{甘氨酰脯氨酰对硝基苯胺} \xrightarrow{GPDA} \text{甘氨酰脯氨酸} + \text{对硝基苯胺}$$

(三)方法学评价

连续监测法检测GPDA具有简便快速、重复性好、线性范围宽、敏感性高、结果准确等优点。本法试剂底物稳定易溶,没有非酶水解现象,使用方便。

第二节　脱氢酶参与的连续监测法

利用NAD(P)H在340 nm处有特异吸收峰，而NAD(P)在260 nm处有明显的吸收峰的原理，检测340 nm吸光度变化速率反映了NAD(P)H的生成或消耗速度，从而可直接测定氧化还原酶；也可利用酶偶联反应间接测定以氧化还原酶做指示反应的酶活性。

一、丙氨酸氨基转移酶测定

（一）方法概述

丙氨酸转移酶（alanine aminotransferase，ALT）催化氨基在氨基酸（氨基供体）与酮酸（氨基受体）之间的转移而形成新的氨基酸；主要分布在肝脏、肾脏中，在骨骼肌和心脏中含量很低。肝细胞内外ALT梯度差接近3000倍，而且只存在于肝细胞的胞浆中，所以是肝细胞损伤既敏感又特异的指标。除酒精性肝炎、肝硬化和肝癌外，ALT/AST>1，急性肝炎时，ALT甚至可升高100倍以上。若急性肝炎发作后，ALT持续升高6个月以上则可诊断为慢性肝炎。重症肝炎时由于大量肝细胞坏死，血中ALT可仅轻度增高，临终时常明显下降，但胆红素却进行性升高，即所谓的胆酶分离，常是肝坏死征兆。ALT因在反映肝实质细胞功能上具有高度敏感性，故常作为健康体检、病情康复、药物毒副作用的监控指标。ALT测定是通过产物丙酮酸来实现的，有如下3种方法。

（1）赖氏法：以丙氨酸和α-酮戊二酸为底物，在ALT作用下生成丙酮酸和谷氨酸，丙酮酸与2,4-二硝基苯肼结合生成丙酮酸二硝基苯腙，后者在碱性溶液中呈棕色，颜色深浅与ALT活性相关。该法底物α-酮戊二酸严重不足，准确性差；显色剂2,4-二硝基苯肼也不足，精密度也不好。

（2）偶联丙酮酸氧化酶法：属于定时法，指示反应是Trinder反应，优点是在可见光范围内比色，缺点是易受到体内还原性物质的干扰，其准确度不及IFCC推荐法。

（3）IFCC推荐法：1998年，IFCC批准了37℃条件下的ALT酶活性测定推荐方法，参考物质有BCR的酶参考品CRM426（ALT，酶来源为猪心）

（二）测定原理

测定ALT的IFCC推荐法属于酶偶联法，LD为指示酶，连续监测NADH在340 nm的吸光度下降速度来计算酶活性。中华医学会检验医学分会推荐的参考方法（WS/T 352—2011）基本与IFCC法一致，只是不添加5′-磷酸吡哆醛。

$$L\text{-丙氨酸} + \alpha\text{-酮戊二酸} \xrightarrow{\text{ALT}} L\text{-谷氨酸} + L\text{-丙酮酸}$$

$$L\text{-丙酮酸} + \text{NADH} + \text{H}^+ \xrightarrow{\text{LD}} L\text{-乳酸} + \text{NAD}^+$$

（三）方法学评价

1. 双底物酶促反应

双底物酶促反应动力学可分为乒乓机制、序列有序机制和序列随机机制。ALT催化反应遵循乒乓机制，其动力学方程见式(7-1)。

$$v = \frac{v_{max} \times [S_1][S_2]}{[S_1][S_2] + K_{1m}[S_2] + K_{2m}[S_1]} \tag{7-1}$$

从文献可查得：ALT 对丙氨酸 K_{1m}＝21.9 mmol/L，对 α-酮戊二酸 K_{2m}＝0.67 mmol/L，改良赖氏法$[S_1]$＝200 mmol/L，$[S_2]$＝2.0 mmol/L，反应速度只达到 65.2%v_{max}；而 IFCC 推荐法$[S_1]$＝500 mmol/L，$[S_2]$＝15.0 mmol/L，反应速度可达到 91.9%v_{max}。

IFCC 推荐法中 α-酮戊二酸对测定几乎无干扰，因此 α-酮戊二酸的用量从改良赖氏法的 2 mmol/L 提高到 15 mmol/L，基本满足了最大反应速度对 α-酮戊二酸用量的要求，提高了测定准确性。

2. 预孵育

IFCC 推荐法建议试剂中添加 5′-磷酸吡哆醛，预孵育的目的是使脱辅基的酶恢复活性。试剂 1 中除 α-酮戊二酸外，含有反应所需要的所有成分。预孵育期参与的反应：①脱辅基 ALT 结合 5′-磷酸吡哆醛使之恢复活性；②内源性丙酮酸存在时，指示反应（LD）生成 NADH 而使吸光度下降；③若工具酶中含有杂酶 GLD，试剂中或比色杯含有少量氨，也可生成 NADH 而使吸光度下降。因 α-酮戊二酸在 340 nm 处也有轻度吸收，故加入试剂 2，虽然 NADH 因稀释略有下降（＜10%），但仍表现出吸光度上升。

3. 底物启动反应

采用双试剂底物启动模式或延长延滞期可以消除部分内源性丙酮酸和 GLD 的干扰，但关键还是要求用高纯度的试剂（不含杂酶）和无氨蒸馏水，乳酸脱氢酶以及 NADH 的浓度需要控制好。

二、天冬氨酸氨基转移酶测定

天冬氨酸氨基转移酶（aspartate aminotransferase，AST）以心肌含量最丰富，其次是肝脏，生理情况下超过血清 7000 倍。AST 有两种同工酶：可溶性胞浆 AST（s-AST ）和线粒体 AST（m-AST），正常人血液中以 s-AST 为主，m-AST 只占一小部分（约 12%）。AST 为细胞内酶，广泛存在于多种器官中，心脏、肝脏、骨骼肌和肾脏中都有，还有少量存在于胰腺、脾、肺及红细胞中，肝中 AST 大部分（70%）存在于肝细胞线粒体中，所以肝脏急性损伤时不如 ALT 敏感，也不如 ALT 特异。AST 曾是“心肌酶谱”的项目之一，血清 AST 在心肌梗死时增高，在发病 6～12 h 内显著增高，48 h 达到高峰，3～5 d 恢复正常。但其敏感性和特异性都不如肌酸激酶，更不如肌钙蛋白。

引起 ALT 升高的各种肝脏疾病中 AST 也有升高，但一般升高的幅度不如 ALT。AST/ALT 比值（DeRitis 比值）是一个有意义的指标，正常约为 1.15；急性肝炎一般小于 1；肝炎恢复期比值逐渐上升；肝硬化时比值可增高至大于 2；慢性活动性肝炎时由于肝坏死，比值常高于正常；大部分肝癌患者比值大于 3。

（一）方法概述

AST 的检测方法基本同 ALT，也有赖氏法和连续监测法。赖氏法简便易行，不需要特殊设备，曾广泛使用，但是试剂中的草酰乙酸对 AST 有反馈抑制作用，可使结果偏低。IFCC 推荐使用连续监测法，用苹果酸脱氢酶作指示酶。参考物质有美国国家标准与技术研究所（NIST）的 RM8430（AST 酶参考品）。中华医学会检验医学分会推荐的 AST

测定参考方法(WS/T 353—2011)与 IFCC 推荐法的区别也是试剂中不含 5′-磷酸吡哆醛。目前已有免疫抑制法测定 m-AST 的试剂盒。

(二)测定原理

测定 AST 的 IFCC 推荐法也是酶偶联法,通过连续监测 NADH 在 340 nm 的吸光度下降速度来计算酶活性。

$$L\text{-门冬氨酸} + \alpha\text{-酮戊二酸} \xrightarrow{AST} L\text{-谷氨酸} + L\text{-草酰乙酸}$$

$$L\text{-草乙酸} + NADH + H^{+} \xrightarrow{MD} L\text{-苹果酸} + NAD^{+}$$

$$L\text{-丙酮酸} + NADH + H^{+} \xrightarrow{LD} L\text{-乳酸} + NAD^{+}$$

(三)方法学评价

AST 测定方法及评价基本与 ALT 相同。IFCC 推荐法用苹果酸脱氢酶作指示酶,由于产物草酰乙酸不稳定,易转变为丙酮酸,因此试剂中加入 LD,实质是两个指示酶,但通常将 LD 作为辅助酶(表 7-1)。该法预孵育期较长,达 90 s,目的是在预孵育期将内源性的丙酮酸转化为乳酸,减少内源性丙酮酸的干扰。

表 7-1 IFCC 推荐法测定 AST 的试剂组成

试剂名称(R1/R2)	最终浓度	反应条件	备注
Tris(hydroxymethyl)aminomethane	80 mmol/L	pH (37℃)	7.65±0.05
L-Aspartate	240 mmol/L		
Pyridoxal-5′-phosphate	0.1 mmol/L	volume fraction	0.0833 (1∶12)
Malate dehydrogenase (37℃)	600 U/L	指示酶	
Lactate dehydrogenase (37℃)	900 U/L	第二指示酶	
NADH	0.18 mmol/L		
2-Oxoglutarate	12 mmol/L	R2	

三、肌酸激酶测定

肌酸激酶(creatine kinase,CK)能可逆催化肌酸与三磷酸腺苷(ATP)生成磷酸肌酸和二磷酸腺苷(ADP)的反应,与能量代谢有关;主要存在于细胞质和线粒体中,以骨骼肌、心肌、平滑肌最多,CK 可用于骨骼肌疾病及心肌疾病的诊断。

CK 是诊断急性心肌梗死的酶学指标之一,但总 CK 的意义不及 CK-MB,两者百分比(MB 活性/CK 活性)或百分相对指数(MB 质量/CK 活性)可作为心肌梗死的诊断指标。急性心肌梗死发病后 4～6 h CK 水平开始上升,可高达正常上限的 10～12 倍,但此酶持续时间较短,2～4 d 恢复正常。病毒性心肌炎时,CK 活性也明显升高,对诊断及判断预后有参考价值。各种肌营养不良均可出现血清 CK 含量增高,进行性肌营养不良患者血清 CK 含量达极高水平,脑血管病及脑膜炎、脑炎、急性精神病患者的血清 CK 含量也可升高。

(一)方法概述

测定 CK 的方法有比色法、连续监测法、荧光法等。比色法主要有测定正向反应产物和测定逆向反应产物两种方法，测定逆向反应法因速度快，肌酸呈色反应受到的干扰小，所以较为普及。IFCC 推荐的方法是酶偶联法，参考物质有 BCR 酶参考品 CRM299(CK-BB，酶来源为人胎盘)和 CRM608(CK-MB，酶来源为人心脏)。

(二)测定原理

IFCC 推荐方法：以 N-乙酰半胱氨酸(NAC)作为激活剂，偶联 HK，以 G6PD 作为指示酶，通过连续监测 NADPH 在 340 nm 处的吸光度上升速度来计算酶活性。该法也是我国的推荐方法。

$$\text{磷酸肌酸} + \text{ADP} \xrightarrow{\text{CK, pH 6.5}} \text{肌酸} + \text{ATP}$$

$$\text{ATP} + \text{葡萄糖} \xrightarrow{\text{HK}} \text{6-磷酸葡萄糖} + \text{ADP}$$

$$\text{6-磷酸葡萄糖} + \text{NADP}^{+} \xrightarrow{\text{G6PD}} \text{6-磷酸葡萄糖酸盐} + \text{NADPH} + \text{H}^{+}$$

(三)方法学评价

(1)Mg^{2+} 浓度：Mg^{2+} 是所有激酶的激活剂，但有效浓度窄，浓度过高反而有抑制作用。Ca^{2+} 是其抑制剂，加入 EDTA 络合钙离子可减少抑制作用，还可增加试剂中其他成分的稳定性。

(2)激活剂：CK 是巯基酶，IFCC 推荐使用 NAC 作为激活剂，比巯基乙醇试剂纯度更高。

(3)腺苷酸激酶的干扰和消除：虽然红细胞不含 CK，但含有大量腺苷酸激酶(AK)，使 CK 活性假性增高，大致是 AK 的 10%。为消除其干扰，采血时应防止溶血并及时分离血清；试剂组分中使用 AK 抑制剂，常用的 AK 抑制剂以二腺苷-5-磷酸(AP5A)和 AMP 联用效果最好。

四、肌酸激酶同工酶-MB 测定

(一)方法概述

肌酸激酶分子是由脑型亚单位(B)和肌型亚单位(M)组成的二聚体，正常人体组织中常含有 3 种同工酶，分别为 CK-BB、CK-MB 和 CK-MM。CK-MB 主要存在于心肌组织中(占 20%左右)，骨骼肌中含量较少(占 1%～2%)，心肌损伤过程中 CK 的升高主要是由 CK-MB 升高引起。依据脏器分布的明显差异，两者百分比(MB 活性/ CK 活性，4%～25%)或百分相对指数>5%(MB 质量/CK 活性)可作为心肌梗死的诊断指标。在心肌线粒体内外膜之间还存在第 4 种同工酶，即线粒体 CK(CK-Mt)，血清中还可检出巨型 CK，包括线粒体 CK 的聚合体(2 型巨 CK)，也可以是 CK-BB 与 IgG 组成的复合体(1 型巨 CK)。M 亚基与 B 亚基都有一个 C 末端赖氨酸残基，在羧肽酶作用下，M 亚基上的赖氨酸被水解可生成多种亚型：MM_1、MM_2、MB_1、MB_2

CK 同工酶的测定方法有电泳、离子交换层析及多种免疫化学方法(包括免疫沉淀，免疫抑制和测定酶质量的免疫分析)。化学发光免疫测定 CK-MB 的质量，检测灵敏度和精确度很高，是急性心肌梗死诊疗指南推荐的方法。德国临床化学学会推荐使用免疫抑制法和酶动力学结合方法，适用于自动生化分析仪。参考物质有 BCR 酶参考品 CRM608(CK-MB，酶来源为人心脏)。

（二）测定原理

免疫抑制连续监测法：第一步孵育，用单克隆抗体将 M 亚基抑制；第二步用酶动力学法，采用磷酸肌酸为底物，己糖激酶为辅酶，葡萄糖-6-磷酸脱氢酶为指示酶，通过在 340 nm处连续监测产物 NADH 的$\Delta A/t$变化来检测 B 亚基活性，结果乘以 2，即 CK-MB 活性。

（三）方法学评价

CK-MB 免疫抑制连续监测法的优点是快速，方便与其他心肌酶学项目一起在生化仪上检测，原理基于假设：①CK-BB 不存在；②M 亚基和 B 亚基催化活性一致；③M 亚基完全被抑制，B 亚基活性完全保留。如果 CK-BB 量很高，如脑部疾病、新生儿以及儿童疾病、部分生殖系统疾病、肿瘤等，则会带来巨大误差。在典型的巨肌酸激酶血症病例中，因不能被抗 M 抗体所抑制，巨 CK 部分被错误地测定为 CK-MB，测定后结果乘以 2 会产生意外的结果。另外溶血时，红细胞中的腺苷激酶（AK）也会使测定结果偏高。所以，心肌损伤标志物应用指南中不建议使用免疫抑制法测定活性，而改为质量法。

五、乳酸脱氢酶测定

（一）方法概述

乳酸脱氢酶(LD)是催化乳酸脱氢生成丙酮酸的酶，几乎存在于所有组织中，是常用诊断酶中最不具特异性的酶。总酶活性常应用于肝功能组合，免疫抑制法或化学抑制法测定同工酶（LD_1）在心肌损伤疾病的病情监控上有一定价值。免疫抑制法是用抗 M 亚基抗体抑制 LD_{2-5}，化学抑制法是用相应浓度的 1，6-己二醇（700 mmol/L）、高氯酸钠（825 mmol/L）或硫氰酸胍（190 mmol/L）选择性地抑制除 LDH_1 外的所有同工酶。LD 同工酶电泳一直应用于临床，常用的支持物是醋酸纤维素，也有的以琼脂糖、PAG 作为支持物，其显色原理是以 PMS(吩嗪二甲酯硫酸盐）作为递氢体，NADH 还原 NBT 生成不溶于水的紫色化合物。

根据酶促反应方向不同，测定 LD 的方法分为两大类：①利用正向反应（L→P），以乳酸锂为底物，测定反应中 NAD^+ 的还原速率；②利用逆向反应（P→L），以丙酮酸为底物，测定反应中 NADH 的氧化速率。正向法测定结果比逆向法低 2 倍多。连续监测法以正向反应（L→P）应用较为广泛，是 IFCC 和中华医学会检验医学分会的推荐方法（WS/T 361—2011）。参考物质 BCR 酶参考品 CRM404(酶来源为人红细胞）。

（二）测定原理

以正向反应(L→P)连续监测 NADH 的生成速度。

$$L\text{-乳酸} + NAD^+ \xrightarrow{LD} \text{丙酮酸} + NADH + H^+$$

（三）方法学评价

1. 正向法与逆向法的优缺点

逆向法的优点是 NADH 用量少，试剂成本低，反应速率快，灵敏度高；缺点是丙酮酸和 NADH 的稳定性差，过量丙酮酸对 LD 的抑制作用大。正向反应底物乳酸和 NAD^+ 比逆向反应所用的底物丙酮酸和 NADH 稳定，反应线性范围较宽，重复性好于逆向反应，但需要的底物浓度较高，且反应速度较慢。

2. 其他影响因素

(1)缓冲液：30℃时反应的最适 pH 为 8.9，而 Tris 的 pK_a 值为 8.1，与最适 pH 接近，是 30℃时最常用的缓冲液。37℃时最适 pH 为 9.4，故改用 N-甲基-D-葡糖胺作为缓冲液。

(2)乳酸盐：乳酸锂因纯度高、稳定性好而首选。

(3)NAD^+：应选择游离酸型与锂盐的混合型(游离酸与锂盐之比为 1∶5)。若单独使用游离酸型，随着反应的进行，pH 下降，而 NAD^+ 本身在 340 nm 处的光吸收依赖于 pH，导致空白吸光度呈非线性变化。由于 NAD^+ 的用量较大，因此应特别注意杂质对 LD 的抑制作用，要求在使用前进行纯化。

(4)样品：以血清为宜。当以血浆为样品时，宜采用肝素作为抗凝剂，草酸盐对 LD 有抑制作用。红细胞中 LD 活性比血清约高 100 倍，故样品应严格避免溶血。样品采集后应在 0.5 h 内分离血清，1 h 和 3 h 分离的血清 LD 活性较 0.5 h 分离者分别高 20% 和 30%。

第三节　过氧化物酶参与的连续监测法

色素原底物的方法简单，多数不需要辅助酶，但因不是天然底物，底物合成也比较困难，所以可测定的酶类比较有限，目前仅限于水解酶类和个别转移酶。NAD(P)H 的连续监测法除可直接测定氧化还原酶外，通过酶偶联反应，也可以测定转移酶、水解酶等，是目前最常用的测定原理。

Trinder 反应是酶法分析中常用的指示反应，同样可作为酶活性测定的指示反应。共同特点是在偶联反应中最后两步的工具酶是氧化酶和过氧化物酶。

一、脂肪酶测定

(一)方法概述

脂肪酶(LPS)是能水解长链脂肪酸三酰甘油的一类酶的总称；分子量约为 38 kD，是一群低度专一性酶，主要来源于胰腺，其次为胃，小肠；能水解多种含长链(8～18 个碳)脂肪酸的甘油酯。血清 LPS 在急性胰腺炎发病后 2～12 h 内升高，24 h 达峰值，一般可持续 8～15 d。LPS 活性升高与 AMY 基本平行，特异性高于 AMY。肾小球滤过的 LPS 可被肾小管全部重吸收，所以尿中一般测不到 LPS 活性。因 LPS 在急性胰腺炎病程中持续升高的时间比 AMY 长，故测定血清 LPS 可用于急性胰腺炎后期的诊断，特别是在血清 AMY 和尿 AMY 已恢复正常时更有诊断意义。此外，有些疾病如腮腺炎伴发腹痛时，可用 LPS 做鉴别诊断，因为单纯腮腺炎不累及胰腺时只表现为 AMY 升高而 LPS 正常。

测定 LPS 方法可分为 4 类：①测定产物游离脂肪酸的增加，如滴定法、分光光度法、荧光法、pH 电极法等；②测定底物的减少量，如比浊法、扩散法等；③测定 LPS 的实际质量，如双抗体夹心免疫分析法、乳胶凝集法；④自动生化分析仪采用酶偶联显色法。

（二）测定原理

LPS 酶偶联显色法以 1，2-甘油二酯为底物，在 LPS 和单酸甘油酯脂肪酶的催化下，水解生成甘油和脂肪酸，甘油通过甘油激酶作用生成 3-磷酸甘油，再通过甘油磷酸氧化酶/过氧化物酶体系和 4-AAP 色素原体系呈现紫红色。在 550 nm 波长处连续监测吸光度的变化即可计算 LPS 活性。

$$1.2\text{-甘油二酯} + H_2O \xrightarrow{\text{胰脂肪酶}} 2\text{-单酸甘油酯-脂肪酸}$$

$$2\text{-酸甘油酯} + H_2O \xrightarrow{\text{酸甘油脂肪}} \text{甘油} + \text{脂肪酸}$$

$$\text{甘油} + ATP \xrightarrow{\text{甘油激酶}} 3\text{-磷酸甘油} + ADP$$

$$3\text{-磷酸甘油} + O_2 \xrightarrow{\text{磷酸甘油氧化}} \text{磷酸二丙酮} + H_2O_2$$

$$2H_2O_2 + 4\text{-AAP} + TOOS^{*} \xrightarrow{\text{氧化物}} \text{胺染料} + 4H_2O$$

注意，上述反应式中 TOOS 为 N-乙酰-N-磺酸丙基苯胺[4-aminophenazone，N-ethyl-N-(2-hydroxy-3-sulfopropyl)-m-toluidine，TOOS]。

（三）方法学评价

（1）酶偶联显色法特异性高，双试剂基本可解决内源性甘油的干扰问题。

（2）1，2-甘油二酯为底物，分子量确定，偶联单酸甘油脂肪酶，能将底物全部转变为游离甘油，类似三油酸甘油的测定原理（LPL-GK-GPO-POD）。

（3）1，2-甘油二酯为底物，试剂浊度较高，不易均匀分散在溶液中，解决该问题是本法的关键，可以通过使用甘油标准品测定实测 K 值来计算酶活性。

（4）LPS 与 AMY 比较，因不受唾液腺和胰腺的影响，LPS 特异性更高。LPS 不易从肾脏清除，在血中滞留时间较淀粉酶长，对某些未能及时就诊的胰腺炎患者更具有诊断价值。

二、5′-核苷酸酶测定

（一）方法概述

5′-核苷酸酶（5′-nucleotidase，5′-NT）可作用于多种核苷酸，广泛存在于人体组织中，定位于细胞质膜上。该酶主要用于肝胆系统疾病的诊断，较 ALP、GGT 更特异，三者常组合成酶谱。5′-NT 的测定方法有如下 3 种。

（1）测磷比色法：其原理是 5′-NT 将次黄苷-5′-单磷酸盐（5′-IMP）脱氨产生次黄苷和磷酸，后者与钼酸铵作用生成磷钼酸，再被还原成钼蓝，颜色深浅与释放的磷酸成正比。

（2）测氨比色法：5′-NT 催化 5′-IMP 水解，产生氨，然后用 Berthelot（酚-次氯酸盐）反应测定生成的氨量，从而计算 5′-NT 的活性。该方法灵敏度低，易受内源性和外源性 NH_3 影响。

（3）酶偶联法：偶联嘌呤核苷磷酸化酶（PNP）和黄嘌呤氧化酶（XOD）、过氧化氢酶和醛脱氢酶或偶联 PNP、XOD、POD，后者是目前的常用方法。

（二）测定原理

5′-核苷酸酶水解次黄苷单磷酸生成次黄苷；再通过偶联 PNP 的作用生成次黄嘌呤；后者在 XOD 氧化下生成尿酸和过氧化氢（hydrogen peroxide，H_2O_2）；最后在 POD 的作用下 H_2O_2 通过 Trinder 反应生成紫红色的有色醌，通过监测 546 nm 处吸光度上升的速率，即可测得样本中 5′-NT 的活性。其反应式如下所示。

$$\text{次黄苷单磷酸} + H_2O \xrightarrow{5'\text{-NT}} \text{次黄苷} + \text{磷酸}$$

$$\text{次黄苷单磷酸} + \text{磷酸} \xrightarrow{\text{PNP}} \text{次黄嘌呤} + \text{核糖-1-磷酸}$$

$$\text{次黄嘌呤} + 2H_2O \xrightarrow{\text{XOD}} \text{尿酸} + H_2O_2$$

$$2H_2O_2 + \text{4-AA} + \text{TOOS} + H_3O^+ \xrightarrow{\text{POD}} \text{红色苯醌色素} + 5H_2O$$

（三）方法学评价

本法工具酶较多，酶价格昂贵，试剂成本较高。该法也易受血清中氧化还原性物质的干扰；由于红细胞中含有大量的 5′-核苷酸，因此溶血会使结果偏高。

三、腺苷脱氨酶测定

（一）方法概述

腺苷脱氨酶（adenosine deaminase，ADA）广泛分布于人体各组织中，以胸腺、脾和其他淋巴组织中含量最高，是嘌呤核苷代谢过程中的重要酶。测定血液、体液中的 ADA 水平对肝脏疾病、结核性胸腹腔积液的鉴别诊断有重要意义。

ADA 检测方法有化学显色法、紫外分光光度法、酶偶联法、同位素法、荧光法、高效液相色谱法、化学放光法等。目前常用的测定方法为 PNP 法，借助过氧化氢（H_2O_2）反应，通过测量 340 nm 处 NADPH 吸光度上升的速率来测算 ADA 活性；另一种新的检测方法是 PNP 法加上 Trinder 反应，通过动态测量生成的醌在 550 nm 处吸光度上升的速度来测算 ADA 的活性。

（二）测定原理

酶偶联比色法：ADA 酶水解腺苷脱氨产生次黄苷，再通过 PNP 的作用生成次黄嘌呤；后者在黄嘌呤氧化酶（XTO）氧化下生成尿酸和过氧化氢；最后在过氧化物酶（POD）的作用下，H_2O_2 氧化 N-甲醛-N-3-甲基苯胺（EHSPT）生成紫红色的有色醌。通过动态检测有色醌在 550 nm 处吸光度上升的速度来测算 ADA 的活性。

$$\text{腺苷} + H_2O \xrightarrow{\text{ADA}} \text{次黄苷} + \text{氨}$$

$$\text{次黄苷} + \text{磷酸} \xrightarrow{\text{PNP}} \text{次黄嘌呤} + \text{核糖-1-磷酸}$$

$$\text{次黄嘌呤} + 2H_2O + 2O_2 \xrightarrow{\text{XTO}} \text{尿酸} + 2H_2O_2$$

$$H_2O_2 + \text{EHSPT} + \text{4-AAP} \xrightarrow{\text{POD}} \text{醌亚胺（红色）}$$

（三）方法学评价

酶偶联比色法具有抗干扰能力强，适合自动化快速测定的特点，为临床常规开展

ADA 检测应用创造了有利的条件。但该法准确度不够高,因为 PNP 和 XTO 溶液中含有硫酸铵,可造成 ADA 活性下降,使测定值偏高。

第四节　特殊反应类型的连续监测法

人们设计合成一类底物,通过酶促反应生成已知的化合物,参与已知化学反应生成有特征性的产物来实现连续监测。该类底物有别于色素原底物,因其产物并不是色素,实际上是利用某些特殊反应来实现连续监测。

一、胆碱酯酶测定

(一)方法概述

血清**胆碱酯酶**(cholin esterase,ChE)是由肝脏合成的一种胆碱酯水解酶,其催化胆碱酯水解的活性最高。根据对底物特异性的差别可将该酶分为两类:①乙酰胆碱乙酰基水解酶,即乙酰胆碱酯酶(acetylcholinesterase,EC 33.1.1.7,又称胆碱酯酶Ⅰ或真胆碱酯酶,缩写为 AChE),分布于红细胞、肺、脾神经末梢和大脑灰质,其主要生理功能是迅速水解神经末梢所释放的乙酰胆碱;②酰基胆碱酰基水解酶,通常称为拟乙酰胆碱酯酶(pseudocholinesterase,EC 3.1.1.8,又称胆碱酯酶Ⅱ,缩写为 PchE,也称 serum cholinesterase,SChE),水解芳基或烷基胆碱酯,分布于肝、胰、心脏、大脑内质和血清。血清中主要含 PChE,而 AChE 含量甚微。

测定血清 ChE 的方法很多,传统上有量压法、pH 电位测量法、荧光法、放射测量法、pH 指示剂分光光度法及羟胺比色法。这些方法用乙酰胆碱作底物,不是 SChE 的理想底物,比较适合测定红细胞中真性胆碱酯酶(AChE)的活力。

德国临床化学学会推荐硫代胆碱(SCh)-铁氰化钾指示反应法。该法的根据是 SCh 可使黄色铁氰化钾还原生成接近无色的亚铁氰化钾,通过监测 405 nm 处的吸光度下降速度来测定酶活性。

$$\text{硫代胆碱} + 2[Fe(CN)_6]^{3-} + H_2O \longrightarrow \text{胆碱} + 2[Fe(CN)_6]^{4-} + H_2O$$

目前常用的人工合成底物有碘化乙酰硫代胆碱(acethlthiocholine iodide),碘化丙酰硫代胆碱(propionylthiocholine iodide)和碘化丁酰硫代胆碱(S-butyzylthiocholine iodide),其有别于色素原底物,因为水解产物硫代胆碱并不是色素,与 Ellman 试剂即 5-硫代-2 硝基苯甲酸(DTNB)反应后显色。

(二)测定原理

以丁酰硫代胆碱作底物,可被胆碱酯酶水解为丁酸和硫代胆碱,硫代胆碱与 Ellman 试剂,即 5-硫代-2 硝基苯甲酸(DTNB)反应,在 405 nm 处连续监测吸光度的变化,上升的速率与样品中胆碱酯酶的活力成正比。

$$\text{丁酰硫代胆碱} \xrightarrow{PChE} \text{丁酸} + \text{硫代胆碱}$$

$$\text{硫代胆碱} + DTNB \longrightarrow 5TNBA + 2\text{- 硝基苯腙 -5- 巯基硫代胆碱}$$

（三）方法学评价

丁酰硫代胆碱法是目前测定血清 ChE 最常用的方法，对胆红素、维生素 C、血红蛋白、甘油三酯的抗干扰能力强。但也有人认为最合适的底物是丙酰硫代胆碱，因为血清胆碱酯酶对丁酰亲和力小，空白比丙酰高，酶活力却比丙酰低。其他影响因素：

（1）胆碱酯酶是血浆固有酶，在血清中含量高，即使样品、试剂稀释比达到 1∶100 以上，也经常会出现因反应速率超过线性范围而需要稀释的情况。但在稀释可疑氨基甲酸酯农药中毒的血样时，由于氨基甲酰化-AChE 的自动活化速度快，因此用缓冲液稀释会引起抑制酶的恢复加快。

（2）碘化丁酰硫代胆碱纯度应大于 0.995。

二、酸性磷酸酶测定

（一）方法概述

酸性磷酸酶（acid phosphatase，ACP）广泛存在于体内各组织、细胞和体液中。血液中的酸性磷酸酶的来源主要是前列腺、肝、脾等，以前列腺含量最为丰富。

测定 ACP 的主要方法有放射免疫测定、酶免疫测定、对流免疫电泳测定及化学显色测定等方法，目前生化仪上常用的方法有 Badson 氏改良法和 CNP-PK 法。

CNP-PK 法是以**2-氯 4-硝基苯基磷酸单钾盐**（chloronitrophenyl phosphate potassium salt，CNP-PK）为底物的连续监测一步法，经 ACP 水解释放 2-氯-4 硝基酚（CNP），在酸性条件下自显色，可在 405 nm 处测定吸光度。由于**前列腺酸性磷酸酶**（prostate acid phosphatase，PAP）可被酒石酸抑制，因此可在有和无酒石酸的条件下同时测定样品的酶活力，测得的总 ACP 与非前列腺 ACP 之差即 PACP 活力。Badson 氏改良法是以 α-萘基磷酸盐为底物，产物 α-萘酚无色，但偶联固红 TR 盐后生成重氮色素。

（二）测定原理

Badson 氏改良连续监测法：ACP 反应以 α-萘基磷酸盐为底物，在 pH 4.5～6.0 的条件下释放无机磷酸盐。产物 α-萘酚通过偶联偶氮试剂固红 TR 盐生成红色的重氮色素，通过在 405 nm 处连续监测偶氮化合物生成的速率来测定 ACP 的活性。

$$\alpha\text{-磷酸酚} + H_2O \xrightarrow{ACP(pH\ 5.3)} \alpha\text{-酚} + \text{磷酸}$$

$$\alpha\text{-酚} + \text{固红 TR} \longrightarrow \text{重氮色素}$$

（三）方法学评价

Badson 改良法属于连续监测法，但是需要两步才能完成，α-萘酚与重氮盐的反应在很短的时间内完成，呈色的速率仅受α-萘酚产生的速率限制。CNP-PK 法属于连续监测法，反应速度快，灵敏度高，但是需要加 β-环糊精阻止底物水解，且易受黄疸干扰。ACP 极不稳定，血清室温下放置 ACP 活力最多可下降 50%。

小结与展望

● 连续监测法按原理可分为色素原底物反应、脱氢酶指示反应、过氧化物酶指示反应、特殊类型反应4类。色素原底物方法设计简单，是酶活性测定的理想方法，但一般仅适用于水解酶或转移酶类，应用有其局限性。以脱氢酶、过氧化物做指示反应的酶偶联技术，理论上可以测定任何酶，前景广阔。

● 目前，IFCC发布了ALT、AST、CK、LD、GGT、ALP、AMY在37℃下酶活性测定参考程序及CRM酶参考物。统一的测定方法、测定程序以及有酶校正物是实现各实验室酶活性测定具有可比性的前提，也是实验室互认的前提。其余诊断酶因各种原因，目前尚无参考方法和参考品，但相信会有越来越多的酶活性测定方法被推荐。酶活性测定反应酶浓度是相对定量的技术，免疫化学法测定酶，尤其是同工酶的质量是一直以来的研究方向。

（唐长玖　沈财成）

第八章　酶促反应法测定生化物质

【教学目标与要求】

掌握：酶促反应法测定 UA、BIL、尿素、肌酐、葡萄糖、糖化血清蛋白、TG、TCH、HDL-C、LDL-C、TBA 的原理及其优缺点与注意事项。

熟悉：酶促反应法测定其他生物化学物质的原理及其优缺点与注意事项。

了解：酶促反应法测定上述生物化学物质的方法学评价，以及其方法的历史演变。

酶法分析(enzymatic analysis)是以酶促反应为基础，以酶作为主要试剂，测定酶促反应的底物、辅酶、辅基、激活剂或抑制剂，以及用酶偶联法测定酶活性等的一类方法。代谢物酶法分析是指用酶法分析的方法来测定人体内的代谢物或代谢产物的分析方法。20世纪初期，酶法分析就开始应用于临床，到 70 年代得到了较大的发展。自动生化分析仪的普及使得这种分析方法不但应用日益广泛，而且发展十分迅速。

酶法分析在准确性、精密度、灵敏度、线性范围等方面都优于传统的化学法，主要优点：①由于酶作用的特异性高，因此成分复杂的血清等体液样品无须进行预处理(提取纯化等步骤)就能直接测定，简化了实验程序；②试剂酶的化学本质是蛋白质，没有毒性，环境污染少；酶促反应的条件温和，实验过程没有强酸、强碱、加热煮沸等条件；③反应步骤简单，反应时间短；④特别适用于自动生化分析仪。因此，酶法分析技术逐步取代了化学法。根据原理不同，酶促反应可以分为平衡法和速率法；根据方法设计不同，可分为单酶反应直接法、酶偶联法、酶循环测定法、酶激活与酶抑制测定法。

测定生物化学物质的酶促反应法可分为平衡法和速率法两类；速率法根据吸光度升高和下降可再分为正向反应和负向反应。在酶促反应全过程中，分析仪均以一定间隔时间测定全程吸光度值，测定吸光度的时间点称为测光点，用于计算结果的测光点称为读数点。因此，自动生化分析仪的分析方法可以统称为**定时法**。在临床实际操作中，如在此期间待测物消耗$<5\%$，只需测定两个固定时间点之间吸光度的差值，就可以采用标准浓度对照法计算待测物浓度，这种方法称为**固定时间法**(fixed assay)或两点定时法。临床上大多数测定生物化学物质的酶促反应法均采用固定时间法。

第一节 代谢物酶法分析的原理

代谢物酶法分析可基于不同的原理来设计方法，但从检测类型来分，可分为平衡法和速率法。下面以单底物酶促反应为例说明它们测定的理论基础。

一、平衡法

（一）平衡法测定的理论基础

平衡法是指标本中待测物的量有限，经过酶促反应逐渐被消耗，当剩余的底物量很少（<1%）时，指示反应信号逐渐达到稳定，即通常所说的“终点”，由于该法的酶促反应没有终止，所以称平衡法更为合适。平衡法的特点是测定底物的总变化量，对于分光光度法而言，测定吸光度的方式采用**终点法**（end-point method）。将米氏方程改写为式(8-1)。

$$v=\frac{-\mathrm{d}[\mathrm{S}]}{\mathrm{d}t}=\frac{v_{\max}[\mathrm{S}]}{K_{\mathrm{m}}+[\mathrm{S}]}$$

$$\frac{-\mathrm{d}[\mathrm{S}](K_{\mathrm{m}}+[\mathrm{S}])}{v_{\max}[\mathrm{S}]}=\mathrm{d}t$$

$$-\mathrm{d}[\mathrm{S}]\left(\frac{K_{\mathrm{m}}}{v_{\max}[\mathrm{S}]}+\frac{1}{v_{\max}}\right)=\mathrm{d}t$$

$$t=2.303\,\frac{K_{\mathrm{m}}}{v_{\max}}\lg\frac{[\mathrm{S}]_0}{[\mathrm{S}]_t}+\frac{[\mathrm{S}]_0-[\mathrm{S}]_t}{v_{\max}} \tag{8-1}$$

式中，$[\mathrm{S}]_0$为待测物，$[\mathrm{S}]_t$为待测物反应 t 时间后的剩余浓度。若反应达到平衡，假设 $[\mathrm{S}]_t/[\mathrm{S}]_0=1\%$，即$[\mathrm{S}]_0-[\mathrm{S}]_t\approx[\mathrm{S}]_0$，则可简化为式(8-2)。

$$t=4.606\,\frac{K_{\mathrm{m}}}{v_{\max}}+\frac{[\mathrm{S}_0]}{v_{\max}} \tag{8-2}$$

说明达到平衡所需的时间 t 与 K_{m}、$v_{\max}$、$[\mathrm{S}]_0$有关，K_{m}越小、$v_{\max}$越大（加入酶量越多）、$[\mathrm{S}]_0$越小（待测物越少），则达到平衡所需的时间越短。一般情况下，$[\mathrm{S}]_0$相对于 $v_{\max}$较小，所以平衡时间主要取决于 K_{m} 和 $v_{\max}$。$[\mathrm{S}]_0$即方法线性范围的上限，当 $v_{\max}$和时间 t 选定后，试剂中酶用量 $v_{\max}$越大，方法的线性范围越宽。

产物的吸光度分别用 A_{s} 和 A_{u} 来表示，标准管的$[\mathrm{S}]_0$与测定管的$[\mathrm{S}]_0$分别用 c_{s} 和 c_{u} 来表示，实际工作中根据式(8-3)计算。

$$\frac{c_{\mathrm{s}}}{c_{\mathrm{u}}}=\frac{A_{\mathrm{s}}}{A_{\mathrm{u}}} \tag{8-3}$$

标准管的$[\mathrm{S}]_0-[\mathrm{S}]_t$与待测管的$[\mathrm{S}]_0-[\mathrm{S}]_t$分别代表消耗量，也代表转化为产物的量，才与 A_{s} 和 A_{u} 成正比，如式(8-4)所示。

$$\frac{A_{\mathrm{s}}}{A_{\mathrm{u}}}=\frac{[\mathrm{S}]_{0}\text{，准管}-[\mathrm{S}]_{t,\text{准管}}}{[\mathrm{S}]_{0,\text{定管}}-[\mathrm{S}]_{t,\text{定管}}}\quad\frac{[\mathrm{S}]_{0}\text{，准管}}{[\mathrm{S}]_{0,\text{定管}}}=\frac{[\mathrm{S}]_{0,\text{准管}}-[\mathrm{S}]_{t,\text{准管}}}{[\mathrm{S}]_{0,\text{定管}}-[\mathrm{S}]_{t,\text{定管}}} \tag{8-4}$$

式(8-3)是平衡法测定代谢物的基本原理，其前提条件是公式(8-4)成立。当 $[\mathrm{S}_0]-$

$[S_t] \approx [S_0]$，即反应基本达到平衡，A_u 和 A_s 基本稳定不变，此时测定误差最小。因此，平衡法准确度的关键是要使酶促反应尽量达到平衡。在实际工作中，反应时间固定，则要求酶量要足够，但因酶的稳定性因素，试剂盒使用一段时间后酶活性会下降，所以应仔细观察反应曲线是否达到平衡。手工法可以通过延长反应时间来弥补酶量的不足。但事实上，很多反应即使酶过量，酶促反应也难以达到平衡，如 ChE、POD 催化的反应。但若同时带标准管，只要标准与测定达到相同的反应程度，按式(8-3)计算则误差可以减小，但程度未知。因此，需要与测定标本相似的基质作为标准，即以定值血清作为标准品。如果测定管与标准管的反应明显存在基质效应，两者反应程度不一，则按式(8-3)计算就会带来误差。

(二)平衡法设计的基本条件

平衡法设计的基本条件：

(1)在保证测定线性的前提下，所用酶的 K_m 要尽量小。

(2)酶用量要足够大，以保证反应能在可接受的较短时间(一般为 1～3 min)内达到平衡，以保证以较快的反应速度完成测定。

(3)应朝正反应方向进行，如果反应的平衡常数太低，为使反应朝正反应方向进行，可采取增加底物浓度、偶联反应移去生成物、改变反应 pH 等方法。测定管必须与标准管一起到达平衡以后再测定，结果才可靠。

平衡法影响因素相对容易控制，只要酶量足够，就能够在一定时间内达到平衡，结果是可靠的，是目前绝大多数酶法分析技术所采用的方法。但若 K_m 很大，在短时间内不能达到平衡，则不得不考虑采用速率法或两点法。

二、速率法

(一)速率法测定的理论基础

速率法测定的是速度(通常指的是初速度)，依据是当底物的消耗量较小(<5%)时，酶促反应呈一级反应，此时的反应速度(v)与待测物的浓度成正比。米氏方程见式(8-5)。

$$v = \frac{v_{max}[S]}{K_m + [S]} \tag{8-5}$$

当$[S] \ll K_m$时，则$[S] + K_m \approx K_m$。

当酶量固定不变时，酶促反应的最大速度 v_{max} 也不变，此时，酶促反应符合一级反应。

$$v = \frac{v_{max}[S]}{K_m} = K[S]$$

若同时带标准管，则如式(8-6)所示。

$$\frac{v_{准管}}{v_{定管}} = \frac{[S]_{准管}}{[S]_{定管}} \tag{8-6}$$

标准管的$[S]_0$与测定管的$[S]_0$分别表示为 c_s 和 c_u，速度用 $\Delta A/t$ 来表示。式(8-6)改写为式(8-7)。

$$\frac{(\Delta A/t)_{准管}}{(\Delta A/t)_{定管}}=\frac{c_s}{c_u} \tag{8-7}$$

式(8-6)就是速率法测定代谢物浓度的原理，其前提条件是测定初速度。随着反应进行，[S]越来越小，v 也越来越小，准确测定反应的初速度是很困难的。因此，速率法准确度的关键是测定的速度是初速度，越偏离初速度测定，误差则越大。在实际工作中采取折中的方法，先测定两个固定时间的吸光度差值，就可以采用标准浓度对照法计算样本浓度，这种方法又称为二点法，因为两点之间既不满足速率也不满足平衡的特点，时间段选取正确基本代表初速度。尿素的测定就是典型的例子。

(二)速率法设计的基本条件

速率法设计的基本条件：

(1)为了保证有足够的测定线性范围和较长的反应动态期，所用酶的 K_m 应足够大。如果所用试剂酶的 K_m 太小，可在反应体系中加入竞争性抑制剂，以加大 K_m，如在尿素酶促紫外速率法测定中加羟基脲，在碳酸氢盐酶法测定中加硫氰酸盐等。

(2)酶用量要合适，用多了浪费，用少了则线性期缩短，甚至一级反应丧失。一般认为，速率法的酶用量比平衡法小。

(3)速率法测定误差较大，酶促反应速度受很多因素影响，只有在各种因素都被很好控制的前提下，反应速度(v)才与待测物的浓度成正比。

三、平衡法与速率法的反应特性

平衡法与速率法这两种方法是相互联系的，因为平衡法开始一段时间也有可能遵循一级反应规律。相反，速率法只要时间足够长，也会达到平衡。对于平衡法来说，关键是确定达到平衡所需的时间。对于速率法来说，关键是如何使酶促反应达到一级反应。速率法和平衡法测定对测定仪器的要求不同。平衡法测定由于测定的信号较大，加上反应达到平衡，因此对仪器的电噪声和温控要求不严；而速率法由于测定的是反应动态过程中的吸光度的改变，检测的信号小，温度对测定的影响很大，因此要求仪器的电噪声小，吸光度应读到 0.0001，温度变化应小于 0.1%。产物的堆积和样品色原对速率法影响较小，对平衡法影响较大。

速率法和平衡法测定比较，速率法具有下列优点：①测定时间短，检测速度快，无须把所有底物转化为产物，酶用量比平衡法小，检测成本低；②速率法一般无须做样品空白，标本本身因素影响小。平衡法若要将待测物在较短时间内消耗接近完全，必须使用大量的酶。但其优点是试剂酶活性的下降对测定结果影响远没有速率法明显，只会导致达到平衡所需时间延长，检测范围变窄。试剂酶活性下降对速率法来说有时是致命的，可能导致线性期缩短，甚至一级反应丧失。基于以上种种因素，代谢物酶法分析技术大多选择平衡法。

第二节　酶反应前后光吸收变化测定法

一、血清尿酸的测定

血清**尿酸**(uric acid,UA)的酶法测定包括尿酸氧化酶法、尿酸酶紫外法、尿酸氧化酶传感器检测法等。由于受试剂、仪器等不同的影响,各方法之间的检测结果偏差较大,结果之间缺乏可比性。其中,用尿酸酶还原尿酸比色法测定血清尿酸含量的特异性强,灵敏度高。目前,临床上主要采用尿酸氧化酶法和酶紫外法测定。本节所述酶反应前后光吸收变化测定法是尿酸紫外法。

(一)尿酸紫外法

1. 测定方法

尿酸在282～292 nm处有特异吸收峰,被尿酸酶催化作用后,其产物尿囊素在282～292 nm处无吸收峰。因此,根据此波长下测量酶作用前后的吸光度之差,可计算出血清尿酸的含量,该法为目前临床实验室的最佳诊断方法。

$$\text{尿酸} + O_2 + H_2O \xrightarrow{\text{尿酸酶}} \text{尿囊素} + CO_2 + H_2O_2$$

2. 方法学评价

尿酸酶紫外法测定的特异性和抗干扰性好,标本用量少,无须制备无蛋白滤液,而且方法简便快速;该方法在使用紫外分光光度计前需对其波长进行校正,且对石英比色皿要求较高,同时还应注意控制反应条件,即温度、时间、溶液的pH值等;自动生化分析仪通常不具备290 nm左右的检测波长,因此该方法在临床实验室的应用较局限。目前,大多数实验室采用尿酸氧化酶法测定尿酸。

(二)尿酸氧化酶法测定

1. 测定方法

血清尿酸在尿酸酶的作用下生成尿囊素及H_2O_2,生成的H_2O_2与4-氨基安替比林(4-AAP)和N-乙基-N-(2-羟基-3-磺丙基)-3-甲基苯胺钠盐(TOOS)在过氧化物酶(POD)的作用下最终生成紫红色的醌亚胺,其最大吸收峰为505 nm,在可见光范围内比色,其吸光度大小与尿酸含量成正比。

$$\text{尿酸} + H_2O + O_2 \xrightarrow{\text{尿酸酶}} \text{尿囊素} + CO_2 + H_2O_2$$

$$H_2O_2 + \text{4-AAP} + \text{TOOS} \xrightarrow{\text{POD}} \text{醌亚胺} + H_2O$$

2. 方法学评价

将 POD 作为指示系统已广泛用于葡萄糖、肌酐、尿酸、胆固醇、甘油三酯等项目的测定。其共用的指示反应 Trinder 反应中形成的紫红色醌亚胺类化合物，最大吸收峰为 505 nm，在可见光范围内比色，易于在临床自动生化分析仪中使用，目前发展为红色或蓝色醌类。具体评价见本章第四节。

二、血清胆红素测定

1. 测定方法

胆红素呈黄色，在 450 nm 处有最大吸收峰，胆红素氧化酶催化胆红素氧化形成胆绿素，随着胆红素被氧化，胆红素在 450 nm 处吸光度下降，下降程度与胆红素被氧化的量相关。在 pH 为 8.0 的条件下，未结合胆红素及结合胆红素均被氧化，因而检测 450 nm 处吸光度的下降值可反映总胆红素的含量。

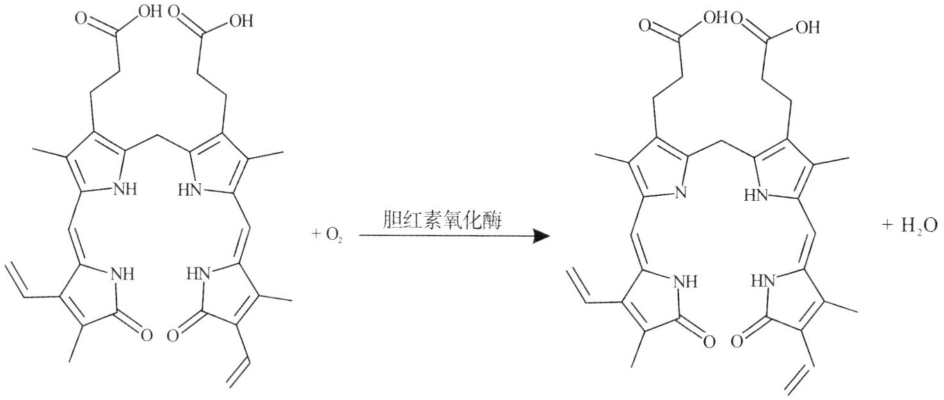

+ O_2 —胆红素氧化酶→ + H_2O

胆红素　　　　胆绿素

2. 方法学评价

酶法特异性高，重复性较好。该法解决了长期以来用重氮反应法测定胆红素时条件的不同（包括试剂种类和浓度不同以及反应时间不同）造成测定值变异大的问题；特别是对于**结合胆红素**（conjugated bilirubin，CB），由于**胆红素氧化酶**（bilirubin oxidase，BOD）仅对血清 CB 进行选择性氧化，而不氧化**δ-胆红素**（δ-bilirubin，δ-BIL）和**未结合胆红素**（unconjugated bilirubin，UB），因此反应具有较高的特异性。

第三节　脱氢酶指示系统测定法

脱氢酶指示系统测定法（dehydrogenase indicator system assay methods）是常用的测定生物化学物质的方法之一。体内许多生化物质可以直接或间接地在脱氢酶的催化下发生氧化还原反应，辅酶参与其中。待测物氧化时脱下氢传递给氧化型辅酶，使其还原为还原型辅酶；待测物被还原时需要的氢由还原型辅酶提供，使其转化为氧化型辅酶，由此即可根据其在 340 nm 处吸光度的变化计算以**烟酰胺腺嘌呤二核苷酸**[**还原型辅酶Ⅰ**，nicotinamide adenine dinucleotide，NAD(H)]或**烟酰胺腺嘌呤二核苷酸磷酸**[**还原型辅酶Ⅱ**，

nicotinamide adenine dinucleotide phosphate，NADP(H)]为辅酶的酶促反应中待测物的浓度。该类方法最大的缺点是血浆中有许多以 NADH 为辅酶的脱氢酶，采用 NADH 进行反应时易发生负反应而干扰测定。为解决这个问题，常加入高浓度的丙酮酸抑制以**乳酸脱氢酶**(LD)为主的内源性脱氢酶的干扰；也可使用双试剂法来消除干扰；所使用的试剂酶中的杂酶应低于允许范围。

一、单酶反应直接测定法

若待测物可直接发生脱氢酶反应，并产生可检测的信号，则称为单酶反应直接测定法。此方法是最简单的脱氢酶指示系统测定法。

(一)血清乳酸与丙酮酸测定

1. 测定方法

血清乳酸测定的方法有乳酸氧化酶法、酶电极法和乳酸脱氢酶法。乳酸氧化酶法原理：乳酸在乳酸氧化酶催化下氧化生成丙酮酸和**过氧化氢**(hydrogen peroxide，H_2O_2)，后者参与 Trinder 反应生成红色醌亚胺类物质。氧化酶法无须制备无蛋白滤液，操作简便、快速，适宜常规应用。酶电极法是利用乳酸氧化酶催化产物 H_2O_2，经铂电极催化电离并在铂-银电极间形成微电位差和微电流，其强度与乳酸浓度成正比。酶电极法快速，简便，准确，适用于床旁、出诊及运动医学中的测定，但该检测需要专用仪器。血清丙酮酸的酶法测定主要包括乳酸脱氢酶法和丙酮酸氧化酶法。丙酮酸氧化酶法因其特异性不高，易受到许多还原性物质的干扰而影响结果的准确性，故临床上血清乳酸与丙酮酸测定大多采用乳酸脱氢酶法。

2. 乳酸脱氢酶法测定原理

(1)乳酸测定：乳酸在 LDH 催化下脱氢生成丙酮酸，氧化型 NAD^+ 接受氢转变成还原型 NADH。加入硫酸肼可捕获产物丙酮酸促成反应完成。生成的 NADH 与乳酸为等摩尔量，于 340 nm 波长处测定 NADH 的吸光度，可计算出血清中的乳酸含量。反应式如下所示。

$$\text{乳酸} + NAD^+ \xleftrightarrow{LDH} \text{丙酮酸} + NADH + H^+$$

$$\underset{\text{乳酸}}{HO-\overset{\overset{COOH}{|}}{\underset{\underset{CH_3}{|}}{C}}-H} + NAD^+ \xleftrightarrow{LD} \underset{\text{丙酮酸}}{\overset{\overset{COOH}{|}}{\underset{\underset{CH_3}{|}}{C}}=O} + NADH + H^+$$

(2)丙酮酸测定：为乳酸测定的逆反应。丙酮酸在 LDH 作用下结合 NADH 传递的氢，还原为乳酸并生成 NAD^+。根据 NADH 吸光度的下降值可测定样品中的丙酮酸。通常情况下该反应在 pH 7.5 条件下进行。反应式如下所示。

$$\text{丙酮酸} + NADH + H^+ \xleftrightarrow{LDH} \text{乳酸} + NAD^+$$

$$\underset{\text{丙酮酸}}{\begin{array}{c}COOH\\|\\C{=}O\\|\\CH_3\end{array}} + NADH + H^+ \xrightleftharpoons{LD} \underset{\text{乳酸}}{\begin{array}{c}COOH\\|\\HO{-}C{-}H\\|\\CH_3\end{array}} + NAD^+$$

3. 方法学评价

乳酸脱氢酶法抗干扰能力强，操作简便，是目前临床检验科测定血清中乳酸和丙酮酸的首选方法。

测定血清中乳酸和丙酮酸时应注意：①酮体易受饮食影响，剧烈运动时乳酸可在短时间内明显增加，因此，抽血前患者应保持空腹和完全静息至少 2 h；②血中丙酮酸极不稳定，血液抽出后 1 min 就会减低，如用偏磷酸沉淀蛋白质后置于 4℃可稳定 8 天；③丙酮酸标准应用液会发生聚合反应，其聚合体的酶促反应速率与非聚合体不同，故丙酮酸标准应用液必须新鲜配制；④本方法使用的偏磷酸易被氢离子催化成正磷酸而失去沉淀蛋白质的作用，偏磷酸溶液在 4℃时仅能稳定 1 周；⑤抗凝剂用肝素-氟化钠较好。

（二）血浆 β-羟丁酸测定

1. 测定方法

血浆 β-羟丁酸的测定方法有酸氧化比色法、气相色谱法、酶法、毛细管等速电泳法等。酸氧化比色法操作费时且缺乏特异性。气相色谱法是测定 β-羟丁酸在氧化反应过程中生成的丙酮，特异性高，只需少量样品，但操作费时，需要做内源性的校正。等速电泳法具有快速、直接、敏感的优点，但所需的仪器设备昂贵，且 pH 控制不严会带来较大的误差。酶法灵敏度高，速度快，样品用量少，无须提纯或预处理便可直接测定，且适用于各类生化自动分析仪测定。因此，脱氢酶法是血浆 β-羟丁酸测定的常用方法。

2. β-羟丁酸测脱氢酶法测定原理

在 NAD^+ 存在的条件下，β-羟丁酸在 β-羟丁酸脱氢酶的作用下被氧化生成乙酰乙酸，同时 NAD^+ 被还原为 NADH，在 pH 8.5 及 340 nm 波长下此反应中 NADH 吸光度值与血浆中 β-羟丁酸的浓度成正比。反应式如下所示。

$$\beta\text{-羟丁酸} + NAD^+ \xrightarrow{\beta\text{-羟丁酸脱氢酶}} \text{乙酰乙酸} + NADH + H^+$$

$$\underset{\beta\text{-羟丁酸}}{CH_3{-}\overset{\displaystyle OH}{\underset{\displaystyle H}{C}}{-}CH_2{-}C\begin{array}{l}{\nearrow}O\\{\searrow}O^-\end{array}} + NAD^+ \xrightarrow{\beta\text{-羟丁酸脱氢酶}} \underset{\text{乙酰乙酸}}{CH_3{-}\overset{\displaystyle O}{\overset{\|}{C}}{-}CH_2{-}C\begin{array}{l}{\nearrow}O\\{\searrow}O^-\end{array}} + NADH + H^+$$

3. 方法学评价

由于易受饮食影响，因此原则上应空腹取血，β-羟丁酸避免在室温放置，置于 4℃下可以稳定 30 天。试剂中如含有草酸，可以抑制内源性 LDH 对乳酸的氧化反应。

（三）血氨测定

1. 测定方法

血氨的测定主要有两类：①两步法，先从血浆中分离出氨再进行测定，如离子交换树脂法；②一步法，即不需要分离就可以直接测定，如酶法和离子选择电极法。离子交换树脂法是血氨测定的参考方法；氨电极法由于氨气敏电极选择性较高，因此特异性和准确度高，但耐用性差，且电极的稳定性受温度、渗透压、中介液等多种因素影响。目前，酶法由于方法简单、特异性高而被广泛应用。

2. 谷氨酸脱氢酶法测定原理

在**谷氨酸脱氢酶**(glutamate dehydrogenase，GLDH)作用下，血浆中氨与 α-酮戊二酸和 NADPH 反应，生成谷氨酸和 $NADP^+$，NADPH 在 340 nm 处吸光度的下降程度与反应体系中氨的浓度成正比。反应式如下所示。

$$\alpha\text{-酮戊二酸} + NADPH + NH_4^+ \xrightarrow{GLDH} \text{谷氨酸} + NADP^+ + H_2O$$

$$\underset{\alpha\text{-酮戊二酸}}{HOOC-CH_2-CH_2-CO-COOH} + NADPH + NH_4^+ \xrightarrow{GLDH} \underset{L\text{-谷氨酸}}{HO-C(=O)-CH_2-CH_2-CH(NH_2)-C(=O)-OH} + NADP^+ + H_2O$$

3. 方法学评价

该法特异性强、快速，是较为理想的氨分析方法；在 pH 7.0 以上时，ADP 是 GLDH 的稳定剂和激活剂，能加速反应；用 NADPH 取代原来的 NADH，既可缩短反应时间，又能防止假阳性(因为血浆中有许多以 NADH 为辅酶的脱氢酶，用 NADH 时易发生负反应)；床旁取血后应立即分离血清并尽快进行测定，防止外源性氨的污染。

二、酶偶联脱氢酶指示系统测定法

当待测物不能直接进行脱氢酶促反应时，可通过一个或多个辅助酶反应使其产物发生脱氢酶反应，并产生可检测的信号。

(一)尿素测定

1. 测定方法

尿素的测定方法可分为化学比色法和尿素酶法两大类。化学比色法最常用的是二乙酰一肟显色法，该方法遇光后易褪色，结果不稳定，线性范围小，而且其中的试剂有毒性和易腐蚀性，重复性不佳。尿素酶法简单，快速，准确，特异性强，易于自动化。

2. 脲酶偶联脱氢酶法测定原理

尿素酶催化尿素分解产生氨，氨在谷氨酸脱氢酶(GLDH)的作用下使 NADH 氧化为 NAD^+，然后在 340 nm 下测定吸光度的降低值，用标准对照速率法即可计算出血清尿素的含量。反应式如下所示。

$$\text{尿素} + H_2O \xrightarrow{\text{脲酶}} CO_2 + 2NH_3$$

$$NH_3 + \alpha\text{-酮戊二酸} + NADH + H^+ \xrightarrow{GLDH} L\text{-谷氨酰胺} + NAD^+ + H_2O$$

$$\underset{\text{尿素}}{NH_2-C(=O)-NH_2} + H_2O \xrightarrow{\text{尿素酶}} CO_2 + 2NH_3$$

$$NH_3 + HOOC-CH_2-CH_2-CO-COOH + NADH + H^+ \xrightarrow{GLDH} HO-\underset{\|}{\overset{}{C}}(=O)-CH_2-CH_2-CH(NH_2)-COOH + NAD^+ + H_2O$$

α-酮戊二酸　　　　　　　　　　　　　*L*-谷氨酸

3. 方法学评价

该法测定尿素简便，快速，适用于临床常规分析，但该法存在内源性氨和外源性氨，以及内源性脱氢酶和还原型辅酶的干扰，需采用含 LD 抑制剂（如高浓度丙酮酸）的双试剂法来测定，否则测定结果偏高。

（二）肌酐

1. 测定方法

肌酐脱氢酶法测定主要有肌酐亚氨酸水解酶偶联谷氨酸脱氢酶法和酶偶联肌氨酸氧化酶法两种。酶偶联肌氨酸氧化酶法原理：肌酐在肌酐酰胺基水解酶的作用下水解成肌酸，后者又被肌酸脒基水解酶水解成肌氨酸和尿素，肌氨酸被氧化，其产物 H_2O_2 与 4-氨基安替比林（4-AAP）、N-乙基-N-（2-羟基-3-磺丙基）-3-甲基苯胺钠盐（TOOS）在肌氨酸氧化酶及过氧化物酶（POD）的作用下，最终生成紫红色的醌亚胺，其吸光度变化值与肌酐含量成正比。反应式为如下所示。

$$\text{肌酐} + H_2O \xrightarrow{\text{肌酐酰胺基水解酶}} \text{肌酸}$$

$$\text{肌酸} + H_2O + O_2 \xrightarrow{\text{肌酸脒基水解酶}} \text{肌氨酸} + \text{尿素}$$

$$\text{肌氨酸} + H_2O + O_2 \xrightarrow{\text{肌氨酸氧化酶}} H_2O_2$$

$$H_2O_2 + \text{4-AAP} + \text{TOOS} \xrightarrow{POD} \text{紫红色醌亚胺} + H_2O$$

该方法由于易受还原性物质影响，因此特异性没有肌酐脱氢酶法高；但酶易获得，故可利用双试剂法先去除还原性物质，再测定肌酐。

2. 肌酐脱氢酶法测定原理

肌酐在肌酐亚氨基水解酶（CRDI）的作用下水解为 N-甲基-乙内酰脲和 NH_4^+，NH_4^+ 与 NADPH 和 α-酮戊二酸在 GLDH 的作用下生成 *L*-谷氨酸和 $NADP^+$，记录340 nm处吸光度的下降值，进而计算出标本中肌酐的浓度。反应式如下所示。

$$\text{肌酐} + H_2O \xrightarrow{CRDI} \text{N-甲基-乙内酰脲} + NH_4^+$$

$$NH_4^+ + \alpha\text{-酮戊二酸} + NADPH \xrightarrow{GLDH} L\text{-谷氨酸} + NADP^+ + H_2O$$

$$\text{(肌酐结构式)} + H_2O \xrightarrow{CRDL} \text{(N-甲基-乙内酰脲结构式, }(CH_3)_n\text{)} + NH_4^+$$

$$NH_4^+ + HOOC{-}CH_2{-}CH_2{-}CO{-}COOH\ (\alpha\text{-酮戊二酸}) + NADPH \xrightarrow{GLDH} HO{-}\underset{\|}{\overset{}{C}}{-}\overset{H_2}{C}{-}\overset{H_2}{C}{-}\underset{NH_2}{\overset{H}{C}}{-}\overset{O}{\overset{\|}{C}}{-}OH\ (L\text{-谷氨酸}) + NAD^+ + H_2O$$

α-酮戊二酸　　　　*L*-谷氨酸

3. 方法学评价

肌酐脱氢酶法与参考方法高效液相色谱法具有良好的相关性，精密度和准确度高，线性范围宽，不受黄疸、乳糜血、溶血和临床常用治疗药物及体内代谢物的干扰，结果更趋于真值，易于自动化分析，可用于血液及尿液的检测。该方法的主要缺点是试剂不够稳定，且肌酐酶来源困难，试剂盒价格昂贵，影响其在临床实验室的普遍使用。相比之下，肌氨酸氧化酶法具有灵敏度高、线性范围宽、试剂稳定性好等优点。

（三）血浆碳酸氢根

1. 测定方法

血浆 HCO_3^- 测定方法主要有离子选择电极法、滴定法、酶速率法等。离子选择电极法原理：利用酸度差原理，将 CO_2 的全部存在形式（H_2CO_3、HCO_3^-、CO_2）加酸生成 CO_2 气体，然后根据 pH 和 PCO^2 计算 HCO_3^- 的浓度。电极法快速，准确，适用于急诊检验，但价格较高，维护保养烦琐，需定期更换，使用范围受到限制。滴定法是基于 HCO_3^- 与 HCl 反应生成 CO_2 的原理来测定的，其手工操作烦琐，操作人员熟练程度和判断终点的经验可在一定程度上影响结果，且试剂稳定性差，结果可靠性差，已经被淘汰。酶速率法为 HCO_3^- 直接参与化学反应，操作简单，反应特异，更适合临床常规检测。

2. 血浆碳酸氢根酶法测定原理

血浆中的 HCO_3^- 在**磷酸烯醇式丙酮酸羧化酶**（phosphoenolpyruvate carboxylase，**PEPC**）催化下，与**磷酸烯醇丙酮酸**（phosphoenolpyruvate，**PEP**）反应，生成草酰乙酸和磷酸；草酰乙酸和**苹果酸脱氢酶**（**MD**）反应，生成苹果酸，同时将 NADH 氧化成 NAD^+；在 340 nm 波长处吸光度的降低与样品中 HCO_3^- 含量成正比。反应式如下所示。

$$PEP + HCO_3^- \xrightarrow{PEPC + Mg^{2+}} \text{草酰乙酸} + H_3PO_4$$

$$\text{草酰乙酸} + NADH + H^+ \xrightarrow{MDH} \text{苹果酸} + NAD^+$$

$$\underset{PEP}{COOH{-}C(O{\sim}P){=}CH_2} + HCO_3^- \xrightarrow{PEPC + Mg^{2+}} \underset{\text{草酰乙酸}}{HOOC{-}CH_2{-}CO{-}COOH}$$

$$\underset{\text{草酰乙酸}}{HOOC{-}CH_2{-}CO{-}COOH} + NADH + H^+ \xrightarrow{MDH} \underset{\text{苹果酸}}{HOOC{-}CH_2{-}CH(OH){-}COOH} + NAD^+$$

3. 方法学评价

在准备试剂和收集标本时应严格密封，以最大限度地减少干扰，如标本中 CO_2 的挥发;试剂浑浊或试剂空白吸光度小于 1.0 时都不能使用;内源性丙酮酸和 LDH 对反应产生干扰,此干扰可由草氨酸钠消除。干粉或液态的 NADH 均不稳定,易被氧化分解,尤其是在酸性条件下,故应尽量维持缓冲液在碱性条件下,如加入底物葡萄糖和葡萄糖脱氢酶以维持 NADH 还原性。值得注意的是,再生性的酶反应必须控制在一定范围内,否则会干扰主反应。

第四节　过氧化物酶指示系统测定法

过氧化物酶指示系统是临床生化实验最常用的测定方法之一。体内许多生化物质可以直接或间接地在氧化酶的作用下生成 H_2O_2,故可用 Trinder 反应指示终点。此类方法在可见光范围内,易于自动化分析,广泛应用于临床。

许多临床生化检测项目应用了 Trinder 反应,如**葡萄糖**(glucose,GLU)、**甘油三酯**(triglyceride,TG)、**胆固醇**(cholesterol,CHO/CHOL)/**总胆固醇**(total cholesterol,TC)、**尿酸**(UA)、**高密度脂蛋白**(high-density lipoprotein,HDL)、**低密度脂蛋白**(low-density lipoprotein,LDL)。该反应过程主要存在两方面干扰或影响。一方面,可受到标本中数十种药物和胆红素等物质干扰,其中影响最大的药物为抗坏血酸(维生素 C),它能还原反应过程中所产生 H_2O_2,使其生成的红色醌亚胺化合物减少,结果呈负干扰。应用抗坏血酸氧化酶使样本中的维生素 C 干扰得以完全排除。胆红素也能还原反应过程中所产生的 H_2O_2,可加适量胆红素氧化酶来排除干扰。另一方面,POD 是一种非特异性的酶,可以采用双试剂法来消除其非特异性的干扰。

一、葡萄糖测定

葡萄糖的检测方法可归纳为氧化还原法(无机化学法)、缩合法(有机化学法)和酶法(生物化学法)三类。

酶法包括葡萄糖氧化酶(GOD-POD)法、己糖激酶(HK)法、葡萄糖脱氢酶法和葡萄糖氧化酶-氧速率(GOD-POR)法。

1. 葡萄糖氧化酶法测定原理

GOD 可以高特异性地催化葡萄糖氧化成葡萄糖酸并同时产生 H_2O_2,生成的 H_2O_2 参与 Trinder 反应,生成醌亚胺色素,在 505 nm 波长下比色检测,生成的吸光度与葡萄糖浓度成正比。反应式如下所示。

$$葡萄糖 + O_2 \xrightarrow{GOD} 葡萄糖酸 + H_2O_2$$

$$H_2O_2 + \underset{(无色)}{4\text{-}氨基安替比林} + 酚 \xrightarrow{POD} \underset{(红色)}{醌亚胺类} + 4H_2O$$

2. 方法学评价

GOD 仅高特异地催化 β-*D*-葡萄糖，而葡萄糖中 α 型约占 36%，因此葡萄糖的完全氧化需要使 α 型变旋为 β 型；现在的试剂大多含有变旋酶，可促进 α 型向 β 型的转变，延长孵育时间，也可以达到自发变旋。

葡萄糖的测定结果受饮食影响，故常规检测葡萄糖时被测试者需要空腹，且空腹时间不宜超过 12 h。GOD-POD 法可检测血清和血浆中的葡萄糖含量，当标本置于室温时，全血中的葡萄糖仍将继续被血细胞分解代谢，因此采血后需要立即分离出血浆或血清。该方法可测定脑脊液葡萄糖，但不能测定尿液葡萄糖，因尿中还原性干扰物质浓度高，可影响结果准确性。

二、糖化血清蛋白测定

（一）测定方法

血清清蛋白在高血糖情况下会发生糖基化，主要是清蛋白肽链 189 位的赖氨酸与葡萄糖结合形成高分子酮胺结构，该结构类似果糖胺，因此**糖化血清蛋白**（glycated serum protein，GSP）的测定也称为果糖胺的测定。GSP 的常用测定方法有硝基四氮唑蓝（NBT）化学比色法和酮胺氧化酶（KAO）法。NBT 法原理：酮胺结构可以在碱性环境中与 NBT 反应生成蓝紫色化合物。与 NBT 法相比，KAO 法的精密度和准确度更高。

（二）酮胺氧化酶法测定糖化血清蛋白

1. 测定原理

GSP 在蛋白酶 K 的作用下可形成糖化蛋白片段，该片段在 KAO 的作用下分解为氨基酸、葡萄糖和 H_2O_2，生成的 H_2O_2 即可用 Trinder 反应测定。反应式如下所示。

$$糖化血清蛋白 \xrightarrow{蛋白酶\ K} 糖化蛋白片段$$

$$糖化蛋白片段 \xrightarrow{酮胺氧化酶} 氨基酸 + 葡萄糖 + H_2O_2$$

$$H_2O_2 + 4\text{-}AAP + 4\text{-}氯酚 \xrightarrow{POD} 苯醌亚胺 + 2H_2O + HCl$$

2. 方法学评价

KAO 法稳定，特异性强，具有酶法的基本优点；样本在 4℃ 可保存 3 周，在 −20℃ 可保存 5 周。当患者血浆蛋白低于 35 g/L 时，GSP 偏低。

三、血清甘油三酯测定

（一）测定方法

血清 TG 测定方法有物理化学法（同位素稀释-质谱法）、化学法和酶法三类，其中同位素稀释-质谱法是决定方法。化学法包括氯甲烷变色酸显色法和正庚烷-异丙醇抽提乙酰丙酮显色法等。化学方法操作复杂，技术要求高，故已逐步被酶法取代。

酶法是目前临床上测定血清 TG 的常规方法。常用的酶法有甘油磷酸脱氢酶（GDH）法和 GDH 偶联 NBT 的比色法，以及甘油磷酸氧化酶偶联 Trinder 反应法。

（二）甘油磷酸氧化酶法测定血清甘油三酯

1. 测定原理

血清 TG 可被脂蛋白脂肪酶（LPL）水解为甘油和脂肪酸，生成的甘油被甘油激酶（GK）及 ATP 磷酸化后形成 3-磷酸甘油，磷酸甘油氧化酶（GPO）氧化 3-磷酸甘油产生 H_2O_2，生成的 H_2O_2 参与 Trinder 反应而被测定。反应式如下所示。

$$TG + 3H_2O \xrightarrow{LPL} \text{甘油} + \text{脂肪酸}$$

$$\text{甘油} + ATP \xrightarrow{GK} \text{3-磷酸甘油} + ADP$$

$$\text{3-磷酸甘油} + O_2 + 2H_2O \xrightarrow{GPO} \text{磷酸二羟丙酮} + 2H_2O_2$$

$$H_2O_2 + \text{4-AAP} + \text{4-氯酚} \xrightarrow{POD} \text{苯醌亚胺} + 2H_2O + HCl$$

$$\underset{\text{甘油三脂}}{\text{甘油三脂}} + 3H_2O \xrightarrow{LPL} \underset{\text{甘油}}{\begin{array}{c}CH_2OH\\ |\\ CHOH\\ |\\ CH_2OH\end{array}} + \text{脂肪酸}$$

$$\underset{\text{甘油}}{\begin{array}{c}CH_2OH\\ |\\ CHOH\\ |\\ CH_2OH\end{array}} + ATP \xrightarrow{GK} \underset{\text{3-磷酸甘油}}{\begin{array}{c}CH_2OH\\ |\\ CHOH\\ |\\ CH_2OP_3\end{array}} + ADP$$

$$\underset{\text{3-磷酸甘油}}{\begin{array}{c}CH_2OH\\ |\\ CHOH\\ |\\ CH_2OP_3\end{array}} + O_2 + 2H_2O \xrightarrow{GPO} \underset{\text{磷酸二羟丙酮}}{\begin{array}{c}CH_2OH\\ |\\ C{=}O\\ |\\ CH_2OP_3\end{array}} + 2H_2O$$

$$H_2O_2 + \underset{\text{4-APP}}{\text{(4-APP)}} + \text{4-氯酚} \xrightarrow{POD} \text{本醌亚胺} + 2H_2O + HCl$$

2. 方法学评价

该法通常被称为 GPO-PAP 法，结果比 GDH 法约低 3%；可采用血清或血浆标本，若采用血浆，应将结果乘以标准系数 1.03，并在报告单上注明。由于乳糜微粒含有大量的 TG，可影响检测结果，因此需空腹 12 h 以上采血，如无法及时检测，样本应置于 2～8℃，可存放一周，置于－20℃可长期稳定保存。与 GDH 法相比，该法易受到还原性物质的干扰，但是由于方法稳定，测定简单，因此仍然是目前主要采用的检测方法。

由于 GPO-PAP 法测定的血清 TG 包括 TG、FG 以及少量单酰甘油和二酰甘油。为消除 FG 的干扰，可采用 GPO-PAP 两步酶法作为血清 TG 常规测定方法。将 GPO-PAP 试剂分为两部分，由 LPL 和 4-APP 组成试剂Ⅱ，其他试剂为试剂Ⅰ，待测标本加入试剂Ⅰ后，因没有 LPL 存在，TG 不会水解成甘油，而 FG 则可以在 GK 和 GPO 的作用下产生 H_2O_2，从而消除了 FG 的干扰。目前 GPO-PAP 法作为临床实验室常用的检测方法。反应式如下所示。

$$\text{甘油} + ATP \xrightarrow{GK} \text{3-磷酸甘油} + ADP$$

$$\text{3-磷酸甘油} + O_2 + 2H_2O \xrightarrow{GPO} \text{磷酸二羟丙酮} + 2H_2O_2$$

$$H_2O_2 + \text{还原型受体} \xrightarrow{POD} \text{氧化型受体} + 2H_2O$$

（此过程不显色，加入试剂 Ⅱ 后，TG 可最终显示为紫红色醌亚胺）

$$TG + 3H_2O \xrightarrow{LPL} \text{甘油} + \text{脂肪酸}$$

$$\text{甘油} + ATP \xrightarrow{GK} \text{3-磷酸甘油} + ADP$$

$$\text{3-磷酸甘油} + O_2 + 2H_2O \xrightarrow{GPO} \text{磷酸二羟丙酮} + 2H_2O_2$$

$$H_2O_2 + \text{4-AAP} + \text{4-氯酚} \xrightarrow{POD} \text{苯醌亚胺} + 2H_2O + HCl\text{（此过程显紫红色）}$$

四、血清总胆固醇测定

（一）测定方法

血清**总胆固醇**（total cholesterol，TC）测定方法种类繁多，主要有放射性核素稀释-质谱法、化学法和酶法。酶法主要为胆固醇氧化酶（COD-PAP）法。

（二）胆固醇氧化酶法测定血清总胆固醇

1. 测定原理

胆固醇氧化酶（cholesterol oxidase，COD）可以高特异性地催化葡萄糖氧化成葡萄糖酸并同时产生 H_2O_2，生成的 H_2O_2 参与 Trinder 反应，生成醌亚胺色素，在 505 nm 波长下比色检测，吸光度与葡萄糖浓度成正比。反应式如下所示。

$$胆固醇酯 + H_2O \xrightarrow{CEH} 游离胆固醇 + 游离脂肪酸$$

$$胆固醇 + O_2 \xrightarrow{COD} \triangle^4 胆甾烯酮 + H_2O_2$$

$$H_2O_2 + 4\text{-AAP} + 4\text{-}氯酚 \xrightarrow{POD} 苯醌亚胺 + 2H_2O + HCl$$

2. 方法学评价

COD-PAP 法标本用量少，结果可靠；同血清 TG 检测一样，血浆的结果比血清约低 3%，因此若采用血浆作为检测标本，应将结果乘以标准系数 1.03，并在报告单上注明。样本若未及时检测，应置于 2～8℃冷藏，可稳定 1 个月，置于－20℃冷冻可稳定 1 年。

五、血清高密度脂蛋白和低密度脂蛋白胆固醇测定

（一）测定方法

国外将常规测定**高密度脂蛋白胆固醇**（high density lipoprotein cholesterol，HDL-C）的方法分为 3 代：第 1 代为化学沉淀法；第 2 代为硫酸葡聚糖-镁（DS-Mg^{2+}）分离法；第 3 代为匀相测定法。国内的检测方法也可分为 3 代：第 1 代为电泳法；第 2 代为化学沉淀法，1995 年中华医学会检验分会曾在国内推荐磷钨酸-镁（PTA-Mg^{2+}）法作为 HDL-C 测定的常规方法；第 3 代为目前广泛使用的匀相测定法。

血清**低密度脂蛋白胆固醇**（low density lipoprotein cholesterol，LDL-C）的测定相对比较复杂，临床实验室通常采用间接计算方法来确定 LDL-C 的浓度，如 Friedewald 公式法、Planella 公式法。聚乙烯硫酸盐（PVS）沉淀法是目前中华医学会推荐的 LDL-C 测定方法，该法的精密度中等，易受到血清中高 TG 的影响，引起 LDL 沉淀不完全而导致结果偏低。美国 CDC 测定 LDL-C 的参考方法为超速离心法（β-脂蛋白定量法）。其缺点是设备昂贵，操作复杂，费时且技术要求高，因此普通实验室难以开展。相较于上述方法，匀相法可以更好地避免血清中 TG、TC 对测定结果的干扰。值得注意的是，由于 LDL-C 具有不同的组分，因此匀相法测定的 LDL-C 结果可偏低 。

（二）匀相法测定原理

1. HDL-C 测定

血清 HDL-C 匀相法测定包括 PEG 修饰酶法、选择性抑制法、抗体法、过氧化氢酶法等。HDL-C 匀相法测定的基本原理是除 HDL-C 外，**乳糜微粒**（chylomicron，CM）、**极低密度脂蛋白**（very low density lipoprotein，VLDL）、LDL 在反应促进剂（合成的多聚物/表面活性剂）的作用下可形成可溶性复合物，先将 CM、VLDL、LDL 或其反应产物清除，然后加入一种特殊的选择性表面活性剂，使 HDL 颗粒成可溶状态，其释放的胆固醇和胆固醇酯与胆固醇酯酶（cholesterol esterase，CEH）及 COD 反应，生成的 H_2O_2 用 Trinder 反应测定。反应式如下所示。

第一步：

$$CM、VLDL、LDL + 反应促进剂 \longrightarrow 可溶性复合物$$

$$胆固醇 + O_2 \xrightarrow{COD} \triangle^4 胆甾烯酮 + H_2O_2$$

$$H_2O_2 \xrightarrow{POD} 苯醌亚胺 + H_2O + O_2$$

第二步：

$$\text{HDL-C} + \text{选择性表面活性剂} \longrightarrow \text{胆固醇酯}$$

$$\text{胆固醇酯} + H_2O \xrightarrow{\text{CEH}} \text{游离胆固醇} + \text{游离脂肪酸}$$

$$\text{胆固醇} + O_2 \xrightarrow{\text{COD}} \triangle^4\ \text{胆甾烯酮} + H_2O_2$$

$$H_2O_2 + \text{4-AAP} + \text{4-氯酚} \xrightarrow{\text{POD}} \text{苯醌亚胺} + 2H_2O + HCl$$

2. LDL-C 测定

同 HDL-C 一样，血清中除 LDL-C 外，HDL、CM、VLDL 等在某些表面活性剂的作用下，其脂蛋白结构发生改变并解离，释放出来的微粒化胆固醇分子与胆固醇酶试剂反应后生成 H_2O_2，因此也需要进行前处理，剩下完整的 LDL 颗粒再进行下一步反应。LDL-C 匀相法包括表面活性剂清除法、环芳烃法、保护性试剂法、可溶性反应法、过氧化氢酶清除法等。以表面活性剂清除法为例，先采用反应促进剂改变 HDL、CM 和 VLDL 的结构式并使之解离，所释放的游离胆固醇与胆固醇酶反应产生的 H_2O_2 在缺乏偶联剂时被消耗而不显色，未水解的 LDL-C 表面颗粒在表面活性剂及偶联剂的作用下解离释放胆固醇，参与 Trinder 反应。反应式如下所示。

第一步：

$$\text{CM、VLDL、HDL} + \text{反应促进剂} \longrightarrow \text{可溶性复合物}$$

$$\text{胆固醇} + O_2 \xrightarrow{\text{COD}} \triangle^4\ \text{胆甾烯酮} + H_2O_2$$

$$H_2O_2 \xrightarrow{\text{POD}} \text{苯醌亚胺} + H_2O + O_2$$

第二步：

$$\text{LDL-C} + \text{选择性表面活性剂} \longrightarrow \text{胆固醇酯}$$

$$\text{胆固醇酯} + H_2O \xrightarrow{\text{CEH}} \text{游离胆固醇} + \text{游离脂肪酸}$$

$$\text{胆固醇} + O_2 \xrightarrow{\text{COD}} \triangle^4\ \text{胆甾烯酮} + H_2O_2$$

$$H_2O_2 + \text{4-AAP} + \text{4-氯酚} \xrightarrow{\text{POD}} \text{苯醌亚胺} + 2H_2O + HCl$$

（三）方法学评价

匀相法测定血清中的 HDL-C 和 LDL-C 的最主要区别在于第一步反应时加入的反应促进剂不同，其目的都是使除了待测物质以外的其他干扰物质被清除，从而使测定结果仅反映待测物质的含量。

该法具有较好的精密度和较宽的线性范围，干扰物质较少，而且样品用量少，无须预处理，自动化程度高，结果精确度和准确度高，因此近年来在临床上得到了越来越广泛的应用。缺点是成本相对较高。

第五节 酶循环测定法

酶循环测定法(enzymatic cycling assay methods)采用两类工具酶进行循环催化反应,使被测物放大扩增,从而提高检测灵敏度,目前临床上已应用于总胆汁酸的测定。为了简化操作过程并使酶试剂得以方便或反复使用,已有许多研究将水溶性的酶通过吸附、包埋、载体共价结合或通过酶分子间共价交联等方法固定在支持物上,并保持其原有的活性,以此制备的酶称为**固相酶(或固定化酶)**(immobilized enzyme)。近年来,固相酶技术发展迅速,特别是固相酶膜的应用使临床生化检验进入了干化学的时代,一些测定变得更加方便、快速。酶电极、酶探针等也在不断研制开发中,相信此类技术将成为临床生化发展的一个新方向。

酶循环法是一种可以大大提高待测物测定灵敏度,减少共存物质干扰,达到高灵敏度和高特异度测定要求的一类技术。

根据试剂酶的结合方式和辅酶的用法,可以将酶循环法分为底物循环法和辅酶循环法。根据反应方式的不同,又可将底物循环法分为氧化酶脱氢酶反应法、脱氢酶辅酶反应法等。

一、血清胆汁酸测定

(一)测定方法

血清**总胆汁酸**(total bile acid,TBA)的测定方法包括层析法、放射免疫法、酶法等。酶法又可分为酶荧光法、酶比色法和酶循环法。目前推荐的方法是酶循环法,该法灵敏度高,特异性好,已得到广泛应用

(二)底物循环-脱氢酶-辅酶系统测定血清胆汁酸原理

3α-羟基类固醇脱氢酶(3α-HSD)可催化胆汁酸和 3-酮类固醇之间的反应,正反应对辅酶硫代氧化型辅酶Ⅰ(thio-NAD^+)的亲和力远远大于辅酶Ⅰ(NAD^+),而逆反应对还原型辅酶Ⅰ(NADH)的亲和力大于硫代还原型辅酶Ⅰ(thio-NADH),当反应系统中有足够的 thio-NAD^+ 和 NADH 时,少量胆汁酸生成少量的 3-酮类固醇,并在两者之间构成循环,不断产生黄色的硫代还原型辅酶Ⅰ(thio-NADH),反应速度与待测物胆汁酸浓度呈正比。反应式如下所示。

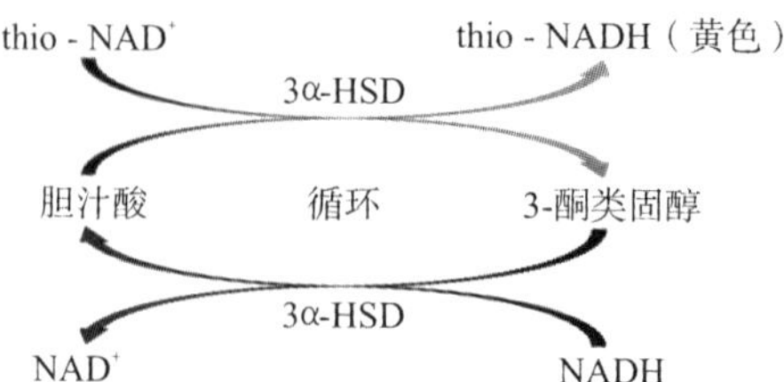

(三)方法学评价

由于胆汁酸在体内的浓度只有微摩尔水平,因此常规方法难以测定,采用此循环反

应，其灵敏度可提高数十倍，只要 NADH 足够多，时间越长产物越多，直到系统中某一反应物耗尽为止。

酶循环法测定血清胆汁酸检测的是 395～415 nm 波长处反应中氧化型 thio-NAD^+ 转化为还原型 thio-NADH 的速度。

二、血清同型半胱氨酸(homocysteine，Hcy)测定

(一)测定方法

检测 Hcy 的方法主要有高效液相层析(HPLC)、全自动的荧光偏振免疫测定(FPIA)和 CMIA。HPLC 法操作步骤烦琐，检测周期长，仪器设备要求高，目前除了某些专门的实验室可以测定外，普及较困难，近年来已逐渐被 FPIA 和 CMIA 所取代。PIA 和 CMIA 因其精密度高，敏感性高，线性范围宽，自动化程度高和检测快速，在临床上应用越来越广泛，但该方法需要专门的荧光偏振免疫分析仪和配套的原装试剂，导致检测成本较高，患者经济负担较重。

酶循环法是利用酶的底物特性，放大靶物质(被测物)的检测方法，此法仅循环靶物质，具有快速、简便、灵敏度高，易于自动化等特点。

(二)底物循环-脱氢酶-辅酶系统测定血清同型半胱氨酸原理

在三羧基乙基膦(TCEP)作用下，结合型 Hcy 转化为游离型 Hcy，游离型 Hcy 与 s-腺苷甲硫氨酸(SAM)在 Hcy 甲基转移酶催化下形成蛋氨酸(Met)和 S-腺苷同型半胱氨酸(SAH)，SAH 被 SAH 水解酶水解成腺苷和 Hcy，形成的 Hcy 可以循环加入反应，从而放大检测信号，腺苷(Ado)水解为次黄嘌呤(inosine)和氨，氨在谷氨酸脱氢酶的作用下，使 NADH 转化为 NAD^+，样本中的 Hcy 的浓度与 NADH 的变化成正比。反应式如下所示。

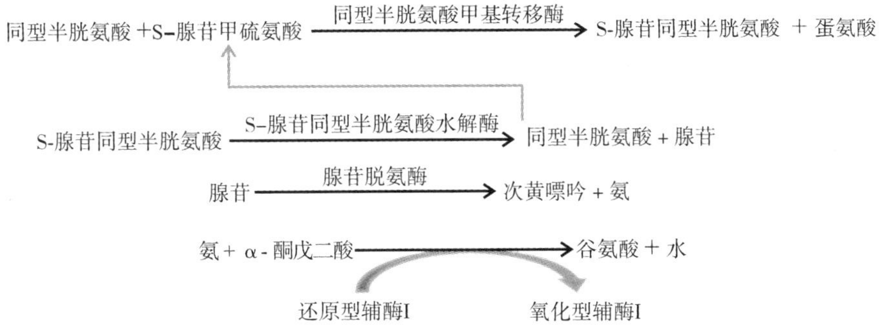

(三)方法学评价

酶循环法是目前临床上测定血清 Hcy 的一种新的化学方法，与免疫化学法、电泳法、色谱法等相比，具有操作简单、可自动化等优点。随着对同型半胱氨酸临床研究的深入，其定量测定意义越来越受到重视，因此本实验的检测方法及试剂具有很高的推广及应用价值。

三、血清甘油测定

(一)产物循环-氧化酶-脱氢酶系统测定血清甘油原理

甘油和 ATP 在甘油激酶(GK)催化下形成甘油-3-磷酸(G-3-P),后者可被磷酸甘油氧化酶(GPO)氧化为磷酸二羟苯酮(DHAP),而甘油-3-磷酸脱氢酶(G-3-PD)又可将 DHAP 还原回 G-3-P,在此过程中伴有 NADH 向 NAD^+ 的转化,反应反复循环。

ATP　ADP　MAD+　NADPH+H+
GK　G-3PD
甘油 → 甘油-3-磷酸　磷酸二羟丙酮
GPO
O_2　H_2O_2

(二)方法学评价

在反复循环中 G-3-P 和 DHAP 的量不变,而产物 H_2O_2 则随着每次循环不断递增,同时 NADH 不断递减。在规定时间 t 内,H_2O_2 累计的量取决于 t 和每分钟循环次数,因此其灵敏度大大超过一般的酶法分析。检测的指示系统有:①用连续检测法测定 NADH(340 nm)的变化速率;②产物 H_2O_2 可偶联 POD,通过 Trinder 反应比色测定。

四、血清 NH_4^+ 测定

(一)氨循环-合成酶-脱氢酶系统测定血浆 NH_4^+ 测定原理

靶物质 NH_4^+ 和脱氨-NAD 在 NAD 合成酶和 Mg^{2+} 存在下可被催化生成亮氨酸和 NH_4^+,亮氨酸经亮氨酸脱氢酶催化形成氧化异己酸和 NH_4^+,同时将 NH_4^+ 转化为 NADH,生成的 NH_4^+ 进入循环往复反应,在340 nm处测定 NADH 吸光度的增加即可计算出 NH_4^+ 的含量。反应式如下所示。

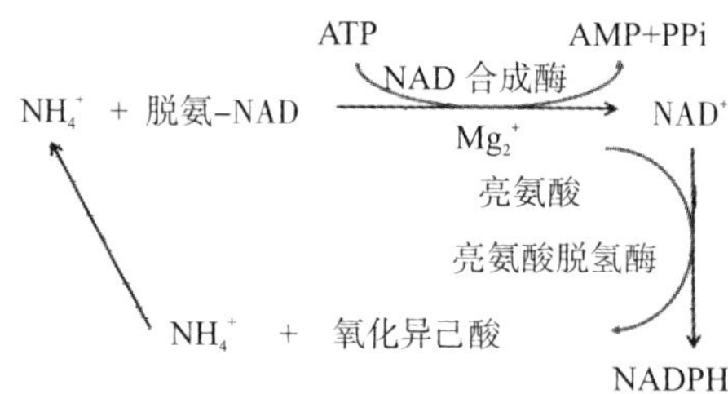

(二)方法学评价

该法测定血浆 NH_4^+ 具有快速、特异性高、微量的特点;在技术上酶法无须预先分离氨,没有碱水解步骤,减少了阳性偏差。

第六节　酶激活和酶抑制测定法

一、无机离子测定

（一）丙酮酸激酶法测定钾离子

1. 测定原理

磷酸烯醇式丙酮酸和 ADP 在丙酮酸激酶(PK)的催化下可生成丙酮酸和 ATP，丙酮酸又与 LDH 系统偶联，丙酮酸经 LDH 催化生成乳酸的同时，NADH 氧化成 NAD^+，钾离子的存在可使 PK 活性显著增强，故 NADH 在 340 nm 处吸光度的变化可间接反映血清钾离子的浓度。反应式如下所示。

$$PEP + ADP + K^+ \xrightarrow{pk} \text{丙酮酸} + ATP$$

$$\text{丙酮酸} + NADH + H^+ \xrightarrow{LDH} NAD^+ + \text{乳酸}$$

2. 方法学评价

酶激活法在检测无机离子时与其他传统测定方法相比具有较为明显的优势和更为广阔的应用前景，它具有酶法常有的优点，且抗干扰能力较强。测定 K^+ 时需要注意：当NH_4^+ 在有 Mn^{2+} 或 Mg^{2+} 存在时对 PK 有显著的激活作用，故需用 GDH 消除 NH_4^+ 的干扰。

（二）β-半乳糖苷酶法测定钠离子

1. 测定原理

邻硝基苯-β-*D*-半乳糖(ONPG)在钠依赖性 β-半乳糖苷酶作用下生成半乳糖和邻硝基苯酚，后者的生成速率与标本中 Na^+ 的浓度成正比，在 405 nm 波长处检测邻硝基苯酚的变化可计算出 Na^+ 的含量。反应式如下所示。

$$ONPG + Na^+ \xrightarrow{\beta\text{-半乳糖苷酶}} \text{半乳糖} + \text{邻硝基苯酚}$$

2. 方法学评价

目前临床上测定 Na^+ 的常规分析方法是离子选择电极法。该法的优点是样本用量少、快速、准确，但测定成本比较高，仪器比较昂贵，电极会自动老化，有效期长短不一，而且不能自动测定，限制了其临床应用。

酶法测定 Na^+ 一般要求双试剂，适用于较大型的全自动生化分析仪。由于血清中 Na^+ 浓度高，不适合直接测定，需要加入离子载体络合一部分钠离子，使之浓度适当降至测定的线性范围内，因此离子载体的选择是该测定方法的关键问题。其作用是将 Na^+ 调整到一个合适的范围内，从而使试剂获得更高的敏感性、准确性和稳定性。

在实际操作过程中应注意几点：①比色杯一定要干净，特别是用塑料比色杯时，要注意挑选和定期更换，以保证结果的准确性；②冲洗水要用去离子水，以减少水中 Na^+ 的干扰；③工作液的使用效期是 2 周，不同批号的试剂不能混用；④上机测定顺序的编排要注意和含有 Na^+ 试剂的项目隔开，以免交叉污染。

(三)淀粉酶法测定Cl^-

1. 测定原理

α-淀粉酶(α-AMY)可催化2-氯-4-硝基苯-α-D-麦芽三糖苷(CNP-G3)解离生成2-氯-4-硝基-(CNP)和麦芽三糖(G3),CNP的最大吸收峰在405 nm,连续监测405 nm波长处的吸光度变化可直接反映CNP生成量,其与酶活力成正比。Cl^-是α-淀粉酶的激动剂,因此反应速率的变化可反映Cl^-的浓度。反应式如下所示。

$$\text{CNP-G3} + Cl^- \xrightarrow{\alpha\text{-AMY}} \text{CNP} + \text{G3}$$

2. 方法学评价

淀粉酶法测定Cl^-时所需底物分子量小、用量少且无须加用辅助酶,测定成本相对较低,同时其线性范围较宽,特异性与稳定性高,其突出优点表现在抗干扰方面,不易受Br^-、I^-、SCN^-等阴离子的干扰。

(四)异柠檬酸脱氢酶法测定Mg^{2+}

1. 测定原理

在适当浓度的两种金属螯合剂EDTA和乙二醇二乙醚二胺四乙酸(GEDTA)中,用镁离子作为激活剂,通过异柠檬酸脱氢酶(ICD)催化异柠檬酸脱氢,使$NADP^+$还原成NADPH。在同样的条件下,与Mg^{2+}的标准液比较,即可求得血清Mg^{2+}的含量。反应式如下所示。

$$\text{异柠檬酸} + Mg^{2+} + NADP^+ \xrightarrow{\text{异柠檬酸脱氢酶}} \alpha\text{-酮戊二酸} + CO_2 + NADPH + H^+$$

2. 方法学评价

该法操作简便,安全,精确,测定尿镁时无须稀释,适用于自动生化分析仪,其优点是只用一种工具酶即可测定;缺点为测定时受标本中Ca^{2+}的影响,测定体系中必须加掩蔽剂掩蔽钙。

二、微量元素测定

(一)超氧化物歧化酶法测定Cu^{2+}

1. 测定原理

黄嘌呤(xanthine)在黄嘌呤氧化酶(XO)的作用下可以生成O_2^-,该物质可将氮蓝四唑还原为蓝色的甲臜,后者在560 nm处有强吸收,而SOD可清除O_2^-,从而抑制了甲臜(NBT-formazan)的形成。反应液的颜色(蓝色)越深,说明SOD活性愈低,间接地反映了血清中Cu^{2+}离子的浓度,吸光度与浓度成反比。反应式如下所示。

$$\text{黄嘌呤} + O_2 \xrightarrow{\text{XO}} H_2O_2 + 2O_2^- + \text{尿酸}$$

$$O_2^- + \text{NBT} \longrightarrow \text{NBT-formazan(蓝色)} + 2O_2$$

$$O_2^- \xrightarrow{\text{SOD}} O_2 + H_2O_2$$

2. 方法学评价

超氧化物歧化酶法相比化学法,方法简便,灵敏度和特异性高。但O_2^-的生成速率对方法的灵敏度有较大的影响；经预处理后的血清、发样、尿液均可采用此法检测。

（二）碳酸酐酶法测定 Zn^{2+}

1. 测定原理

将标本加入试剂中，标本中的 Zn^{2+} 即与无活性的碳酸酐酶结合，形成有活性的碳酸酐酶，催化醋酸对硝基酚生成黄色的对硝基酚，在 405 nm 附近有吸收峰。在一定反应时间内，生成的对硝基酚吸光度变化速率大小与 Zn^{2+} 浓度成正比。反应式如下所示。

$$\text{醋酸对硝基酚} \xrightarrow{\text{碳酸酐酶}} \text{对硝基酚} + CH_3COOH$$

2. 方法学评价

碳酸酐酶法测定生物样品中 Zn^{2+} 含量的方法克服了化学比色法测定 Zn^{2+} 所具有的试剂空白吸光度高、干扰因素多、准确度差以及水合氯醛、氰化钾等试剂具有毒害性等方法学缺陷，试剂稳定，各项方法学性能均达到所规定的要求，适用于自动生化分析仪检测。

三、有机磷测定

（一）测定方法

目前检测有机磷农药残留量的方法有色谱法、波谱法和酶抑制法。酶抑制法操作简便，速度快，适合现场检测和大批样品筛选检测，因此是测定有机磷最常用的方法。

（二）酶抑制剂法测定有机磷原理

乙酰胆碱酯酶催化底物水解生成乙酸和胆碱，后者与 5，5-二硫代-双-2-硝基苯甲酸反应，生成黄色产物 5-硫代-2-硝基苯甲酸，它在 410 nm 处有最大吸收，测定它在单位时间内的生成量，即可测得乙酰胆碱酶的活性。当待测物中含有机磷时反应受到抑制，乙酰胆碱酯酶活性降低，吸光度与有机磷浓度成反比。反应式如下所示。

$$\text{乙酰胆碱} \xrightarrow{\text{乙酰胆碱酯酶}} \text{乙酸} + \text{胆碱}$$

$$\text{胆碱} + 5,5\text{-二硫代-双-2-硝基苯甲酸} \longrightarrow 5\text{-硫代-2-硝基苯甲酸}$$

（三）方法学评价

现在，人们对食品安全越来越关注，只有不断更新和完善有机磷的快速检测才能满足人类对健康的要求，而酶抑制法检测有机磷农药相对于传统的波谱法更为简便、快速，且在检测成本等方面也有比较大的优势。

小结与展望

● 酶促反应法测定生化物质广泛应用于临床生化检验中，具有反应速度快、易操作、易自动化等特点。

● 常用的测定生化物质的酶促反应法：①酶反应前后光吸收变化测定法；②脱氢酶指示系统测定法；③过氧化物酶指示系统测定法；④酶循环测定法；⑤酶激活剂和抑制剂测定法等。

● 酶反应前后光吸收变化测定法：利用待测物质本身在特定的波长范围具

有特异的吸收峰，经过酶的催化反应后，在此波长下吸光度下降，测定酶作用前后吸光度的变化，即可根据吸光度的差值计算出该物质的含量。

● 脱氢酶指示系统测定法：根据辅酶Ⅰ或者辅酶Ⅱ其还原型和氧化型在340 nm处吸收紫外光的能力不同，当被测物在酶的作用下生成产物后，即可根据其340 nm处吸光度的变化来计算以NAD(H)或NADP(H)为辅酶（底物之一）的酶促反应中被测物的浓度。该类方法的缺点是血浆中有许多以NADH为辅酶的脱氢酶，用NADH时易产生负反应，干扰测定。为解决这种情况，常通过加入高浓度的丙酮酸来抑制以LD为主的内源性脱氢酶的干扰；也可使用双试剂法来消除干扰；此外，所使用的试剂酶中的杂酶也应低于允许限。

● 过氧化物酶指示系统测定法的设计原理：H_2O_2在POD的作用下可将无色的还原型色原还原为有色的氧化型色原，在可见波长下进行比色后，吸光度值与物质的含量成正比，即可得到待测物质的浓度。方法的关键在于怎样将待测物质通过直接或间接的氧化酶反应生成H_2O_2。应注意POD非特异性的干扰和标本中还原性物质的影响。

● 酶循环测定法：利用底物和辅酶的反复反应，使待测物的酶促反应产物不断扩增，减少了共存物质的干扰，达到高灵敏度和特异度的要求，故其灵敏度超过一般的酶法分析。酶循环法检测的物质主要是体内含量较低、不易用常规方法检测的物质，包括血清甘油、血清胆汁酸、血清NH_4^+等。

● 酶激活剂和抑制剂法：根据一些物质可以激活和抑制酶的反应来间接检测血液中这些物质的含量的方法，该方法多用于一些无机离子的检测，如K^+、Na^+、Cl^-、Ca^{2+}、Mg^{2+}等。

（袁丽杰　郑铁生）

第九章　生化分析仪自动化分析

【教学目标与要求】

掌握：生化分析仪自动分析的原理；平衡法与连续监测法等分析方法的吸光度变化特点、结果计算方法和基本分析参数的设置。

熟悉：分立式生化分析仪的结构组成、特殊分析参数、基本操作步骤、主要的维护保养和分析仪性能验证。

了解：干化学分析系统的分析原理；生化分析仪硬件系统的性能检定。

自动生化分析仪（automatic biochemical analyzer）是以紫外可见分光光度法为主要分析技术，在计算机的控制下自动完成取样、加试剂、混匀、保温反应、吸光度检测、结果计算、可靠性判断、数据显示、数据传输、清洗等步骤的仪器；主要用于常规生化指标的检测，在疾病诊断、治疗监测、预后判断、健康评估等诸多方面发挥着重要作用。自动生化分析仪的发展和使用不但提高了临床生化检验的质量和效率，降低了劳动强度和成本，而且有利于标准化的实现。

第一节　临床自动生化分析仪概述

自动生化分析仪按照反应装置可分为**连续流动式**（continuous flow style）、**离心式**（centrifugation style）、**分立式**（discrete style）和**干片式**（dry reagent style）等不同的类型。1957 年，美国 Technicon 公司依据 Skeggs 医生提出的反应和检测原理成功地生产了世界上第一台连续流动式自动生化分析仪，以此为基础发展出分立式生化分析仪；1969 年开发出离心式生化分析仪；20 世纪 80 年代，美国柯达公司推出了干片式生化分析仪。连续流动式和离心式生化分析仪目前已甚少使用，现在应用最普遍的是分立式生化分析仪，而干片式分析系统在急诊领域应用较普遍。此外，自动生化分析仪配备分析前、分析后自动化处理模块等装置后，则可构成**实验室自动化系统**（laboratory automation system，LAS）。

一、分立式生化分析仪

分立式生化分析仪是按手工操作的方式编排程序，并以有序的机械操作代替手工，按预设程序依次完成各项操作的生化检测设备。它由机械部分和电脑控制单元组成，机械部分包括标本盘、取样装置、反应杯、试剂分配装置、混匀装置、温控装置、清洗站、试剂室、光学检测系统等。各检测项目在各自独立的反应杯中进行，反应杯具有试管功能，同时又兼作比色杯；其形式多样，灵活，交叉污染小，是现在各种自动生化分析仪的基础形式，已被普遍应用。

（一）标本盘或标本架

标本盘（specimen disc）和**标本架**（specimen rack）是放置**标本杯**（specimen cuvette）或不同规格采血试管的装置。标本盘可放置标本数多，通过转动控制不同标本到特定位置进样。一台分析仪有许多标本架，每个标本架可放置 5 或 10 只标本杯或采血试管，标本架经传送带移动标本到特定位置进样。标本杯或采血管外壁可贴上条形码，而分析仪上可安装条形码阅读器，读取条形码上的关联信息。

（二）试剂室和试剂瓶

试剂室（reagent chamber）具有冷藏功能，内部装有可放置试剂瓶的转盘（试剂盘），试剂盘转动可使某个试剂瓶到达特定的试剂吸取位置。有的试剂室按试剂架形式设计，以放置大容量任意形状的试剂瓶，试剂瓶不能转动，但由每个试剂瓶内引出一条试剂管路及其喷嘴，故不同试剂间无交叉污染。大型分析仪通常有第一和第二试剂室，以便于检测某项目时使用双试剂盒，个别分析仪还具有加入第三试剂的功能。

（三）反应杯和反应盘

反应杯（reaction cuvette）由透光性好的硬质塑料或石英玻璃制成，容量 80～500 μL 不等，厚度 0.5～1 cm，是标本与试剂进行化学反应的场所；同时也用作比色杯。有些分析仪具有内、外两圈反应杯，众多的反应杯围成一圈组成一个**反应盘**（reaction disc），检测标本时反应盘做恒速圆周运动。

（四）取样和加试剂装置

1. 取样装置

取样装置由**取样针**（sampling probe）、取样臂、取样管路、取样注射器和阀门组成，能定量吸取标本并加入反应杯。取样容量一般为 1.6～35 μL，步进 0.1 μL。取样针具有液面感应功能和随量跟踪功能，可以避免空吸或者取样针过度下降。探针上的感应器还设有防碰撞报警功能，遇到障碍时取样针立即停止运动并报警。某些取样针还具有阻塞报警功能。取样注射器采用陶瓷活塞非触壁式吸量器设计，保证吸样的准确性和精密度。

取样针在吸取不同标本时可能发生携带交叉污染，因此所有的自动生化分析仪均采用了防**交叉污染**（crossing contamination）的措施。绝大多数采用水洗方式，在吸取另一个标本前对样品针内外壁进行冲洗；也有的采用空气隔绝或**化学惰性液**（chemical inertia fluid）等措施防止交叉污染。

2. 加试剂装置

加试剂装置用于定量吸取试剂加入反应杯，取试剂量一般为 20～380 μL，步进 1～5 μL不等，取样精度为±1 μL。加试剂装置有两种类型，一种组成部件与取样装置类似，试剂针的液面感应系统能检测剩余试剂高度，利用规定试剂瓶的横断面计算试剂余量，试剂针也具备液面感应、防碰撞功能并有防止试剂间携带交叉污染的措施；另一种为灌注式加试剂装置，每种试剂单独使用一条液体管路和喷嘴，可避免各试剂间的交叉污染。大型自动生化分析仪具有两组加试剂装置，可分别吸取同一个检测项目的第一和第二试剂。有些分析仪的试剂臂里还装有试剂预热部件，可对试剂进行预热。

（五）混匀装置

反应杯里的标本与试剂的混匀方式有机械振动、搅拌、超声混匀等，目前多数通过**搅拌棒**（stirring rod）搅拌混匀。搅拌棒形状为扁平棒状或扁平螺旋状，表面涂有**特氟龙**（teflon）不粘层，常采用多头回旋技术减少泡沫；并可设置防止搅拌棒在不同反应液之间携带交叉污染的清洗程序。超声混匀可避免搅拌带来的携带污染，还可以选择混匀强度。

（六）温控装置

分析仪的反应杯需保持恒定的温度（一般固定在 37℃），要求温度波动不能大于±0.1℃。有如下几种温控方式。

（1）水浴式恒温：优点是温度均匀、稳定；缺点是升温较慢，开机预热时间长，需加防腐剂来保持水的洁净，并要定期更换循环水和比色杯。

（2）空气浴恒温：优点是升温迅速，保养简单；缺点是温度不稳定，易受外界环境影响。

（3）恒温液循环间接加热法：用很小缝隙的空气把比色杯与恒温液隔开，兼具有空气浴和水浴的优点；缺点是恒温液价格比较高。

（4）固体直热：类似恒温液循环间接加热，只不过反应杯直接置于传热效率高、热容量大的固体杯座中而直接被加热，其优点是升温快，保养简单。

（七）光学检测系统

1. 光源

目前，多数生化分析仪采用卤素钨丝灯作为光源。卤钨灯在部分紫外区和整个可见光范围内产生较强的连续光谱，噪声小，漂移小；工作波长为 325～850 nm，寿命较短，一般为 1000 h 左右。氙灯寿命长，发光强度高，工作波长为 285～750 nm，适合紫外检测，并且在可见光区也可提供有用的光强，但其噪声较大，为其限制因素。

2. 单色器

通常采用光栅（raster）分光系统，在 340～800 nm 范围内选择 10～12 种固定的单色光，一般应具备的单色光是 340 nm、380 nm、405 nm、450 nm、470 nm、520 nm、570 nm、600 nm、700 nm、750 nm 和 800 nm。

无相差蚀刻凹面光栅是当今最先进的全息光栅，是生化分析仪的核心部分。无相差蚀刻凹面光栅每毫米划线条数可达 4000 条。光栅分光有前分光和后分光两种方式，目前以后分光方式为多见。后分光光路系统：光源—反应液—分光元件—单色光—检测器。分光后取多个固定单色光同时通过各自的信号传送通路（如光导纤维）传输到对应的信号检测器。后分光的优点是单色器中没有转动部分，提高了检测精度和速度。

3. 信号检测系统

光敏二极管（或其阵列）接收光学系统产生的光信号，将其转变为电信号，由放大电路放大，再通过模数转换电路将模拟信号转换成数字信号，传送到微处理器，后者按各测定项目的分析参数选择其中一个或两个波长的吸光度值，用于计算标本结果。吸光度线性范围可达 0～3.2。

（八）清洗系统

生化分析仪的清洗包括加样清洗和测定清洗。前者主要是对取样针、试剂针等进行清洗，以防止交叉污染和携带污染；而后者主要是采用机内清洗反应杯方式以实现循环使用。反应杯的清洗过程：吸干反应液—注入酸性清洗液—吸干酸性清洗液—注入碱性清洗液—吸干碱性清洗液—注入去离子水（可能有多次）—吸干去离子水—干燥反应杯等。然后进行反应杯的空白吸光度检查，通过检查后此反应杯便可继续循环使用。

（九）计算机控制系统

生化分析仪的控制多已采用 Windows NT 技术平台配有图形界面的软件。部分操作系统固化了检测程序；部分操作系统则采用开放式设计，用户可自行设定各项分析参数。控制系统按预设的程序控制仪器自动运行，完成自动开机、系统自检、试剂检测、仪器校准、自动进样、质控测定、标本测定、结果计算、报告传输、数据存储、自动维护等功能，并具有远程通信功能。

二、干片式生化分析仪

干化学分析技术是将测定一个项目所需的试剂固定在具有一定结构的载体上，形成固相试剂，称为**干片试剂**（dry reagent）；在载体上滴加液态标本，标本中水分将载体上的试剂溶解，试剂与标本中的待测成分发生反应，利用反射光检测该反应的产物，通过反射光强度来判定待测物的浓度。“干化学”技术是相对于经典的“湿化学”技术而言，实际上还是在一定潮湿状态下进行化学反应。

（一）干片式生化分析仪

干片式生化分析仪与配套试剂组成一个检测系统，主要结构包括进样器、取样装备、干化学试剂载体、保温器、检测器、微处理器、功能监测器、打印机等。干片式生化分析仪的加样装置与分立式全自动生化分析仪基本相同，但无加试剂装置，不同仪器随试剂检测原理不同采用不同监测器。

（二）干化学试剂片

试剂载体由最简单的两层结构、稍加改进的三层结构发展至比较完善的多层膜。多层膜分为 3 种类型：第一种是基于反射光度法的多层膜；第二种是基于差示电位法的离子选择电极多层膜；第三种是基于荧光技术和竞争免疫技术的荧光反射多层膜。

（三）干片式生化分析仪的检测原理

1. 反射光度法

反射光度法主要采用比色/速率法干片，适用于常规生化项目的测定。其多层膜结构主要分为 5 层（图 9-1），从上至下依次为：①渗透扩散层，其毛细网状结构能使标本溶液快速、均匀地分布到下层，不仅可阻留细胞、结晶和其他小颗粒，还可根据需要让大分子（如蛋白质等）滞留，消除溶液中影响检测反应的干扰物质；②反射层，为白色不透明层，下侧涂布反射系数＞95％的物质如 $BaSO_4$，能隔离渗透扩散层中的有色物质；③辅助试剂层，主要作用为去除血清中的内源性干扰物，如尿酸干片辅助试剂层含有抗坏血酸氧化酶，用于将抗坏血酸转化，消除其对 Trinder 反应的干扰；④试剂层，即反应层，固定了该检测项目所需的试剂，可由数层功能试剂层组成，按照反应的顺序涂布不同的化学试剂，使反应依次进行，反应区的功能是将待测物通过物理、化学或生物酶学等反应转化为可与显色剂结合的化合物；⑤支持层，为透明的塑料基片，允许入射光和反射光完全透过，而标本浓度与反射光强度成反比，另外，在试剂层和支持层之间可加一吸水层，能加快标本和试剂的渗透速度。

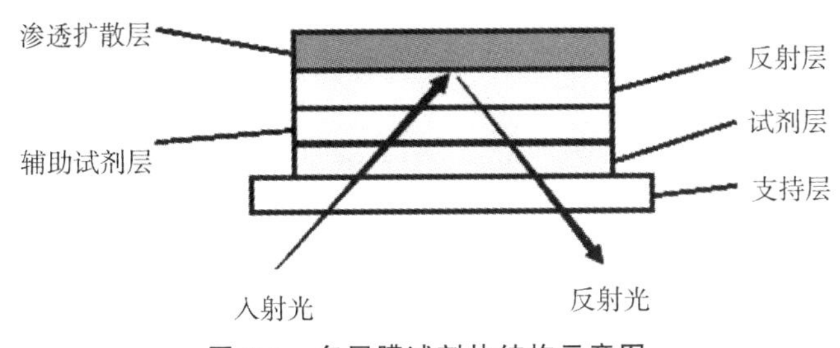

图 9-1　多层膜试剂片结构示意图

检测时从仪器内部光源发出一束光透过透明支持层；光在试剂层被有色化合物部分吸收后，在扩散层提供的反射面被反射；反射光经滤光装置后到达光度检测器被读数。透过光由此被转化为电压读数，并计算出分析物浓度。

2. 差示电位法

差示电位法主要用于离子法干片，基于离子选择性电极法（ISE）的原理，适用于无机离子（K^+、Na^+、Cl^-）和 CO_2 的测定。多层膜片包括两个完全相同的离子选择性电极，两者均由离子选择敏感膜、参比层、氯化银层和银层组成，并以一纸盐桥相连。其中一个为工作电极，另一个为参比液电极。测定时取 10 μL 血清和 10 μL 参比液分别加入该并列而又分开的两个电极构成的加样槽内，即可通过电位计测定此两者差示电位的值，从而计算出待测离子的浓度。

3. 荧光反射光度法

荧光反射光度法主要用于免疫速率法干片，基于荧光技术和竞争免疫反应的原理，适用于药物浓度和微量蛋白质检测。其结构包括扩散层、光屏层、信号层和基片层。扩散层内含有缓冲剂、表面活性剂等，只允许小分子物质如半抗原通过；光屏层内含有一氧化铁，可阻止游离的荧光标记半抗原被激发；而信号层内有固相抗体与荧光标记半抗原结合的复合物；基片层起支持作用。标本通过扩散层和光屏层进入信号层，竞争性地结合固相抗体上的结合位点，从而使一部分荧光标记半抗原被置换下来成为游离荧光标记半抗原。在激发光的激发下，由于光屏层具有阻挡作用，因此仅信号层的荧光标记半抗原可被激发而产生荧光，荧光强度与标本中待测半抗原浓度呈负相关，从而确定待测半抗原的浓度。

三、实验室自动化系统

实验室自动化系统（LAS）是指利用计算机控制技术、网络技术对实验室的自动检测设备、标本处理设备进行整合，实现分析前、中、后的一系列步骤，如标识、分装、去盖、离心、分类、装载、检测、输出、加盖、储存等的自动化；同时结合临床实验室信息系统（laboratory information system，LIS）和医院信息系统（hospital information system，HIS），使整个医院快速共享检验信息。LAS 主要由标本前处理系统、标本运送系统、标本分析系统、实验数据/结果处理系统、标本后处理系统、计算机硬件等组成，实现实验室工作的自动化、标准化、系统化、一体化和网络化。

(1)标本前处理系统：自动化标本前处理系统能独立工作，或连接在自动生化分析仪之前；由标本投入部、离心分离部、开盖部、在线分注部、条形码(barcode)生成及粘贴部等组成。该系统能避免血清分离、分装、识别等环节的差错，并对标本的质量进行监测。

(2)标本运送系统：利用连接轨道、无线射频识别(radio frequency identification, RFID)等技术使标本在各分析单元之间实现有序自动传递和样品追踪，便于快速检测。

(3)标本分析系统：20 世纪 90 年代中期，仪器制造商开始推出模块式分析系统，将如血细胞系统、凝血系统、生化系统、免疫系统等相同或不同的多个分析模块组合连接在一起。各分析模块既有各自的控制系统又有共用的控制系统，可自动完成所有项目的测定。

(4)实验数据/结果处理系统：通过计算机系统建立数据库，结合专家诊断系统等对检测数据自动检查、处理，按照规定的格式形成结果报告。

(5)标本后处理系统：可将检测完毕的标本进行加盖并低温储存，由闭盖部、标本收存部、标本接收部等构成，需要时可快速准确地找到所需的某个标本。

LAS 代表着医学检验全程自动化的一个方向，使整个过程标准化；降低人员被感染的风险；提高整个实验室的效率。理想的 LAS 应具有以下特点：①开放性——应可以与其他厂家的分析仪进行连接；②完整性——具有完整的“分析前—分析中—分析后”硬件及软件支持，信息系统完整；③灵活性——系统可以根据场地要求实现多种摆放方式；④智能性——高度智能与人性化的系统设计；⑤独立性——各功能单元既相互协作又相对独立，可独立运作。

第二节　临床自动生化分析仪的分析方法

自动生化分析仪是融合了光学、电化学、电子学、机械学、计算机学等技术于一体的先进仪器设备，其中，分光光度法是其实现定量测定的重要方法。

一、自动生化分析仪的分光光度法特点

基于朗伯-比尔定律的单波长分光光度技术的应用非常广泛，但传统分光普遍采用前分光方式，仍难以克服混浊标本对光的散射和比色杯的背景吸收，使其在高精度测量中受到一定的限制，而自动生化分析仪的后分光和双波长分析可以较好地弥补这一缺陷。

(一)后分光分析

后分光分析直接以光源灯所发出的混合光作为入射光照射待测溶液，经溶液吸收后的出射光再用全息光栅进行分光，然后将纯度很高的不同波长的单色光折射到光电二极管矩阵上(图 9-2)。

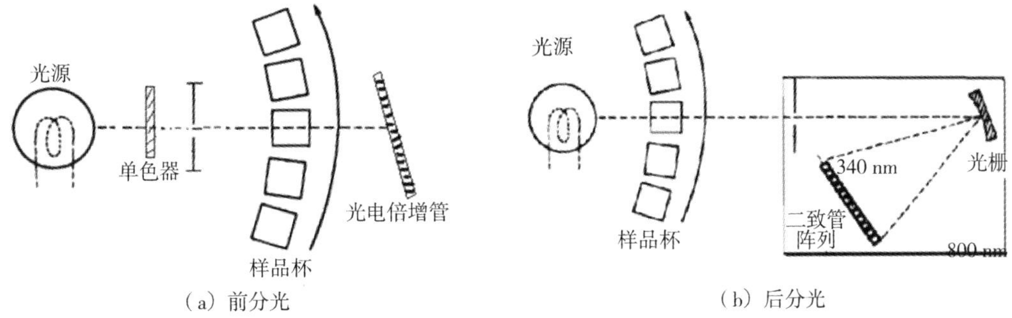

（a）前分光　　（b）后分光

图 9-2　前分光与后分光生化分析仪测光原理

由于位置不同，矩阵上的每一个光电二极管只接收某个特定波长的单色光。这种仪器在编制程序时（厂家或用户）已预先设定好某项试验选用某个波长，仪器工作时在微机的控制下只接收所选波长的光电管上产生的电信号，并将其转变成相应的吸光度。其优点是可同时选用双波长进行测定，大大降低噪声；光路中无可动部分，无须移动仪器的任何部件，降低了由波长选择错误引起误差的可能性。

（二）双波长测定方法

1. 双波长分光光度法的原理

双波长分光光度法的理论基础是差吸光度和等吸收波长，它采用**测量波长**［又称主波长（primary wavelength）］λ_p 和**参比波长**［又称次波长（secondary wavelength）］λ_s，同时测定某个标本溶液，以提高测定结果的精密度和准确度。

2. 双波长的意义

通过双波长或多波长可减少溶液混浊的影响、共存组分吸收谱线的叠加干扰、比色杯的光学不均一、电源波动造成的影响等。它的差吸光度在 2.5 以内时，线性范围良好。

3. 选择双波长的方法

正确选择双波长是应用双波长测定技术的关键。常用的方法有 3 种。

（1）根据待测溶液的吸收光谱曲线，选择最大吸收峰对应的波长为 λ_p，吸收曲线下端较为平坦的某一波长为 λ_s。

（2）选待测溶液最大吸收峰对应的波长为 λ_p，选等吸收点对应的波长为 λ_s。等吸收点是指对于某个波长，尽管待测溶液的浓度不同，但对该波长的光吸收均相等；等吸收点所对应的波长叫作等吸收波长。对于吸收光谱具有吸收峰的物质，同浓度下吸光度相等的两个波长也是等吸收波长。等吸收波长是双波长测定的理论基础之一。应用这一方法的必要条件是要能准确地测定出等吸收点，否则将造成明显的误差。

（3）选反应产物最大吸收峰的波长为 λ_p，选显色剂的最大吸收峰对应的波长为 λ_s，即双波长增敏法：当向一定浓度的显色剂溶液中加入待测物时，由于产物浓度增大，其吸光度也随之增大；而显色剂则由于不断消耗，吸光度逐渐减小。如果以 λ_p 为测定波长，λ_s 为参比波长，测得的差吸收光度就是产物吸光度与消耗的显色剂的吸光度之和，从而提高测定的灵敏度。

4. 双波长方法在仪器上的应用

自动生化分析仪在整个反应的全程监控中，主副波长同时监测，全过程每点主波长吸光度值都同时减去同点副波长吸光度值，结合凹面光栅进行后分光。分光后的各波长由8～16个固定检测器同时接收，对其中的两个波长 λ_1、λ_2 的信息用两个前置放大器进行对数放大，进而求出其吸光度差。

二、自动生化分析仪的常用分析方法

自动生化分析仪一般采用两类最基本的对反应信号检测分析的方法：平衡法和连续监测法，每类又可分为吸光度升高的正向反应和吸光度下降的负向反应两种；而定时法可以看成终点法或连续监测法的特殊形式。不管采用哪一类方法，在化学反应全过程，分析仪均以一定间隔时间测定吸光度值，测定吸光度的时间点称为测光点。吸光度随时间变化的曲线称为时间-吸光度曲线，如图9-3所示。

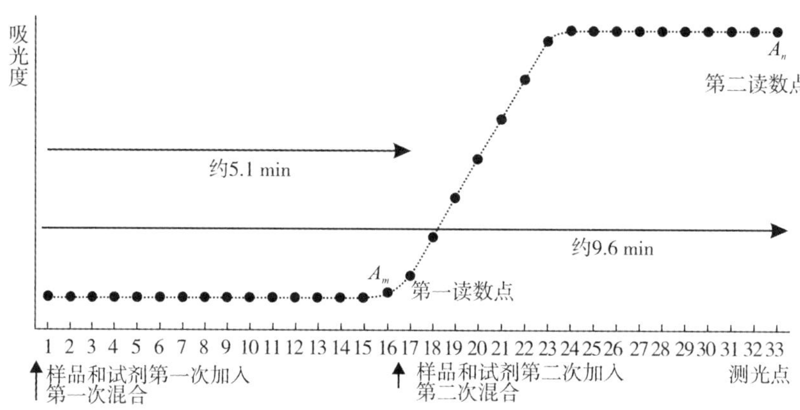

图9-3　平衡法的时间-吸光度曲线

（一）平衡法

被测物质在反应过程中被转变为产物后，化学反应达到平衡点（或称终点），根据平衡点（终点）吸光度的大小求出被测物浓度，称为平衡法（又称终点法）。实际上，被测物并没有完全被转变，而是与产物达到一个动态的化学平衡。从时间-吸光度曲线上看（图9-3），到达反应平衡点或终点时，吸光度将不再变化。多数被测物经化学反应后的产物在某一波长处具有光吸收，吸光度升高，称为正向平衡法；少数被测物本身在某波长具有光吸收，经化学反应后吸光度下降，称为负向平衡法。抗原和特异性抗体产生浊度反应，形成的抗原-抗体大分子复合物具有光吸收能力，在生化分析仪中称为透射比浊，采用平衡法。平衡法包括一点终点法和两点终点法。

1. 一点终点法

一点终点法又称一点平衡法，在反应到达平衡点，即在时间-吸光度曲线上吸光度不再改变时选择一个测光点计算待测物浓度。用于计算结果的测光点称为读数点，如图9-3中取第33点为读数点。计算公式见式(9-1)。

$$c_u=(A_u,n)\times c_s/(A_s,n) \tag{9-1}$$

式中，c_u、c_s 分别为待测物和校准液浓度；(A_u,n)、(A_s,n) 分别为待测物和校准液终点吸光度值；$c_s/(A_s,n)$ 为校准 K 值（$K_{校}$，参见本节校准参数部分）。

2. 两点终点法

两点终点法又称两点平衡法，常应用于具有双试剂的测定项目中。第一试剂通常只含缓冲液等成分，它与标本一般不起特异性反应，因此在第二试剂加入前选择一个测光点作为第一读数点，此时的吸光度相当于标本空白。加入第二试剂后与待测物发生反应，并经过一定时间反应到达平衡点，此时选择第二个读数点，两个读数点的吸光度之差可用于计算待测物浓度。如图 9-3 所示，第二试剂在第 16 点和第 17 点之间加入，则通常取第 16 点 A_m 为第一读数点，第 33 点即最后一个测光点 A_n 为第二读数点。计算公式见式(9-2)。

$$c_u = [(A_u)n - \mathrm{a} \times (A_u)m] \times K_{校} \tag{9-2}$$

$$a = (Vs + Vr_1)/(Vs + Vr_1 + Vr_2) \tag{9-3}$$

$$K_{校} = c_s/[(A_s)n - \mathrm{a} \times (A_s)m] \tag{9-4}$$

式中，a 为反应液体积校正系数，Vs、Vr_1、Vr_2 分别表示标本、第一试剂、第二试剂的体积。目前全自动生化分析仪均具有自动校正反应液体积的功能，不必手工进行校正。

两点终点法能有效减轻标本溶血(hemolysis)、黄疸(icterus)、脂浊(lipo-turbid)等造成的光吸收干扰(图 9-4)。目前，大多数代谢物测定试剂盒为双试剂型，都能在加入第二试剂后的 2～5 min 内到达反应终点，因此可设定两点终点法。单试剂型的生化测定项目只能选择一点终点法。

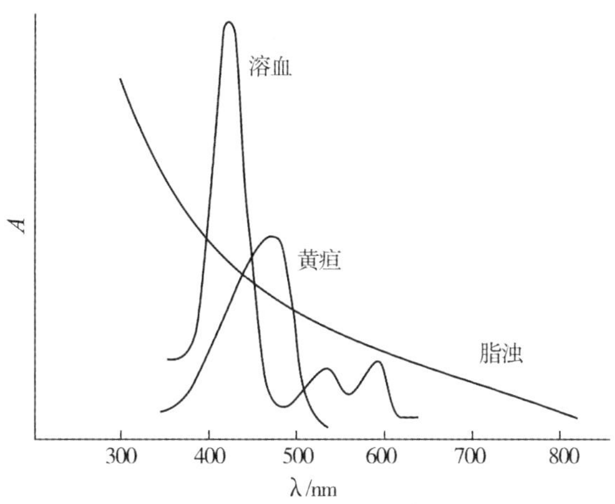

图 9-4　溶血、黄疸和脂浊的光谱吸收曲线

3. 定时法

定时法即固定时间点法，是指在时间-吸光度曲线上选择两个读数点，此两点既非反应初始吸光度，亦非平衡点吸光度，这两点的吸光度差值用于结果计算。其计算公式与两点终点法相同。定时法可解决某些化学反应的非特异性问题。例如，苦味酸法测定肌酐，反应的最初 30 s 内，血清中快反应干扰物(如维生素 C、丙酮酸、乙酰乙酸等)能与碱性苦味酸反应；30 s 后的一段时间碱性苦味酸主要与肌酐反应，且此段时间范围内的时间-吸光度曲线的线性较好(故也可用连续监测法测定肌酐)；在 80～120 s 及其以后，碱性苦味酸可与蛋白质以及其他慢反应干扰物质发生反应。因此，选定反应的 30～80 s 作为测定时间，有利于提高肌酐分析的特异性和准确度。

（二）连续监测法

连续监测法又称速率法（rate assay），是在测定酶活性或用酶法测定代谢产物时，连续选取时间-吸光度曲线中线性期内 4 个以上测光点作为读数点，并以其单位时间吸光度变化值（$\Delta A/t$）计算结果，如图 9-5 所示。所谓线性期就是测定时间段内各测光点之间的吸光度差值相等，如图 9-6 所示，图中 δ_1 及 δ_5 值偏小，而 $\delta_2=\delta_3=\delta_4$，故 A_1 点至 A_4 点为线性段。此线性期对酶促反应的底物而言属零级反应，期间的 $\Delta A/t$ 即酶促反应的初速度，其大小与被测酶活性成正比。连续监测法的优点就是可以确定线性期，准确计算酶活性，使自动生化分析仪在酶活性测定的准确度方面明显优于手工法。连续监测法也可用于测定呈线性反应的代谢物浓度，一般是采用酶法测定的代谢物。

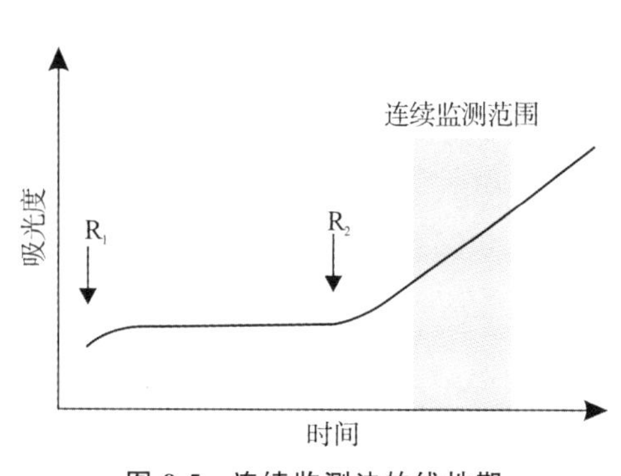

图 9-5　连续监测法的线性期

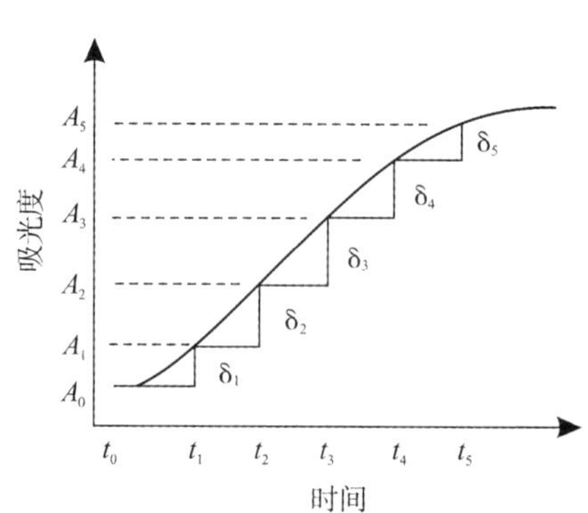

图 9-6　单位时间吸光度的变化

连续监测法所测物质的浓度可通过简单的计算公式获得，见式(9-5)。

$$待测物浓度(或酶活性)=\Delta A_u/t\times K \qquad (9\text{-}5)$$

酶活性测定的 K 值包括理论 K 值（$K_{理}$）、实测 K 值（$K_{实}$）和校准 K 值（$K_{校}$）三种。

(1)理论 K 值：由酶活性的国际单位定义推算得到的一个常数，又称计算因子，可作为分析参数输入分析仪中，在没有酶校准物的情况下，可采用理论 K 值来计算标本中酶的活性，计算公式见式(9-6)。

$$K_{理}=10^6\times V_t/(\varepsilon\times V_s\times b) \qquad (9\text{-}6)$$

式中，ε 为物质的摩尔吸光系数，V_t 为反应总体积，V_s 为样本体积，b 为比色杯厚度。

(2)实测 K 值：受标本和试剂的加量准确度、比色杯光径准确度，尤其是 ε 的影响，而 ε 受波长、温度的影响较大。因此，在所用生化分析仪的实际波长和温度等条件下，设计特定的实验生成精确浓度的反应指示物，如 NADH 等，通过测定此指示物在该生化分析仪上的吸光度变化而计算得到的 K 值称为实测 K 值。

(3)校准 K 值：用已知酶活性浓度的酶校准物在自动生化分析仪上按预设检测程序测定其吸光度变化后通过自动计算获得的 K 值，计算公式见式(9-7)。

$$K_{校}=(酶活性\ U/L)_s/(\Delta A/t)_s \qquad (9\text{-}7)$$

酶活性测定过程中的分析条件如温度、标本和试剂加注量以及吸光度检测等，可能发生波动或偏差；但若同时进行校准物测定，则会同等程度地影响校准物和待测标本。使用校准 K 值通常优于理论 K 值和实测 K 值。实测 K 值的得出较麻烦，且一般仅做一次性测定。目前，可溯源的酶校准物已越来越多，包括 ALT、AST、LDH、ALP、GGT、CK、AMY 等，但应与相应的试剂配套使用。

三、自动生化分析仪常用分析参数的设置

自动生化分析仪进行项目测定时，都有与手工操作类似的**分析参数**(analysis parameter)，如标本量、试剂量、分析波长、分析方法等。某些品牌的分析仪使用配套试剂时，其分析参数已经存储在控制电脑的硬盘中，用户不能更改，甚至无法看见，这些分析项目称为封闭通道；而允许用户修改或设定分析参数的分析项目称为开放通道。分析参数可分为基本分析参数和特殊分析参数，没有基本分析参数就无法测定项目；而特殊分析参数即使不设定也能测定项目，但它们与保证测定结果的准确性有关，在不同分析仪上差别很大。

（一）基本分析参数

1. 试验名称

试验名称(test name)是测定项目的标示，常用项目的英文缩写来表示。

2. 分析方法

分析方法(measuring method)或**方法模式**(assay mode)的基本方法为平衡法和连续监测法，其他方法均与这两类方法有关。

3. 测定波长

可选择单波长或双波长。

(1)主波长：主波长是被检测物吸收峰所处的波长，应选择被测物最大吸收峰附近，尽量避开来自试剂光吸收等的干扰。

(2)次波长：使用次波长的目的是消除噪声干扰；减少杂散光影响；降低标本脂血、黄疸、溶血等干扰。采用双波长测定时，两种波长检测产生的噪声基本相同，所以能消除噪声干扰。次波长设置原则是使干扰物在主、次波长处有尽可能相同的光吸收值，而被测物在主、次波长处的光吸收值有较大差异。次波长一般大于主波长 100 nm，主要考虑降低脂浊干扰。因脂浊的吸收光谱无特异吸收峰，波长越长，吸光度越低。当与主波长相差较小(即 100 nm)时，两波长因脂浊引起的光吸收比较接近。免疫比浊法测定时次波长的选择则距主波长越远越好，以提高检测的灵敏度。

酶活性测定若采用理论 K 值，则部分指示物在次波长处也有明显的光吸收，ε 必须进行修正，见表 9-1。

表 9-1　几种常见指示物的摩尔吸光系数

指示物	主波长/nm	$\varepsilon/(L\cdot cm^{-1}\cdot mol^{-1})$	次波长/nm	$\varepsilon/(L\cdot cm^{-1}\cdot mol^{-1})$
NADH	340	6.22×10^3	380	1.33×10^3
对硝基苯酚	404	1.89×10^4	476	0.2×10^3
对硝基苯胺	404	10.1×10^3	476	0.1×10^3
DTNB	404	13.2×10^3	476	2.8×10^3

4. 反应方向

按吸光度的上升或下降可将**反应方向**(response direction)分为正向反应和负向反应。

5. 标本量与试剂量

生化分析仪的最小反应总体积通常为 80～500 μL 不等。标本量和试剂量的设置主要由**标本体积分数**(sample volume fraction,SVF)决定。SVF 是标本体积(V_s)与反应总体积(V_t)的比值,即 SVF=V_s/V_t,V_t 包括所用的标本、标本稀释液、试剂、试剂稀释液体积之和。SVF 不宜随意修改,如将高浓度酶标本稀释,SVF 减小,酶可能发生变性失活、抑制或激活、聚合或解离等,但酶活性改变并不与 SVF 成正比。总反应液量的确定一般选择其允许范围的中值,同时兼顾成本因素和标本量的范围。

6. 反应时间

标本和第一试剂(R_1)加入时间通常固定在反应开始时。某些分析仪的第二试剂(R_2)只在一个固定时间点加入;有些分析仪的 R_2 加入时间点可选;有些生化分析仪甚至可以设定加入第三试剂(R_3)的时间点。而一点终点法的读数时间通常取时间-吸光度曲线的最后一个测光点;两点终点法的两个读数点通常分别取 R_2 加入前的测光点和时间-吸光度曲线的最后一个测光点。速率法测定如果存在内源性干扰或某些抑制剂,则需要设定延迟时间,并在线性反应期内设置读数时间点。试剂盒说明书中会给出终点法反应达到终点的时间;两点法会给出 t_1 和 t_2;连续监测法会给出反应需要的延迟时间和线性反应时间。生化分析仪操作人员必须将试剂盒规定的测定时间正确地转换为仪器的时间参数。

7. 校准参数

自动生化分析仪以紫外-可见光分光光度法为分析技术,根据朗伯-比尔定律,待测物浓度需与校准品浓度相比较而确定。校准品浓度或酶活性已知,对校准品参与的反应的吸光度进行测定并计算得到校准 K 值的过程称为**校准**(calibration)。校准分为线性校准和非线性校准。

(1)线性校准:当校准曲线呈直线且通过坐标零点时,可采用一个浓度的校准品;若呈直线但不通过坐标零点,应使用两个以上的校准品。校准方程见式(9-8)和式(9-9)。

$$终点法:K_{校}=\frac{c_s}{A_s}c_u=a\times K\times A_u+b \tag{9-8}$$

$$速率法:K_{校}=\frac{c_s}{\Delta A_s/t}c_u=a\times K\times \Delta A_s/t+b \tag{9-9}$$

式中,c_u 为待测标本浓度,A_u 为待测标本吸光度,c_s 为校准品浓度,A_s 为校准品吸光度,a 为斜率,b 为截距。如果校准验证已证明该标准曲线是线性关系,而且 b 值几乎为 0,则 $c_u=K\times A_u$。

(2)非线性校准:校准曲线呈非线性者,必须使用 3 个以上的校准品。非线性校准曲线若呈抛物线形(图 9-7),则多考虑采用 logit 方式拟合曲线,根据校准品的个数来选择 logit(3p)、logit(4p)或 logit(5p);当校准曲线类型不确定或呈图 9-8 所示的 S 形时,则多考虑用 splain(样条函数)方式拟合。

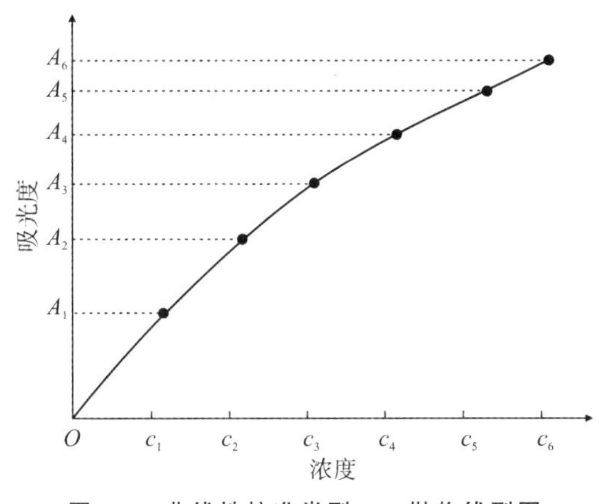

图 9-7　非线性校准类型——抛物线型图

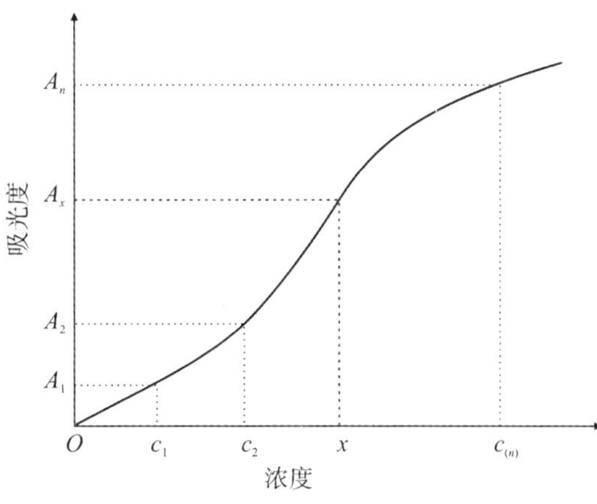

图 9-8　非线性校准类型——S 型

8. 质控参数

开展生化定量检测时都应进行室内质控，需将质控品放置位置、名称、批号，测定项目的靶值、标准差等信息设置到生化分析仪中。

9. 线性范围

按说明书提供的参数将线性范围的高、低限设置到生化分析仪中，超过方法的线性范围时仪器可以给出提示或报警信号，此时应增加标本量、减少标本量或稀释样本进行重测。

10. 小数点位数

有些仪器需设置检测结果的**小数点位数**(decimal point digit)。

11. 参考区间

设定该区间后，生化分析仪在测定结果处于参考区间之外时会自动提示。

(二)特殊分析参数

1. 试剂空白(吸光度)的检查

(1)试剂空白吸光度(A_B)：检查试剂质量的一个指标，A_B 的改变往往提示该试剂的变质。试剂可因色素原底物分解、氧化变质、久置混浊等造成吸光度变化，通常 A_B 的波动在很窄的范围内，其设置一般以试剂说明书为准。将该波动范围输入分析仪，经核查发现 A_B 超限，则报警或"拒绝"。

(2)试剂空白速率监测：采用连续监测法的试剂在反应温度下，其试剂空白吸光度可能发生较为明显的自身分解等变化，从而影响测定结果的准确性。校准 K 值越大，则对结果影响越明显。若设置了此参数，便能在待测物反应的吸光度变化速率中减去试剂空白速率，从而消除或减少这类误差。

2. 线性检查

线性检查(linear check)主要用于连续监测法，设定一个非线性度对监测期内的吸光度变化进行线性判断。通过对相邻读数时间点的吸光度差值进行线性回归，计算各点的方差，根据方差值的大小来判断该读数时间是否处于线性期。有些分析仪在此基础上增加了"线性范围扩展"功能，又称自动线性延伸，即对仪器读数时间段内的各个测光点进行自动搜寻，剔除不符合线性的读数点，寻找符合线性度的读数时间段来计算结果，可减少高浓度标本的重复或稀释后检测。

3. 反应限检查

该检查可以避免因底物耗尽出现报告低浓度结果的假象。"底物耗尽"是指高浓度的标本在反应的早期或主要读数区间之前就将反应底物耗尽,随后反应的吸光度表现为相对稳定的现象,在速率法中可以看到曲线由陡峭突然变得平缓(图 9-9)。故在连续监测法中应设置**底物消耗限值**(substrate exhaust limit),即反应后吸光度升高(正反应)或下降(负反应)的限值,以监测在读数时间段内是否有足够的底物使反应处于零级反应期。反应限检查是临床生化分析中特别重要的功能,不正确设置或是无视仪器反应限检查的报警,会直接将极高浓度结果(如肌酸激酶)误报为正常结果。

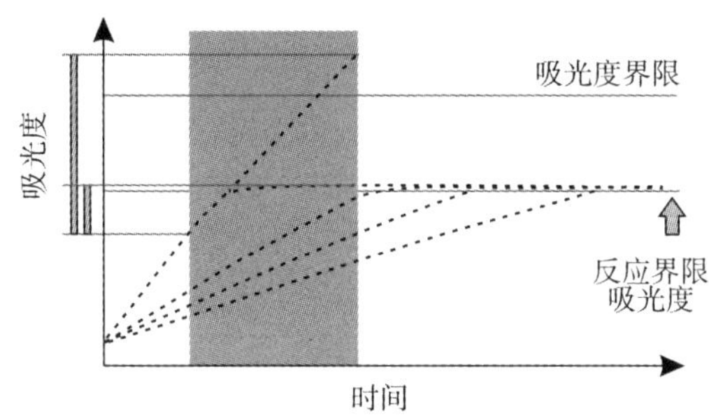

图 9-9　反应限检查(底物耗尽吸光度界限)示意图

4. 校准检查

每次校准时分析仪都会给出校准报告的提示信息,包括双份重复性核查、敏感度检查、离散度检查、校准因子核查等。

(1)双份重复性核查:在做校准包括试剂空白时,分析仪通常重复两次并计算两次吸光度的差值;若差值超过设定,则提示分析仪状态不良。

(2)敏感度检查:在分析系统稳定的情况下,一定浓度校准品的吸光度测定值与 A_B 之差应相对恒定在某一设定范围内;若差值变小,低于敏感度检查下限,原因可能是 A_B 过高,或者是校准品降解而使其吸光度下降。

(3)离散度检查:非直线及多点校准的校准曲线中,校准品各浓度在拟合曲线中的吸光度与实测吸光度之差这一偏移值若大于设定值,仪器便报警提示。

(4)校准系数检查:每次校准完成后的校准 K 值与上次的校准 K 值进行比较,正常状态下,K 值应在较小的范围内波动,超过设定范围分析仪会自动报警,有些分析仪已设定该范围为±20%。

5. 前带现象检查

前带现象检查一般用于免疫透射比浊法测定。抗原抗体反应在抗原过剩时所形成的免疫复合物反而逐渐减少,其典型的校准曲线呈 S 形,常导致高值标本出现显著偏低的结果,这是免疫透射比浊方法固有的缺陷。大部分生化分析仪都针对这一潜在问题设置核查功能。不同仪器核查方式不一,有的采用抗体二次加入法;有的采用抗原二次加入法;有的采用反应完成率法;有的采用限额参数法等不同的方法来监测是否存在前带现象。

6. 血清指数检查

溶血、脂血或黄疸的标本会对测定结果产生干扰。生化分析仪可根据血红蛋白、脂类及胆红素各自的光谱吸收特性，采用比例双波长法对血清中的干扰物质进行相对定量，一般是测定标本在600 nm/570 nm、700 nm/660 nm和505 nm/480 nm吸光度比值的大小来分别判断标本溶血、脂浊和黄疸程度，即血清指数(LIH指数)。血清指数在临床上主要有两个方面的应用：①在报告单中提示这些影响因素，帮助临床医生判断结果的可靠性；②在计算时由分析仪根据补偿系数对不同测定项目的结果进行矫正。补偿系数主要取决于方法学性能，对不同项目影响不一，一般在配套试剂时才使用。

7. 标本预稀释设置

设置标本量、稀释剂量和稀释后标本量，以便在分析前自动对标本进行一定倍数的稀释。

8. 方法学补偿系数

方法学补偿系数用于纠正不同分析方法或不同测定系统间测定结果的不一致性，有斜率和截距两个参数。

第三节　临床自动生化分析仪的操作程序

一、基本操作步骤

(一)仪器运行前操作

生化分析仪检测前要完成一系列的基本设置：

(1)试验项目设置：对试验项目的名称、编码，试验**组合**(profile)、试验**轮次**(round)，必要时包括试验顺序等进行设置。

(2)项目参数设置：设定所有测定项目的参数，主要包括反应方法、主波长、次波长、标本量、试剂量、反应方向、孵育时间、线性范围、小数点位数等，以及试验间比值、结果核对等参数。

(3)试剂设置：根据有关试验参数设置各试验的试剂位、试剂瓶规格，必要时设定试剂批号、失效期等。

(4)校准品设置：设置校准品的位置、浓度、数量、校准方法等。

(5)质控设置：根据质控要求设置质控物水平、质控规则、质控项目及相应质控参数等。

(6)标本管设置：设置标本管类型、残留液高度(死体积)、识别方式等。

(7)数据通信格式设置：设置数据传输方式，如标本管识别模式(按序列号还是条码识别)、结果传输(采用批量传输还是实时传输)等。

(8)其他设置：如结果报告格式、复查方式、复查标准等。

(二)标本检测常规操作流程

(1)开机。正常开机后应进行预热，并进行检测前检查，如纯水供给是否正常、试剂是否充足、清洗剂是否足够等，并进行系统自检，以确认光路与检测系统是否处于正常状态。

(2)设置开始条件。设置日期时间索引、轮次、标本起始号等。

(3)试剂空白检测。以高质量去离子水代替待测标本,测定各项反应的零点吸光度,与该项目定标时所测得的试剂空白进行比较,观察其变化大小是否超出一定的允许范围,以决定是否重新校准。

(4)分析仪校准。根据不同检测项目的稳定性确定不同的校准频度,如每日校准、每周校准、每月校准、每两个月校准,甚至每6个月进行一次校准等。但在下列情况下必须进行校准:①改变试剂的种类或者更换了试剂批号(如果实验室能确认改变试剂批号并不影响测定结果,则可以不进行校准);②分析仪进行大的预防性维护或者更换了关键部件;③室内质控出现失控,采取一般性纠正措施后不能识别和纠正。设置当日需校准的项目、校准品的放置位置及校准品浓度,并将校准品、纯水空白等置于正确的位置即可进行校准,校准完成后应检查校准是否有效。

(5)质量控制。每批标本测定均应有质控物同时监测。生化分析仪的批测定是指一批标本从开始测定到完成测定后停止的整个过程。一般情况下,24 h作为一个生化分析批长度是可以接受的;但其间如果添加或更新了试剂,或进行过有可能改变吸光度的维护等操作,均应增加质控物的检测,以便及时监测到分析系统的改变。将质控品准备就绪后置于正确位置即可进行质控品测定,随后依据实验室采用的质控规则确定质控结果是否在控。

(6)患者标本测定。为了操作方便,通常在完成室内质控品的检测并确认结果在控后就可以开始检测患者标本。如果没有LIS支持双向通信的功能,需预先编制每个标本的检测项目工作菜单,可以采用逐项输入、组合输入或批量输入的方式。如果LIS支持条形码识别双向通信,则可将准备好的带条形码的标本原始管放置到进样架或标本盘中,由分析仪自动识别所需检测的项目并完成检测。

(7)急诊检验。几乎所有自动生化分析仪都具备“急诊优先”的功能。分析仪可采用急诊标本专用标本架或预留专用进样位以及专用标本号段随时优先插入急诊生化检验。在急诊标本位置放好标本并输入急诊检验项目后,分析仪就会优先对该标本进行检测。

(8)测定过程监控。在生化分析仪连续工作的过程中,操作人员应注意观察试剂消耗情况,观察分析已完成的测定结果,检查数据传递是否正确、及时等。

(9)日常保养。完成当日标本检测后,按照保养内容有序做完应做的维护。

(三)测定结果审核与报告

(1)检查分析过程中有无出现警示符,依据各种警示符号的含义与作用发现问题和解决问题。

(2)检查校准曲线图形、各校准点吸光度值,计算K值等的波动情况,并与以往进行比较。

(3)运用仪器的相关操作屏(界面),如反应过程监测、反应时间进程曲线、校准追踪、统计、分析数据编辑等对测定结果进行检查、处理。

(4)目测观察或用血清指数了解标本性状,结合反应时间进程曲线及数据、临床资料及疾病诊断等分析患者结果。

(5)确认患者数据的有效性和可靠性后,核发报告。

二、主要的维护保养

自动生化分析仪的维护保养对确保检验结果的准确性和日常工作的顺利进行、延长仪器的使用寿命至关重要。在这里以某品牌的生化分析仪的维护保养为例进行简单说明。

(1)每日维护：①每天用消毒水擦拭仪器的表面，以防止灰尘对仪器的干扰；②检查各种清洗液是否正确放置以及容量是否充足；③将仪器设置为每日自动开机，开机后自动执行空气排空、孵育池水更换、试剂灌注、光度计检查；④将要擦拭的针(包括标本探针、试剂探针、搅拌针)选择到水平方向，用带70%酒精的干净纱布擦拭，再用带蒸馏水的干净纱布擦拭；⑤检查标本是否符合要求，有无纤维蛋白及血凝块，如果有，应重新处理标本以免堵塞加样针；⑥每日实验结束后用绿色冲洗架放入去离子水对加样针进行冲洗，执行自动清洗程序，保持各液路系统管道通畅。

(2)每周维护：①每周执行空气排空、试剂灌注、比色杯冲洗、比色杯空白检查、孵育池水更换、光度计校准；②用干净的纱布蘸上蒸馏水擦拭离子选择性电极(ISE)排水口的结晶。

(3)每月维护：①每月月初，在关机后用纱布擦洗孵育池、反应杯的外壁以及过滤网，必要时更换反应杯；②清洁水箱以及冰箱压缩机的过滤网；③清洗取样针、试剂针、搅拌针、冲洗站。

(4)每季维护：更换注射器垫圈。

(5)年度维护：整机内部清洁、除尘、润滑，进行年度校准。

(6)不定期维护：对一些易磨损的消耗部件进行检查与更换。①检查进样注射器是否需要更换、各冲洗管路是否畅通、各机械运转部分是否正常。②彻底清洗比色杯和比色杯轮盘，检查比色杯是否需要更换。③更换光源灯泡。④更换样品探针和试剂探针、搅拌棒。⑤更换电极、蠕动泵管等。

第四节　临床自动生化分析仪的性能验证

自动生化分析仪与相应的试剂、校准品等组成分析系统，自动生化分析仪在购置前需评估其整机的应用性能，在临床应用前应对其进行性能验证或评价。

一、自动生化分析仪的应用性能

(一)准确度和精密度

准确度是一台分析仪器最重要的性能，取决于自动生化分析仪、试剂、校准品等所共同组成的检测系统，而分析仪的结果重现性(精密度)是准确度的前提。分析仪的结构合理性，加标本、加试剂系统的准确性，温控系统的稳定性与准确性，计时的精确性，光路系统的性能都是影响检测精密度的重要因素。标本加液系统、试剂加液系统、搅拌棒的交叉污染，反应杯的液体残留也是精密度和准确度的重要影响因素。

（二）分析效率

分析效率是指单位时间内完成的测试总数，用 tests/h 来表示。分析效率与加样周期长短和测试循环有关，不同分析仪的分析效率相差甚远。

（1）加样周期：样品针从采集前一个标本开始到采集下一个标本开始所需的时间。采用双针加样、双圈反应盘的分析仪有两套阵列式光电检测器，能同时进行内、外圈反应杯加样。加样周期越短，分析速度越快。目前，单个分析单元的常规项目理论测试速度可达 2000 tests/h。

（2）测试循环：反应杯从这一次使用开始到下一次使用时所需的时间。这个循环与总反应时间有关，一个项目的总反应时间越短，则分析速度越快。

（三）标本携带污染与试剂交叉污染

标本携带污染是指生化分析仪在连续测定过程中，因样品针清洗不彻底，刚检测高值标本随即又检测低值标本，而导致低值标本的测定结果偏高的现象。这对标本针的制造技术和工艺、清洗程序的设置、清洗剂的质量提出了更高的要求。而试剂交叉污染是指在连续测定时，前一个测试项目的试剂中含有某一化学物质，因试剂针清洗不够彻底，该化学物质被携带加入后一个测试的反应体系中，干扰待测物质的反应，造成后一个测定结果出现明显异常。例如，总蛋白、酸性磷酸酶试剂中均含有较高浓度的钾离子，若紧随这些项目采用酶法测定血钾离子浓度，如果试剂针清洗不彻底，后者的测定结果将会明显偏高。

（四）临床适用性

仪器通道数（测定项目数）、试剂盒剂型和组分、波长个数、反应时间、首结果报告时间、开放程度、最小标本量、试剂量和比例、最小反应体积、标本预稀释、测试原理、消耗品价格、用水量、保养成本、标本管要求、急诊功能、复查功能、软件的交互性等都是影响生化分析仪临床适用性的因素。

二、自动生化分析仪的分析性能验证

生化分析系统的性能包括测定结果的精密度、准确度、线性范围、灵敏度、抗干扰性能等。试剂、校准物配套齐全的生化分析系统投入临床应用前应进行精密度、准确度、线性范围等最基本的性能验证，以证实其达到制造商声明或使用地区的相关法规的性能要求。

（一）精密度验证

可以参照美国国家临床实验室标准化研究所（CLSI）的 EP5-A2 文件进行精密度验证。在室内质控在控的情况下，每天测定两批质控物，每批之间至少间隔 2 h，每批同一浓度的质控物做双份测定，连续测定 20 天，获得 40 对共 80 个测定结果。根据相应的公式可计算出批内不精密度、批间不精密度、日间不精密度和总不精密度。总不精密度可以较客观地反映分析仪的性能和保养情况，也能证实其使用性能是否符合日常临床工作的质量要求。

（二）准确度验证

理论上，准确度的验证可以采用回收实验的方法，但在实际工作中，临床实验室较难获得待测物质的分析纯标准物质。即使获得纯的标准物质，也可能因定量添加后反应体系的基质效应问题而与真正的临床标本的反应不尽一致。因此，可以通过测定正确度验证质控物，分析其测定结果是否处于允许的误差范围内来判断分析系统的准确度，但因该种质控物价格昂贵，较难获得，故一般的临床实验室无法开展。目前在国内较为可行的办法是参加临床检验中心组织的正确度验证计划，判断检测系统的准确度是否符合要求。

（三）线性范围验证

可以参照 CLSI 的 EP6-A 文件进行线性范围验证。选择患者高值血清以及低值血清，将高值血清与低值血清按比例进行线性稀释。将高值和低值血清以不同比例混合，等距离划分各水平间浓度（也可以不是平均划分），采用厂商指定的或者由实验室证实的推荐稀释液准确稀释患者高值血清，形成 5～7 个浓度，每个浓度两支复管。在质控结果在控的情况下，短时间内采用随机排列的方式对稀释好的标本进行测定。检查有无明显的误差点，剔除离群点后运用多项回归法处理数据，估计非线性度和随机误差，比较其是否超出预设的允许误差范围，从而判断在高值、低值的浓度范围内该项目的检测是否符合线性。

三、自动生化分析仪的硬件性能检定

我国于 2018 年 4 月 1 日正式实行原国家食品药品监督管理总局发布的中华人民共和国医药行业标准《全自动生化分析仪》（YY/T 0654—2017），可据此对生化分析仪的硬件性能进行检定，主要的内容如下所示。

（一）杂散光

用去离子水作参比，在 340 nm 波长处测定 50 g/L 亚硝酸钠标准溶液的吸光度；也可采用空气作参比，在 340 nm 处测定 JB400 型截止型滤光片的吸光度，其值应不小于 2.3。

（二）温度

用高精度测温仪连续测定 20 次比色杯中去离子水的温度，求平均温度与温度波动度（20 个测定值的最大值与最小值之差）。平均温度应在设定值的±0.3℃内，波动度不大于±0.2℃。

（三）吸光度线性范围测定

对分析仪 340 nm 和 450～520 nm 范围内任一波长进行线性范围测定。将橙黄 G(orange G)色素原液稀释成 11 个浓度梯度，每个浓度梯度在分析仪上重复测定 5 次，计算平均吸光度。以相对浓度为横坐标，以吸光度平均值为纵坐标画散点图，先用最小二乘法对前 4 个点进行线性拟合，再计算 5～11 点的相对偏倚。相对偏移在±5%范围内的最大吸光度应不小于 2.0。

（四）吸光度稳定性测定

以去离子水作参比，测定 340 nm 和 600～700 nm 波长范围内任一波长的吸光度稳定性。以吸光度为 0.5 的橙黄 G 或硫酸铜标准溶液作为样本和试剂，测定时间设为最长反应时间或 10 min，测定间隔为仪器的读数间隔或 30 s，测定上述溶液的吸光度值，计算其最大与最小值之差，其值应≤0.01。

（五）吸光度准确度测定

以去离子水作空白，340 nm 处重复 3 次测定吸光度，分别约为 0.5 和 1.0（允许偏差为±5%）的重铬酸钾标准溶液，计算 3 次测量值的算术平均值与标准值之差。吸光度为 0.5 的允许误差为±0.025，吸光度为 1.0 的允许误差应为±0.07。

（六）吸光度重复性测定

以 340 nm 吸光度为 0.5 的橙黄 G 标准溶液同时作为标本和试剂，加入量为分析仪的最小反应体积，反应时间为分析仪的最长反应时间或 10 min，连续测定 20 次，计算其吸光度的变异系数 CV，应≤1.5%。

（七）加样准确度与重复性测定

加样准确度与重复性采用称量法或比色法检测。前者在恒温恒湿的实验室内按照防蒸发的要求，以分度值为 0.01 mg 的电子天平重复称量试剂针或取样针吸取的规定体积的蒸馏水 20 次，求出均值并除以当时温度下蒸馏水的密度，得到实际加入量（μL），按照式(9-10)计算加样误差。

$$加样误差 =（实际加入量 - 规定加入量）/ 规定加入量 \times 100\% \quad (9\text{-}10)$$

比色法则采用橙黄 G 高浓度原液，分别按仪器样本量设定范围设定加样量，各 5 次加注到不同比色杯中；手工将比色杯内色素原液用纯水回收到容量瓶中定容，在分光光度计上（478±1 nm）测定定容后吸光度。通过与色素原液精确稀释一定倍数后的吸光度进行比较，计算加样误差和变异系数，结果应用标本和试剂加样器加入最小体积，误差不超过±5%，CV≤2%。

（八）标本携带污染率测定

用正常人血清溶解适量橙黄 G，配制 340 nm 处吸光度约为 200 的原液（通过准确稀释获得该原液在 340 nm 相对于去离子水的理论吸光度）。以去离子水为试剂，以橙黄 G 原液(A)和去离子水(B)为标本，按最大标本量加入标本，按照 A、A、A、B、B、B 的顺序为一组标本，测定反应结束时的吸光度，共进行 5 组标本测定。每一组测定中，第 4 个标本的吸光度为 A_{i4}，第 6 个标本的吸光度为 A_{i6}，i 为该测定组的序号，按照式(9-11)计算携带污染率，5 组的平均携带污染率应≤0.5%。

$$K_i = (A_{i4} - A_{i6}) / \left[A_{原} \times \frac{V_s}{V_r + V_s} - A_{i6} \right] \quad (9\text{-}11)$$

式中，V_s 为样本的加样体积，V_r 为试剂的加样体积。

（九）临床项目批内精密度测定

采用正常值质控血清或新鲜患者血清，针对不同的检测项目，每个项目测定 20 次，计算不同项目变异系数，如总蛋白为 50.0～70.0 g/L 时，CV≤2.5%方可满足要求。

小结与展望

● 自动生化分析仪以分立式占绝大多数。仪器能自动完成加样、加试剂、混匀、保温、吸光度检测、各部件清洗、结果计算、数据传输等操作。平衡法和连续监测法是生化分析仪常用的分析方法。两点终点法有助于消除标本溶血、黄疸、脂浊等造成的光吸收干扰。

● 分析程序包含多项基本分析参数，如试验名称、分析方法、主波长/次波长、标本量、R_1 量/R_2 量、R_2 加入时间、读数时间、线性范围、校准参数和质控参数。特殊分析参数与保证测定结果的准确性有关，包括试剂空白吸光度检查、空白速率监测、校准检查、线性检查、前带现象检查、血清指数校正等。在测定患者标本前应进行检查和校准，测定并分析质控结果。

● 分析仪还要定期进行各种保养。生化分析仪的性能主要包括准确度、精密度、分析效率、标本携带污染、试剂交叉污染、临床适用性等。

● 自动生化分析仪最基本的分析性能验证包括准确度、精密度、线性范围等。对分析仪硬件系统的性能检定可依照行业标准——《全自动生化分析仪》(YY/T 0654—2017)进行，主要包括杂散光、吸光度稳定性与准确度及线性范围、温度准确度与波动度、标本和试剂加样的准确度与重复性、标本携带污染率、临床项目的批内精密度等。

（王 兵　王前明）

第十章 浊度自动化分析

【教学目标与要求】

掌握：浊度自动化分析的基本原理和分析方法。

熟悉：浊度自动分析仪的结构组成、工作原理、临床应用、性能验证和注意事项。

了解：浊度自动分析仪的分类。

溶液中微粒性物质如悬浮物或胶体物对光线透过时产生阻碍的程度称为**浊度**(turbidity)。通过检测溶液浊度大小，对溶液中某种物质含量进行分析的方法称为**浊度分析**(turbidity analysis)。在临床生物化学检验中，浊度分析常用于对体液中单个特定蛋白质成分的检测，具有准确、快速、敏感和简便的特点。

第一节 浊度分析的基本原理和方法

一、浊度分析的基本原理

(一)浊度的产生

溶液中化学反应或免疫反应可产生微粒性物质，导致溶液浊度变化。如果溶液中的不溶性微粒来自物质的化学反应，如用三氯乙酸或磺基水杨酸等使尿液或脑脊液中可溶性蛋白质发生沉淀(即不溶性微粒)，产生的浊度属于化学反应来源的浊度。这种通过化学反应使溶液浊度发生变化，进而对待测物质含量进行测定的方法称为化学浊度法。

溶液中可溶性抗原与相应抗体特异结合形成的可溶性免疫复合物，在一定条件下可以从溶液中析出形成一定大小的不溶性微粒。这种由抗原与抗体免疫结合形成不溶性微粒而产生的浊度属于免疫反应来源的浊度。利用抗原抗体的特异性结合建立起来的浊度分析方法称为免疫浊度法。免疫浊度法根据测定的光线不同分为**透射免疫浊度法**(turbidimetric immunoassay)和**散射免疫浊度法**(nephelometric immunoassay)。

(二)浊度光学分析

溶液中的微粒性物质具有独特的光学性质，即当光线通过溶液时，微粒性物质对光具有反射、折射、散射(或衍射)、吸收等作用。因此，通过测量溶液的透射光或散射光信号的强弱可计算出溶液浊度大小或被测物的浓度。

二、871 浊度分析的基本方法

（一）光信号检测方法

（1）透射免疫浊度法：可溶性抗原抗体反应后形成的免疫复合物，使溶液浊度发生改变。光线通过抗原抗体反应后的溶液时，会被免疫复合物所吸收。在入射光光路 0°角方向测量透射光强度 T（或吸光度 A），并研究其与被测溶液微粒浓度关系的方法，称为透射免疫浊度法。吸光度 A 与溶液微粒浓度的关系可用朗伯-比尔定律表示，见式(10-1)。

$$A = Klc \tag{10-1}$$

式中，K 为常数，溶液的吸光度值 A 与光线通过溶液的距离 l 和溶液的浓度 c 成正比。该方法简单、方便，可在分光光度计及自动生化分析仪上测定。

（2）散射免疫浊度法：溶液中的微粒受到光线照射后，微粒对光线产生反射和折射而形成散射光。在入射光光路的 5°～90°角的方向测量散射光强度，并研究其与被测溶液中微粒浓度关系的方法，称为散射免疫浊度法。散射光的强度受入射光的波长大小、偏振度，胶体溶液中颗粒的大小、浓度、分子量等因素的影响。当微粒为小颗粒（直径＜1/10 入射光波长）时，微粒对入射光的散射作用为**瑞利散射**（Rayleigh scattering），散射光强度与颗粒的浓度和分子量均成正比关系。颗粒直径略小于入射光波长时，则发生**德拜散射**（Debye scattering）；颗粒直径等于或大于入射光波长时，则发生**米氏散射**（Mie scattering）。因此，临床上应依据胶体溶液中颗粒的大小选择适当的入射光波长和测光角度。

散射免疫浊度法检测的散射光信号单纯，其灵敏度和特异度优于透射免疫浊度法，但该方法需要专用的浊度分析仪。免疫浊度分析法测定光路图见图 10-1。

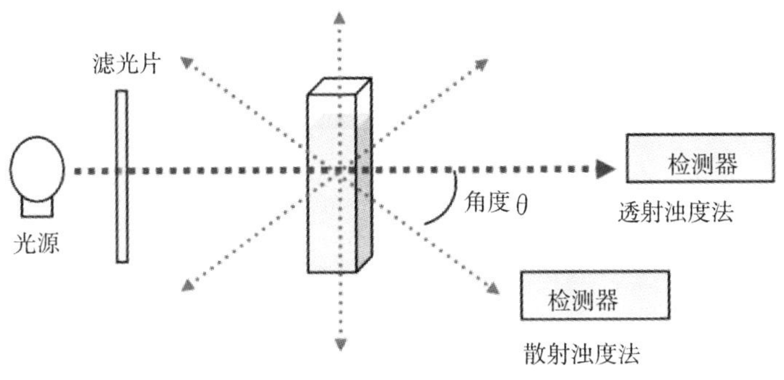

图 10-1　免疫浊度分析法测定光路图

（二）光信号变化量的分析方法

（1）终点浊度法：抗原抗体混合的瞬间便可引发结合反应，经过数秒的延迟后反应速度加快，最后又趋于平稳而达到反应终点。检测反应终点与起始点之间浊度信号变化的方法称为终点浊度法。该方法通常在抗原抗体反应进行到一定时间时检测其浊度，故又称定时浊度法或固定时间浊度法。

（2）速率浊度法：速率是指在抗原抗体结合反应过程中，单位时间内抗原抗体复合物的形成量。临床上一般选择抗原与抗体反应速率达到最高峰时测定其复合物的形成量。在抗体适当过量的前提下，该峰值的高低与抗原的量成正比。该方法通常应用于散射免疫浊度分析仪上，故常称为速率散射浊度法。

（三）免疫浊度形成的方法

（1）沉淀反应免疫浊度法：免疫浊度分析的经典方法。抗原抗体在特殊缓冲液中快速形成免疫复合物，使反应液出现浊度。免疫复合物的形成有时限性，即当抗原抗体相遇时立即结合成小复合物，几分钟到数小时内进一步形成可见的大复合物。若在反应体系中加入促聚剂，如4%**聚乙二醇**(polyethylene glycol，PEG)，分子量6000～8000，大复合物的形成即可在3～10 min内完成。

（2）粒子强化免疫浊度法：一种带载体的免疫浊度法，灵敏度较高。该方法选择一种大小适中、均匀一致的胶乳颗粒，先吸附或交联抗体；当它们遇到相应抗原时则发生聚集。单个胶乳颗粒在入射光波长之内，光线可透过。当两个或更多胶乳颗粒凝聚时，透过光减少；光减少的程度与胶乳凝集量成正比。

（3）速率抑制免疫浊度法：一种竞争性结合或竞争性抑制试验，主要用于半抗原和药物等小分子物质的测定。

（四）免疫浊度定量分析方法

基本定量方法为标准比较法。免疫浊度分析的校准曲线为非线性曲线。

第二节　浊度分析仪及其性能

一、免疫浊度分析的仪器

用于免疫浊度分析的仪器有分光光度仪、自动生化分析仪和散射浊度分析仪。

（1）分光光度仪：用于浊度分析的分光光度仪主要由光源、单色器、比色池、光电转换装置、显示器等部分组成。免疫复合物颗粒大小为35～100 nm，在近紫外区有最大吸收峰，故在290～410 nm（最常用340 nm）处，采用终点法测定其吸光度（A）可获得免疫复合物的含量。

（2）自动生化分析仪：目前较常用的大型多通道自动生化分析仪为开放分立任选式自动生化分析仪。仪器专门编有或可自编透射浊度分析程序，并可选用自动校正和计算方式，具有检测速度快、精密度与准确性高的特点。

（3）散射浊度分析仪：临床上常称为特定蛋白分析仪。自动散射浊度分析仪主要由分析系统、计算机系统组成。分析系统用于完成加样、稀释、保温、测试等程序，一般包括加液系统、试剂转盘、样品转盘、卡片阅读器、散射测浊仪、软盘驱动器等结构；计算机系统用于输入患者数据、选择程序菜单、计算校准曲线和储存测试结果，包括计算机主机、显示屏、键盘等部件。

二、免疫浊度分析仪的性能

免疫浊度分析仪在其购置和使用过程中必须对仪器的性能进行评估，以保证仪器的正常运行和使用，确保检验结果的准确可靠。在选购仪器时，应根据使用单位的实际情况购置具有相应实用性能和分析性能的仪器。其主要性能指标包括检测原理、检测项目、检测速度、试剂消耗、重复性、准确度、携带污染率等。在仪器启用或使用中，还应选择相应的检验项目对浊度分析系统进行校准和性能验证，并形成校准和性能验证报告。

（一）校准报告

校准报告主要评估仪器的校准过程是否符合要求以及仪器状态是否合格。主要内容：①仪器外周环境，包括环境温度、湿度、电源、接地、插座、水质、废液排放状况等的监测；②仪器保养执行情况，包括样品针、试剂针、冲洗站的保养；③反应杯清洗更换、反应盘内灰尘清洁等；④仪器状态，包括电源、压力、真空、温度、洗液水平、废液水平等的监测；⑤校准品、试剂和质控品使用情况；⑥校准品对相应测试项目的校准情况；⑦高、中、低值质控品运行情况等。

（二）验证报告

验证报告主要评价仪器的分析性能是否符合要求，主要指标包括精密度、正确度、线性、灵敏度、干扰等，具体方法参见相关章节内容。

第三节　免疫浊度分析的临床应用

一、免疫浊度分析的临床应用范围

浊度分析已经广泛应用于体液中各种特定蛋白质以及一些小分子治疗性药物的检测。**特定蛋白**(special protein)通常也称特种蛋白，是一些来源于组织细胞，广泛存在于血清中的含有特定功能的蛋白质，执行着各种重要的生物功能。其检测对疾病的诊断、鉴别诊断、治疗、疗效判断等具有重要的意义。免疫浊度分析临床常规检验项目参见表10-1。

表 10-1　免疫浊度分析临床常规检验项目

应用领域	检测项目
免疫功能	IgA、IgG、IgM、IgG 亚型、IgM 亚型、轻链 κ、轻链 λ、补体 C3、补体 C4 等
风湿及类风湿	ASO、类风湿因子、C-反应蛋白等
肾脏功能	微量清蛋白、转铁蛋白、β_2-MG、α_1-MG、IgG 等
炎症状况	C-反应蛋白、α_1-酸性糖蛋白、触珠蛋白、铜蓝蛋白、α_1-抗胰蛋白酶等
多发性骨髓瘤	免疫球蛋白轻链 κ、免疫球蛋白轻链 λ
营养状况	清蛋白(白蛋白)、前清蛋白、转铁蛋白等
脑脊液特定蛋白	α_2-巨球蛋白、IgG、IgA、IgM
凝血及出血性疾病	转铁蛋白、触珠蛋白、抗凝血酶-Ⅲ
心血管疾病	载脂蛋白 A1、载脂蛋白 B、脂蛋白 a、C-反应蛋白

续表

应用领域	检测项目
新生儿相关项目	C-反应蛋白、前白蛋白、IgA、IgG
药物浓度	阿米卡星、卡马西平、庆大霉素、苯巴比妥、苯妥英、普鲁卡因胺、奎尼丁、茶碱、妥布霉素、丙戊酸、普里米酮等

二、免疫浊度分析的注意事项

（一）抗原过剩监测

免疫浊度分析的基本要求是始终保持反应体系中抗体适量过剩。若样本中的抗原过剩，则会出现钩状效应，影响检测结果的准确性。抗原过剩的监测方法：

（1）抗原抗体反应曲线监测法：当抗原过剩时，反应曲线呈现走平或向下变化。

（2）抗体（或抗原）追加法：追加抗体（或抗原）时，如果浊度继续增大（或降低）则提示抗原过剩（图 10-2）。

（3）不同稀释度标本比较法：浓度高的样本浊度反而降低，提示抗原过剩。

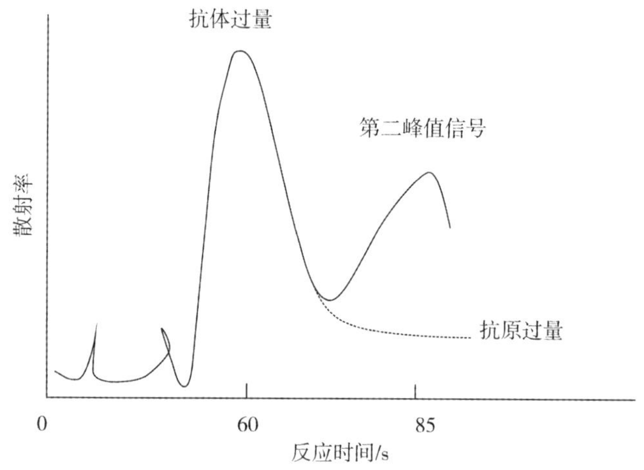

图 10-2　速率法监测抗原过量反应曲线图

（二）减少伪浊度

在反应体系中，除待测抗原抗体免疫复合物产生的浊度外，其他可引起透射光或散射光发生变化的浊度均称为伪浊度。减少伪浊度的方法：

（1）标本：采用新鲜、合格标本；标本应彻底离心，避免血清中混有血细胞；尽量避免脂血、溶血、黄疸、浑浊、反复冻融的标本。

（2）检测体系：保持比色杯和稀释杯清洁，尽量一次性使用。

（3）试剂：使用合格的抗体试剂，避免使用抗体效价过低、含有交叉反应性抗体的试剂；避免使用过期变质试剂、保存不当落入灰尘的试剂。

（4）增浊剂浓度：严格控制增浊剂的浓度。不适当地加大增浊剂浓度可造成伪浊度，如 3.5%PEG 可沉淀复合物，也可使 IgM、α_2-巨球蛋白、脂蛋白等发生沉淀；而 12%PEG

可沉淀 IgG，20%以上 PEG 可沉淀清蛋白。

（三）选择合适的入射光波长

无论是散射浊度法还是透射浊度法，入射光波长的选择原则都是除了抗原抗体免疫复合物外，反应体系中的其他成分对入射光的干扰应为最小。如果反应体系中其他成分吸收了部分入射光，则透射比浊法测定结果抗原浓度偏高，而散射比浊法测定结果抗原浓度偏低。

（四）仪器校正

校准曲线为非线性曲线，其形状取决于抗体和促聚剂的浓度的选择，也与所用免疫浊度法类型、校正方法及校准品的质量有关。应选择合适的校准品绘制校准曲线。推荐 5 点或 6 点校准，选择适当的数学方法进行曲线拟合。更换一批试剂时应重新制作校准曲线。

小结与展望

- 浊度分析法可分为透射浊度法和散射浊度法两大类。
- 散射浊度分析仪主要由分析系统、计算机系统组成。
- 浊度分析的质量控制包括抗原过剩校正、减少伪浊度、选择适宜的入射光波长、仪器校准等。
- 浊度分析多用于特定蛋白含量的测定，临床上主要应用于免疫功能、风湿及类风湿、肾脏功能、炎症状况、营养状况的监测等。

（安　然　陈清泉）

第十一章　电解质自动化分析

【教学目标与要求】

掌握：电解质自动化分析的基本原理和分析方法。

熟悉：电解质自动分析仪的结构组成、工作原理、临床应用、性能验证和注意事项。

了解：电解质自动分析仪的分类。

在临床生物化学领域中，电解质主要指体液中最常测定的 Na^{+}、K^{+}、Cl^{-}、Ca^{2+}、Mg^{2+}、HCO_3^{-}、无机磷等。电解质在机体中具有许多重要的生理功能，及时、准确地分析体液中的电解质浓度，是临床生物化学实验室的重要工作内容。基于**离子选择性电极**(ion selective electrode，ISE)的**电解质分析仪**(electrolyte analyzer)由于测量方法简便、快速、无须对样品做预处理、易于自动化等优点，现广泛应用于各级各类临床实验室中。

第一节　电解质分析的基本原理和方法

一、电解质分析的基本原理

(一)ISE 基本结构

离子选择性电极是一类用特殊敏感膜制成，对溶液中某种特定离子具有选择性响应的电化学传感器。ISE 通常由电极管、内电极、电极内充溶液和电极膜(或称敏感膜)四个部分组成。ISE 电极膜和电极内充溶液均含有与待测离子相同的离子。膜的内表面与具有相同离子的固定浓度电极内充溶液接触，膜的外表面与待测离子接触(图 11-1)。

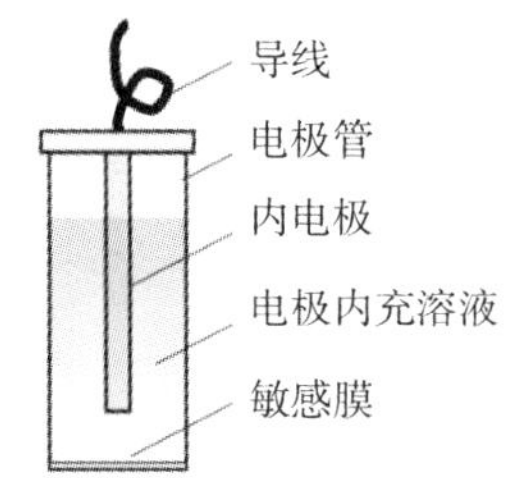

图 11-1　离子选择性电极的基本结构

(二)电极电位产生

大多数电极膜电位的产生是基于膜材料与溶液界面发生的离子交换反应。当电极置于溶液中时，由于离子交换和扩散作用改变了两相界面之间原有的电荷分布，因此形成双电层，其间产生一定的电位差，即膜电位。由于内电极的电位固定，因此 ISE 的电位(E_{ISE})

与待测离子的活度(α_i)相关联,并符合能斯特方程(Nernest equation),见式(11-1)。

$$E_{ISE}=K\pm\frac{2.303RT}{nF}\times\lg\alpha_i \tag{11-1}$$

式中,K 值因不同的电极而异,当测定条件一定时,K 为常数;± 号对阳离子为正号,对阴离子为负号;R 为气体常数,T 为绝对温度,n 为离子电荷数,F 为法拉第常数;α_i 为被测离子活度($\alpha_i=c_if_i$,c_i 为离子浓度,f_i 为离子活度系数)。

(三)电极电位测量

ISE 的 E_{ISE} 值不能直接测定,必须将 ISE 与参比电极共同浸入待测样品中组成一个原电池,通过测量电池电动势($E_{电池}$)来测定 E_{ISE} 值。参比电极通常为负极,常用的有甘汞电极和 Ag/AgCl 电极;ISE 为正极,电池的电动势按照式(11-2)计算。

$$E_{电池}=K'\pm\frac{2.303RT}{nF}\times\lg\alpha_i \tag{11-2}$$

公式中,$K'=K-E_{参}$。上式表明,在一定条件下,原电池的电动势与被测离子活度的对数呈线性关系。因此,通过测量电池电动势可求得被测离子活度(或浓度)。

此外,还有一些 ISE 与待测离子没有直接的交换平衡,而是通过诸如沉淀或络合平衡来影响膜上有关离子的活度,从而产生膜电位的变化,其电极电位亦符合能斯特方程式。

二、电解质分析的基本方法

(一)标本测定方法

(1)直接法:样本不经稀释直接用电极测量离子活度。优点是可采用全血测定,迅速方便,结果准确,样本中水体积所占比例改变不会影响结果。

(2)间接法:样本经一定离子强度缓冲溶液稀释后用电极测量离子活度。与直接法相比,间接法样品用量少;由于预先对样品进行稀释,因此不易堵塞管道;降低了血脂、不溶性蛋白质对电极的污染和损耗,使其寿命延长。但间接法比直接法测定的结果低 2%～3%。

(二)定量分析方法

定量分析的基本方法是用标准溶液与待测溶液在相同条件下测定电位值,经与标准溶液比较求得待测溶液的浓度。

(1)标准比较法(或直读法):适用于少量样本的分析,有些能直接读出待测溶液离子浓度。其方法是选择一个与待测溶液浓度接近的标准溶液,用同一支 ISE 在相同测定条件下测定两溶液的电动势,根据能斯特方程计算待测物浓度。计算公式见式(11-3)。

$$E_x-E_s=\pm\frac{2.303RT}{nF}\times\lg(\alpha_x-\alpha_s) \tag{11-3}$$

(2)标准曲线法:适用于大批量的样本分析。首先制作标准曲线或工作曲线,即用纯物质按浓度递增的规律配制一系列标准溶液,测出各浓度相应的电动势 E,以 E 为纵坐标,以对应的 $\lg c_i$ 为横坐标作图;然后在相同的条件下测定待测溶液的电动势,从标准曲线上即可查到待测溶液的活度(或浓度)。

(3)标准加入法:当待测溶液组分较复杂,很难控制相同的离子强度时,选用标准加入法。基本方法是先测定待测溶液的电动势 E_x,然后测定加入标准溶液后的电动势 E_s,最后通过比较加入标准物后溶液电动势的变化值 ΔE、待测物浓度的变化值 Δc,计算待测物的浓度。此方法要求标准液加入待测液后,其待测液中的离子强度基本保持不变。计算公式为见式(11-4)。

$$c_x = \Delta c / (10^{\frac{n\Delta E}{0.059}} - 1) \tag{11-4}$$

第二节 电解质分析仪及其性能

一、电解质分析的仪器

电解质分析仪种类繁多,按自动化程度分为半自动和全自动电解质分析仪;按工作方式分为湿式和干式电解质分析仪;按仪器的功能可分为电解质分析仪、含电解质分析的血气分析仪、含电解质分析的自动生化分析仪等。

湿式电解质分析仪一般由离子选择性电极组、液路系统、电路系统、程序控制模块、显示操作系统等组成,其结构及工作原理见图 11-2。

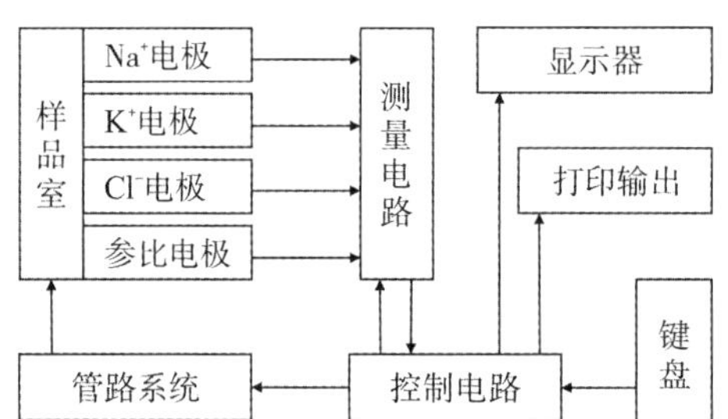

图 11-2 湿式电解质分析仪结构及工作原理方框图

(1)离子选择性电极组:ISE 组是电解质分析仪的核心部件,它决定了电解质测定结果的准确度和灵敏度。电极组包括指示电极和参比电极。指示电极包括 pH、Na^+、K^+、Li^+、Cl^-、Ca^{2+}、Mg^{2+} 等 ISE。参比电极一般为银/氯化银电极。ISE 的构成通常采用流动式毛细管结构,即在毛细管的侧壁开多个小孔,孔里插入各种离子选择性电极。在真空泵的负压作用下,待测样本被吸入毛细管中,与插入的电极接触,并将溶液浓度的变化转换成电极电位的变化,因此一次进样可完成多个参数的测量。

(2)液路系统:通常由标本盘、溶液瓶、驱动电机、采样针、电极系统、蠕动泵、三通阀、管道等组成,主要用于将待测样品、校准液、缓冲稀释液等按工作要求输送至电极管道中,并完成电极管道冲洗、废液排除等工作。

(3)电路系统:一般由微处理器模块、信号放大及数据采集模块、蠕动泵和三通阀控制模块、输入输出模块、电源电路模块五大模块组成,共同完成对仪器各部件的动作控制,并将运算、处理后的结果传送至显示单元显示或打印输出。

(4)程序控制系统:程序控制软件是控制仪器运作的关键,主要包括仪器微处理系统程序、仪器设定程序、仪器测定程序、自动清洗程序等。

(5)显示操作系统:在仪器板面上具有人机对话的轻触键盘和液晶显示器。轻触键盘用于控制仪器工作和输入数据。液晶显示器用于显示输出测量结果、仪器操作提示等。

二、电解质分析仪的性能

在选择和使用电解质分析仪的过程中,除对电解质分析仪的实用性能和分析性能,如自动化程度、检测速度、准确度、精密度、线性、稳定性和携带污染率,以及电极的性能,如电极电位选择性系数、能斯特响应、线性范围和检测下限、响应斜率、响应时间、温度系数和等电位点、内阻、稳定性、重现性、寿命等进行评价外,还应定期对仪器进行校准和性能验证。

(一)电极电位选择性系数

任何一个 ISE 对一特定离子的响应都不是绝对专一的,溶液中某些共存离子也可能产生响应。ISE 的电位选择性系数的大小表明了 ISE 抵抗其他干扰离子的能力,其值越小,ISE 的选择性越好。

(二)能斯特响应和线性范围及检测下限

电极电位(E_{ISE}或 φ)随离子活度或浓度变化的特性称为响应,若这种响应符合能斯特方程式则称为能斯特响应。在实际测量中,以 φ 对 $\lg\alpha_i$ 作图(图 11-3),所得的曲线称为校准曲线。对阳离子来说,当待测离子的活度降低到某一定值时,曲线开始偏离能斯特方程的线性。校准曲线的直线部分所对应的离子活度范围称为 ISE 响应的线性范围。直线部分与水平部分延长线的交点所对应的离子活度称为 ISE 的检测下限。

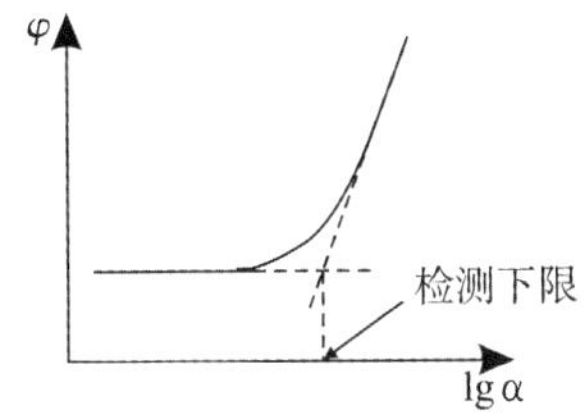

图 11-3 离子活度与电极电势图

通常电极线性响应范围越宽越好,目前,电极的响应范围一般在 4～7 个数量级之间。电极检测下限是离子选择电极能够有效检测被测离子的最低浓度,其大小主要取决于构成电极膜的材料,一般为 10^{-5}～10^{-7} mmol/L。

(三)响应斜率校准曲线

线性响应部分的直线斜率即离子选择性电极在能斯特响应范围内,被测离子活度变化 10 倍所引起的电位变化值称为 ISE 的实际响应斜率,S 也称为级差。按照能斯特响应,直线斜率应为 $2.303RT/(nF)$。

(四)稳定性

电位漂移情况与膜稳定性、电极结构、绝缘性能有关。

（五）重现性及寿命

离子选择电极使用一段时间后会逐渐老化，此时电极响应时间增加，斜率下降，逐渐失效。电极寿命除取决于电极制作材料、结构、使用与维护外，还与被测物浓度有关。

第三节　电解质分析的临床应用

一、电解质分析的临床应用范围

电解质分析结果对评估机体电解质代谢紊乱状态具有重要价值，如血钠、血钾、血氯测定可提示其增高或减低；此外，还可用于计算阴离子间隙。临床应用详见体液与酸碱平衡紊乱章节。

二、电解质分析的注意事项

（一）抗凝剂与药物的影响

血浆样本不能使用 EDTA、柠檬酸盐、草酸盐等抗凝剂。这些抗凝剂能与 Ca^{2+}、Mg^{2+} 等离子形成络合物，ISE 对这些络合物没有响应。即使用肝素，其浓度通常也不超过 20 U/mL 血样。因此，临床电解质分析常采用血清作为样本。药物对测量结果的影响有两方面：①药物及其代谢产物能引起患者体内被测物的浓度发生改变，如利尿剂促进 K^+、Na^+、Cl^- 从肾脏排出，使血液中 K^+、Na^+、Cl^- 浓度降低；②药物直接对 ISE 的响应产生影响，如水杨酸盐对 Cl^- 电极响应有干扰，维生素 C 对 K^+ 电极响应有干扰等。

（二）仪器安装环境

仪器要求安装在干净、平稳的工作台上，尽可能避免潮湿和阳光直射；实验室的供电必须符合要求，必要时需连接稳压电源；周围不得有强电磁干扰源（如离心机等），并确保仪器外壳接地良好。

（三）电极保养

各电极敏感膜的选择性响应特性和稳定性直接影响到测量结果，所以电极使用一段时间后就需要保养。

（四）结果审核

出现异常测量结果时，要认真分析复查，必要时与临床取得联系，重新采血检验。结果审核主要是对异常结果进行分析取舍，如果血糖、HCO_3^- 过低，同时伴 K^+ 过高，往往是血样未经分离而放置时间过长所致；若多项检测结果过低，往往提示样品稀释比例不对，样品中有纤维蛋白凝块或吸样针部分堵塞导致吸样量不足。

小结与展望

● 电解质分析是应用电化学分析技术和原理，采用电极对血液中 Na^+、K^+、Cl^- 等进行测定分析。

● 基本定量方法有标准比较法、标准曲线法、标准加入法。

● 分析仪一般由电极组、管路系统、电路系统等组成；仪器的维护保养主要是电极系统和管路系统的保养。

● 质量控制包括分析前、分析中和分析后的质量控制。电解质测定主要用于机体电解质平衡的临床实验诊断。

（干　伟　王骁勇）

第十二章　血气自动化分析

【教学目标与要求】

掌握：血气自动化分析的基本原理和分析方法。

熟悉：血气自动分析仪的结构组成、工作原理、临床应用、性能验证和注意事项。

了解：血气自动分析仪的分类。

自 1956 年丹麦 Astrup 首先研制出血气分析仪以来，pH 电极、PCO_2（partial pressure of CO_2，二氧化碳分压）电极和 PO_2（partial pressure of O_2，氧分压）电极不断改进，仪器自动化程度日益提高，目前已有含电解质（如 K^+、Na^+、Cl^-、Ca^{2+} 等）测定的血气分析仪出现，对酸碱平衡指标的测定也越来越准确和高效。

第一节　血气分析的基本原理和方法

血气分析仪（blood gas analyzer）是应用电化学分析技术和原理，采用电极对血液中的 pH 值、**动脉血二氧化碳分压**（partial pressure of CO_2 in artery，$PaCO_2$）和**动脉血氧分压**（partial pressure of O_2 in artery，PaO_2）进行测定的临床分析仪器，是大中型医院临床检验，特别是危重患者救治中必不可少的医疗设备之一。

一、血气分析的基本原理

（一）pH 电极

pH 电极属玻璃膜电极，由钠玻璃或锂玻璃熔融吹制而成，内参比电极是 Ag/AgCl 电极，电极内充液为磷酸盐和 KCl 的混合液。pH 值检测时通常需与参比电极构成一个电化学电池，通过测量该电池的电动势 E 而获得相应溶液的 pH 值。pH 电极与甘汞参比电极的结构见图 12-1。根据能斯特方程式，在一定温度下，玻璃电极的电极电位 $E_{玻}$ 与待测溶液的 pH 有线性关系，见式（12-1）。

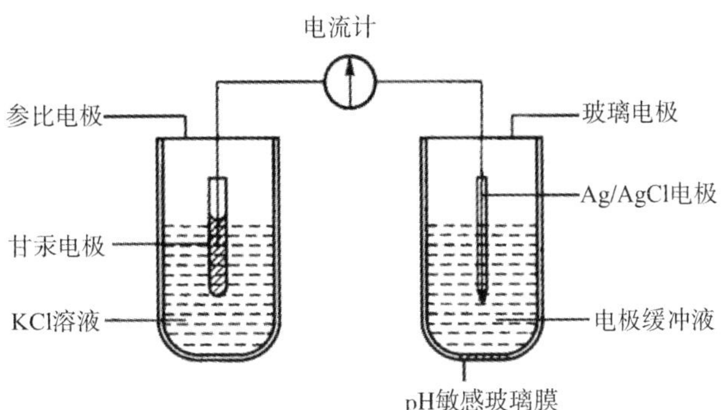

图 12-1 pH 电极与甘汞电极结构图

$$E_{玻} = K_{玻} - \frac{2.303RT}{nF} \times \mathrm{pH} \tag{12-1}$$

式中，R 为气体常数，F 为法拉第常数，T 为绝对温度，$K_{玻}$ 在测量条件恒定时为常数。

（二）$PaCO_2$ 电极

$PaCO_2$ 电极属气敏电极，该复合电极由内电极、Ag/AgCl 参比电极、渗透膜、尼龙网和外缓冲液组成。内电极为 pH 玻璃电极。内电极装在有机玻璃圆筒中，塑料套上有气体渗透膜，内装 $PaCO_2$ 电极外缓冲液（含 $NaHCO_3$、NaCl）。渗透膜为聚四氟乙烯膜、聚丙烯膜或硅橡胶膜，它将血液样本与 $PaCO_2$ 电极外缓冲液隔开，只允许血液样品中 CO_2 分子通过，样品液中 H^+ 和其他带电荷的离子不能进入膜内溶液。气体 CO_2 分子在内溶液中酸化引起 pH 下降，且 pH 值的变化与 lg $PaCO_2$ 有线性关系。$PaCO_2$ 电极的结构见图 12-2。

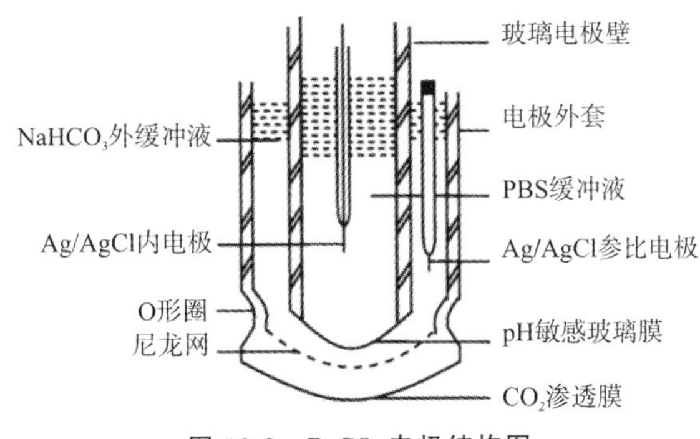

图 12-2 $PaCO_2$ 电极结构图

（三）PaO_2 电极

PaO_2 电极是一种气敏电极，属氧化还原电极，它基于电解氧的原理实现对氧的测量。PaO_2 电极由铂丝阴极与 Ag/AgCl 阳极组成。铂丝被封闭在玻璃柱中，前端暴露作为阴极；Ag/AgCl 为电极阳极，位于玻璃柱的后端。玻璃柱装在一个有机玻璃套内，套的一端覆盖着 O_2 渗透膜，套内空隙充满 PaO_2 电极缓冲液。O_2 渗透膜为约 20 μm 的聚丙烯膜或聚四氟乙烯膜，膜外为测量室（图 12-3）。

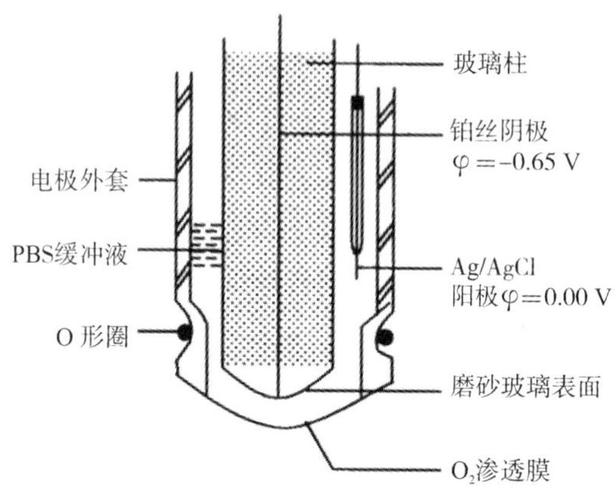

图 12-3　PaO_2 电极结构图

待测溶液中的 O_2 依靠 PaO_2 梯度透过具有选择性通透的电极膜而进入电极。O_2 在铂丝阴极上被还原发生浓度极化现象，在 0.65 V 的极化电压下，电极电流的大小取决于铂阴极表面 O_2 量，其线性斜率一般在 2～10 pA/mmHg PaO_2 左右。O_2 在铂阴极表面发生的反应如下所示。

$$O_2 + 2H_2O \rightarrow 2H_2O_2;\ H_2O_2 + 2e \rightarrow 2OH^-$$

当 O_2 浓度扩散梯度相对稳定时，会产生一个稳定的电解电流，称为极限扩散电流。极限扩散电流的大小取决于渗透到阴极表面的氧含量，后者又取决于膜外的 PaO_2。因此，通过测定电流变化可测定血液标本中的氧分压。

二、血气分析的基本方法

（1）血气分析的血液样本：主要采用动脉血或动脉化的毛细血管血，一般不使用静脉血。动脉血能敏感反映体内的代谢状况，而静脉血中的 O_2 在组织和器官中被消耗，氧分压的测定及相关推算数据仅供参考，且样本间个体差异较大，可比性不高。

（2）定量分析的基本方法：标准比较法。校准方法参见本章第二节中“血气分析应用的注意事项”。

第二节　血气分析仪及其性能

一、血气分析仪器

血气分析仪虽然生产厂家繁多，型号各异，但其工作原理基本一致，与电解质分析仪的工作原理相似。血气分析仪的结构组成及工作原理见图 12-4。

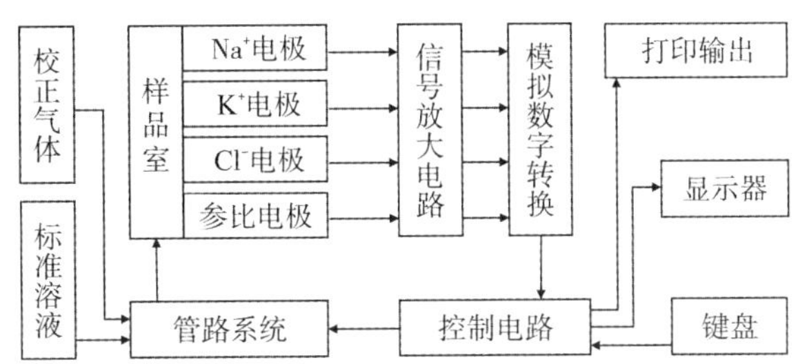

图 12-4　血气分析仪的结构组成及工作原理框图

血气分析仪的结构由电极系统、管路系统和电路系统三大部分组成。

(一)电极系统

电极系统即血气分析仪的测量系统。样本室内的测量毛细管壁上通常有 4 个孔,孔内分别插有 pH、$PaCO_2$ 和 PaO_2 三支测量电极和一支参比电极。待测血液样本进入测量毛细血管后,样本中的 H^+ 浓度、CO_2 分压和 O_2 分压同时被这些电极所感应,电信号经放大、模数转换后由微机处理系统运算,即可分别产生 pH、$PaCO_2$ 和 PaO_2 三项参数的结果。

(二)管路系统

该系统比较复杂,通常由溶液瓶、气瓶、正压泵、负压泵、电磁阀、转换装置、连接管道等部分组成。泵体和电磁阀的开、闭、转、停,以及校准气、校准液的供、停等,均由微机进行控制或监测,主要完成自动校准、自动测量、自动冲洗等功能。

(1)气路系统:主要用来提供 PaO_2 和 $PaCO_2$ 两种电极校准时所需的两种标准气体。依据配气方式,气路系统可分为两种类型。

①外配气方式:又称压缩气瓶供气方式。仪器由两个压缩气瓶提供校准气,一个含有 5%CO_2 和 20%O_2;另一个含有 10%CO_2,不含 O_2。气瓶上装有减压阀,减压后的输出气体经过湿化器饱和湿化后,再输送到测量室中,对 PaO_2 和 $PaCO_2$ 电极进行校准。

②内配气方式:又称气体混合器供气方式。仪器本身配备有气体混合器,可产生校准气。来自空气压缩机产生的压缩空气和气瓶送来的纯 CO_2 气体由气体混合器进行配比、混合,产生符合要求的校准气体。

(2)液路系统:该系统一般需要 4 个溶液瓶,分别盛放缓冲液 1、缓冲液 2、冲洗液和废液。液路系统具有两种功能:①为 pH 电极系统提供校准缓冲液;②冲洗管道。

(三)电路系统

血气分析仪电路系统将仪器测量信号进行放大和模数转换,对仪器实行有效控制,显示和打印结果,通过键盘输入指令。

二、血气分析仪的性能

血气分析仪的性能指标除仪器的稳定性、精密性、重复性、线性、室温度测量稳定性,以及电极性能、血气分析常用指标外,还应注意定期对血气分析仪进行校准和性能验证。

(一)校准报告

校准报告主要评估仪器的校准过程是否符合要求、仪器状态是否合格。主要内容:

①仪器外周环境监测，包括环境温度、湿度、电源、接地等；②执行仪器保养情况；③仪器各部件状态，如电极信号（含 pH、$PaCO_2$、PaO_2 和参比电极）、加热器温度、血氧单元信号、液体传感器状态、液体阀状态等的监测；④校准液、试剂和质控物使用情况等。

（二）验证报告

验证报告主要评价分析性能是否符合要求，其主要指标为准确度、精密度等。常用指标的 CV 范围：pH＜0.5％，PaO_2＜5％，$PaCO_2$＜3％，tHb＜2％，SO_2＜2％，具体评价方法参见相关章节内容。

第三节　血气分析的临床应用

血气分析是通过直接测定血液的 pH、PCO_2、PO_2 三项指标，利用公式推算出其他指标，对酸碱平衡及呼吸功能进行判断分析的方法。

一、血气分析的指标

（1）酸碱度：血液 pH 值处于参考区间，可能有 3 种情况，即正常、代偿性酸碱平衡紊乱、混合型酸碱平衡紊乱。人体的 pH 可耐受范围为 6.80～7.80。

（2）二氧化碳分压（PCO_2）：物理溶解在血液中的 CO_2 所产生的张力，是衡量肺泡通气情况的重要指标，以及酸碱平衡中反映呼吸因素的重要指标。

（3）氧分压（PO_2）：物理溶解在血液中的 O_2 所产生的张力，是判断缺氧程度和呼吸功能的敏感指标，肺通气和换气功能障碍可造成 PO_2 下降。呼吸衰竭时，PO_2 常低于 55 mmHg；PO_2 低于 30 mmHg 可危及生命。

（4）**氧饱和度（oxygen saturation，SO_2）**：血液在一定的 PO_2 下，氧合血红蛋白（HbO_2）占全部 Hb 的百分比，可表示为式（12-2）。

$$SO_2 = \frac{HbO_2}{Hb + HbO_2} \times 100\% = \frac{\text{氧含量}}{\text{氧容量}} \times 100\% \qquad (12\text{-}2)$$

式中，血氧含量是指 100 mL 血液中与 Hb 实际结合的氧量加上物理溶解的氧量；而氧容量则指血液中 Hb 完全变成 HbO_2 时结合的最大氧量及物理溶解的氧量。通常情况下，物理溶解在血液中的氧量极少，可忽略不计。因此，血氧含量、血氧容量均可用 Hb 氧含量和 Hb 氧容量代替。

（5）实际碳酸氢盐与标准碳酸氢盐：**实际碳酸氢盐**（actual bicarbonate，AB）指血浆中 HCO_3^- 的实际浓度，是代谢性酸碱中毒的重要指标，但也受呼吸因素影响而继发改变；**标准碳酸氢盐**（standard bicarbonate，SB）指在 37℃ 时用 PCO_2 为 40 mmHg 及 PO_2 为 100 mmHg的混合气体平衡后测定的血浆 HCO_3^- 的含量，是反映代谢性酸碱中毒的重要指标。

（6）**缓冲碱（buffer base，BB）**：血液中具有缓冲作用的阴离子总和，包括 HCO_3^-、Hb、血浆蛋白及少量的有机酸盐和无机磷酸盐。BB 由于受血浆蛋白、Hb、呼吸、电解质等多种因素的影响，因此不能确切地反映代谢性酸碱平衡状态。BB 有全血缓冲碱（BBb）和血浆缓冲碱(BBp)之分。

(7)**碱剩余(base excess,BE)**:在37℃和PCO_2为40 mmHg时,将1 L全血pH调整到7.40所需强酸或强碱的摩尔数,是代谢性酸碱中毒的客观指标。当所需为强酸时,BE为正值;若所需为强碱,则为负值。

(8)**阴离子间隙(anion gap,AG):未测定阴离子(unmeasured anion,UA)与未测定阳离子(unmeasured cation,UC)之差**。UA指除经常测定的Cl^-和HCO_3^-外的其他阴离子,如某些无机酸(硫酸、磷酸等)、有机酸(乳酸、β-羟丁酸、乙酰乙酸等);UC指除Na^+外的其他阳离子,如K^+、Ca^{2+}、Mg^{2+}等。在血液中阴阳离子的当量数相等,即$(Na^+ + UC) = (Cl^- + HCO_3^- + UA)$,因而AG值按照式(12-3)计算。

$$AG(mmol/L) = (UA - UC) = Na^+ - (Cl^- + HCO_3^-) \tag{12-3}$$

AG升高表明固定酸增加,但是在肠瘘、胆瘘、肾小管病变时,由于HCO_3^-丢失引起代谢性酸中毒,HCO_3^-减少由Cl^-增加代偿,因此AG值变化不大,为高氯型代谢性酸中毒。

(9)**肺泡-动脉氧分压差(alveolar-arterial PO_2 difference,$A\text{-}aDO_2/PA\text{-}aO_2$)**:肺泡气氧分压与动脉血氧分压之间的差值,是判断肺换气功能的一个指标;在心肺复苏中,又是反映预后的一项重要指标。

(10)**潜在HCO_3^-(potential bicarbonate)**:在排除高AG代谢性酸中毒对HCO_3^-的掩盖作用之后的HCO_3^-。根据电中性原则,即AG增加多少,HCO_3^-降低多少,因此若无代谢性酸中毒影响,则潜在HCO_3^- = 实测$HCO_3^- + \Delta AG$,对判断代谢性碱中毒有重要价值。

二、血气分析的临床应用范围

血气分析广泛应用于呼吸系统和循环系统疾病、物质代谢和酸碱平衡紊乱、昏迷、休克、严重外伤等危急患者的临床抢救,外科手术的监测,临床效果的观察和研究等。血气分析仪提供的常见指标分类如下所示。

(1)反映肺呼吸功能的指标:①通气功能——PAO_2、$PACO_2$、$PaCO_2$;②换气功能——PaO_2、$PA\text{-}aO_2$、PaO_2/FiO_2、PaO_2/PaO_2、V/Q、shunt。

(2)反映血液运输功能的指标:①总气体量——ctO_2、$ctCO_2$;②物理溶解量——PaO_2、cdO_2、$PaCO_2$、$cdCO_2$;③化学结合量——HbO_2、SO_2、P50、$cHCO_3^-$。

(3)反映细胞呼吸功能的指标:PvO_2、$Pa\text{-}vO_2$、SvO_2、CvO_2。

(4)反映血液酸碱平衡紊乱的指标:pH、pH_{NR}、$PaCO_2$、SB、AB、BB、BE、TCO_2、AG。

三、血气分析应用的注意事项

(一)样本采集及注意事项

合格的标本、血气分析仪的维护、质控物的合理使用、电极的特性检验、测定温度的准确性等是获得可靠分析结果的重要保证。

(1)血气分析的标本:血气分析标本为全血。由于静脉血O_2已被组织所利用,其PO_2较低,PCO_2高2～8 mmHg(0.27～1.06 kPa),pH低0.02～0.05,因此常从桡动脉等处采集动脉血，静脉血一般在动脉血采集困难时才使用。

（2）全血标本收集：①一般使用无菌、含肝素的 1～5 mL 玻璃或符合要求的塑料注射器，因为普通塑料注射器可通过管壁造成气体互换；②抗凝剂的量为每毫升血 0.05 mg 肝素，用注射器吸入足够的液体肝素（500 U/mL 或 5 mg/mL），尽可能湿润注射器整个内表面，然后排出液体肝素，只留下注射器死区的肝素（约 0.1 mL）即可；③收集标本时应避免血液与大气接触，密封好标本容器，检测前将标本充分混匀。大气中的 PCO_2 大约为 0.25 mmHg，比血液（40 mmHg）少得多，血液暴露在空气中其 CO_2 含量和 PCO_2 会降低，pH 会升高。大气中的 PO_2（155 mmHg）要比动脉血高 60 mmHg，比静脉血高 120 mmHg。标本暴露到空气中，PO_2 可以升高，而当患者用氧治疗时，实际 PO_2 可能会降低。

（3）全血采集后操作要求：避免标本与空气接触，及时排除采集时混入血样中的小气泡；因血细胞继续进行代谢，O_2 不断被消耗，CO_2 不断产生，故应尽可能在短时间内测定，不宜存放；如果血标本采集后 30 min 内不能检测，应将标本放入冰水中保存，使其温度降至 0～4℃，但最多不能超过 2 h。

（二）校准

血气分析方法是一种相对测量方法。在测量样品之前，需用标准液及标准气体制作 pH、PaO_2 和 $PaCO_2$ 电极系统的工作曲线。通常把这一制作或校正工作曲线的过程称为校准。

（1）校准物质：pH 系统校准使用 7.383 和 6.840 两种标准缓冲液。PaO_2 和 $PaCO_2$ 电极系统校准使用两种混合气体，第一种混合气体中含 5％的 CO_2 和 20％的 O_2，第二种含 10％的 CO_2，不含 O_2；也可将上述两种气体混合到两种 pH 缓冲液内，然后对三种电极一起校准。

（2）校准方式：pH、$PaCO_2$ 和 PaO_2 均包括两点校准和一点校准。两点校准的目的在于确定测量电极的实际斜率，以建立测量电位与被测物浓度的数学关系；一点校准的目的是通过测量某一个标准浓度的电位来监控电极测量性能的稳定性，并用于计算实际血样测量中相应物质的浓度。

（3）校准频率：两点校准、一点校准可以手动或自动执行，其频率由所用仪器类型及仪器状态而定。仪器开机时必须进行校准，否则不能进样检测；在仪器连续运转过程中，中途应多次进行校准，以保证结果的可靠性。现代血气分析仪有自动校正程序，在微处理器的控制下，标准气体或缓冲液按一定时间进行循环校正校准。

（三）质量控制

（1）质控物的使用：血气分析的参考试剂按基质不同分为水剂缓冲液、全血、血液基质、血代氟碳化合物 4 种，使用最多的是水剂缓冲液，该质控物用安瓿封存，具有稳定、使用方便等优点。

水剂质控物：以 Na_2HPO_4、KH_2PO_4 及 $NaHCO_3$ 配成不同的 pH 缓冲液，再与不同浓度的 CO_2 和 O_2 平衡，加入防腐剂贮存，有高、正常、低 3 种水平规格。质控物用安瓿装，液体并未充满整支安瓿，液相为水及缓冲物质，气相则由 O_2、N_2、CO_2 等组成。根据物质运动规律，气相与液相之间不停地做分子交换，维持动态平衡。使用时，需在室温平衡后，再用力振摇 2～3 min，使气相与液相重新平衡。

（2）质控要求：临床实验室应每天测定质控品，并绘制质控图，检测仪器的运行状态和精密性；主动参加各级临检中心组织的室间质评活动，以发现室内质控不易解决的系统误差问题。

小结与展望

● 血气分析是应用电化学分析技术和原理，采用电极对血液中 pH、$PaCO_2$、PaO_2 等进行测定分析。

● 基本定量方法有标准比较法、标准曲线法、标准加入法。

● 分析仪一般由电极系统、管路系统、电路系统等组成；仪器的维护保养主要是电极系统和管路系统的保养。

● 质量控制包括分析前、分析中和分析后的质量控制。血气分析主要用于患者呼吸功能和体内酸碱平衡状态的临床实验诊断。

（王骁勇　童　林）

第十三章　电泳自动化分析

【教学目标与要求】

掌握：电泳自动化分析技术的基本原理和分析方法。

熟悉：电泳分析仪的结构组成、工作原理、临床应用、性能校准和注意事项。

了解：自动电泳分析仪的分类。

1948年，Wieland等建立了区带电泳后，相继出现了滤纸、醋酸纤维素薄膜、淀粉凝胶、琼脂糖凝胶、聚丙烯酰胺凝胶等各种类型的电泳方法，并在临床生物化学检验中得到了广泛应用。1957年，Kohn开始将醋酸纤维素薄膜用于血清蛋白电泳分析。现在，醋酸纤维素薄膜或琼脂糖凝胶电泳检测血清蛋白已成为临床常规检测项目，常用染色剂有丽春红S、氨基黑10B等，通过光密度扫描仪对染色的区带进行扫描可进行半定量分析，确定样品中不同蛋白质区带的百分含量。

带电粒子在电场中的定向移动现象称为**电泳**(electrophoresis)。利用这种现象对化学或生物化学组分进行分离分析的技术称为电泳技术。目前，电泳技术已广泛用于各种生物分子，如氨基酸、多肽、蛋白质、酶、脂类、核苷、核酸等的分离分析。

第一节　电泳分析的基本原理和方法

一、电泳分析的基本原理

(一)荷电性质与移动方向

机体中的许多生物分子都是两性物质，其荷电性质受介质pH的影响，当pH在生物分子**等电点**(isoelectric point，pI)以下时带正电荷，在等电点以上时带负电荷。物质带电性质不同，在电场强度中移动的方向也不同。在某个设定的电场中，带电粒子在支持介质中可向与其所带电荷相反的电极方向移动，即带有负电荷的粒子向正极方向移动，带有正电荷的粒子向负极方向移动。

(二)移动的速度与迁移率

假设有一电荷量为Q、半径为r的粒子，在电场强度为E、黏度为η的溶液中移动。

粒子运动的动力或电场力 $F=QE$，粒子受到的阻力或粘滞力 $F'=6\pi r\eta v$。当 $F=F'$时，粒子恒定移动速度 $v=QE/6\pi r\eta$。

迁移率(μ)指单位电场强度下带电粒子的运动速度，与带电粒子的关系见式(13-1)。

$$\mu=\frac{v}{E}=\frac{Q}{6\pi r\eta} \tag{13-1}$$

从公式可见，粒子带净电荷量愈多，直径愈小，愈接近球形，则在电场中移动速度愈快。

二、电泳分析的基本方法

(一)电泳的主要分离模式

依据工作原理的不同，电泳分离模式分为移动界面电泳、**区带电泳**(zone electrophoresis)、稳态电泳(或称置换电泳)等。其中，区带电泳、稳态电泳是临床检验领域中的常用技术。常用的电泳分析方法包括醋酸纤维素薄膜电泳、琼脂糖电泳、聚丙烯酰胺凝胶电泳、等电聚焦电泳、双向凝胶电泳、毛细管电泳等。

(二)电泳图谱的定量分析

在临床生化检验常用的电泳系统中，除电泳单元、染色单元外，还有分析检测装置。例如，由计算机控制的光密度扫描仪，可对样本电泳、染色后的电泳条带直接扫描，绘制曲线图，计算相对面积，得出各电泳条带的相对百分比等。

(三)电泳区带的定性分析

在临床生化检验常用的电泳系统中，可直接观察有无异常区带出现。此外，电泳加沉淀反应技术可用于各种蛋白质的鉴定，如免疫固定电泳对 M 蛋白的鉴定。

第二节　临床电泳分析仪及其性能

一、临床常用电泳分析仪

临床生化检验常用的电泳系统通常为支持物电泳(区带电泳)，依据自动化程度的不同可分为普通电泳仪和自动电泳仪。

(一)普通电泳仪

普通电泳仪的自动化程度低，电源、电泳槽、电泳条带分析装备(或扫描仪)等组成部分结构分离，加样、电泳、电泳后的染色和脱色等均需手工操作完成。

(二)自动电泳仪

自动电泳仪将电源、电泳槽、烘箱、染色缸等组合在一起，采用计算机对电泳过程进行控制，部分乃至全部操作由仪器自动完成。依据自动化程度分为半自动电泳仪和全自动电泳仪。全自动电泳仪主要由加样/电泳/烘干模块、染色/脱色/烘干模块、键盘、荧光屏、电源装置、计算机主板等部分组成。

(1)电泳整流器:电泳时供给一定电流和电压,并可根据试验要求做调整。特点是电泳完毕时具有及时报警功能;调节器可调节电泳的电压和时间,使电泳迁移长度标准化,并使电泳自动停止;当电流短路或超负荷时具有保护功能,还具有屏幕指示功能。

(2)电泳槽:由有机玻璃制成,多采用半干式水平电泳,使用生产厂家提供的专用电泳凝胶片,无需缓冲液和滤纸搭桥,将胶片倒置放上后即可进行电泳,一般可于 1 h 内完成。电泳槽最重要的部位是电极和电极丝,日常保养中应注意对其进行清洁,勿被电泳液等腐蚀。

(3)烘箱:对各种电泳凝胶片(如交叉免疫电泳、免疫固定电泳等)快速处理的一种装置。较强的加热吹风喷射系统使该箱温度快速上升并十分均匀,大大缩短了烘干时间。

(4)染色缸:有多个容器用于染色、脱色和固定。

(5)扫描仪:自动电泳仪所配备的光密度扫描仪由计算机控制,可以分析多达 30 种不同的电泳条带,有些还可采用荧光法分析电泳条带。先进的光密度扫描仪还设计了多种扫描方式和打印装置,并有质量控制和统计功能,可存储和传输结果。

二、电泳分析仪的性能

小型电泳仪的技术性能指标主要包括输出电压、输出电流、输出功率、电压稳定度、电流稳定度、功率稳定度、连续工作时间、显示方式、定时方式等。复杂的电泳仪还有温度控制、制冷和加热、自动化程度、灵敏度、分辨率、样品用量、环境污染等技术指标。为保证仪器的分析性能,应定期对电泳仪进行校准,主要评估仪器的校准过程是否符合要求以及仪器状态是否合格。校准报告主要内容:①仪器外周环境,包括环境温度和湿度、电源、灰尘、烟雾、震动状况等的监测;②仪器保养维护,包括更换和维护配件包、机械调试情况等;③仪器机械运行状态,包括试剂桶、点样架/电极架、电泳仓等运行是否正常,仪器运行后是否报告错误信息;④测试状态,包括直流电源、温度、液面感应器、风扇状态等;⑤染色槽状态;⑥光源状态等。

第三节　电泳分析的临床应用

一、电泳分析的临床应用范围

临床实验室以区带电泳应用最为广泛,主要有血清、尿液和脑脊液样本的蛋白质电泳,同工酶电泳等。

(一)蛋白质电泳

(1)血清蛋白电泳:许多疾病中血清蛋白浓度和组分比例会发生改变,形成具有一定特征的血清蛋白电泳图谱(图 13-1)。例如,妊娠时 α_1 区带增高,伴有 β 区带增高;肾病综合征、慢性肾小球肾炎时清蛋白下降,α_1 球蛋白、β 球蛋白升高;缺铁性贫血时,由于转铁蛋白升高而呈现 β 区带增高;慢性肝病或肝硬化时清蛋白显著降低。

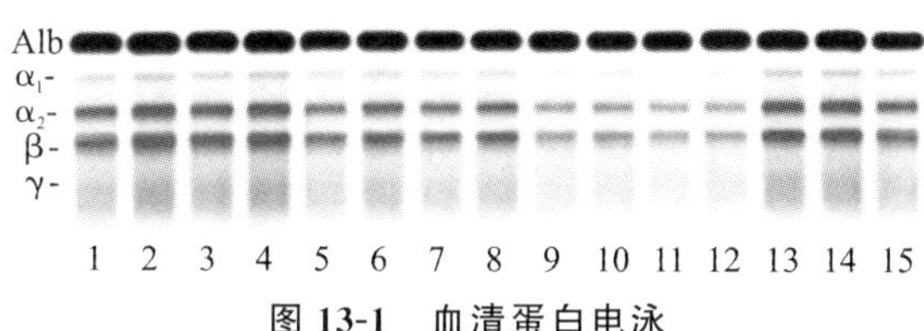

图 13-1　血清蛋白电泳

不少学者根据血清蛋白在电泳图谱上的异常特征对其进行分型,使其有助于临床疾病的诊断,参见表 13-1。

表 13-1　异常血清蛋白质电泳图谱的分型及其特征

图谱类型	TP	Alb	α_1	α_2	β	γ
低蛋白血症型	↓↓	↓↓	N↑	N	↓	N↑
肾病型	↓↓	↓↓	N↑	↑↑	↑	↓N↑
肝硬化型	N↓↑	↓↓	N↓	N↓	β-γ↑(融合)	
弥漫性肝损害型	N↓	↓↓	↑↓			↑
慢性炎症型		↓	↑	↑		↑
急性时相反应型	N	↓N	↑	↑		N
M 蛋白血症型			在 α-γ 区带中出现 M 蛋白区带			
高 α_2(β)-球蛋白血症型		↓		↑↑	↑	
妊娠型	↓N	↓	↑		↑	N
蛋白质缺陷型			个别区带出现特征性缺乏			

(2)免疫固定电泳:可对各类**免疫球蛋白**(immunoglobulin,Ig)及其轻链进行分型,最常用于临床常规 M 蛋白的分型与鉴定。一般用于单克隆 Ig 增殖病、本周蛋白和游离轻链病、多组分单克隆 Ig 病和多克隆 Ig 病的诊断和鉴别诊断。免疫固定电泳图谱参见图 13-2。

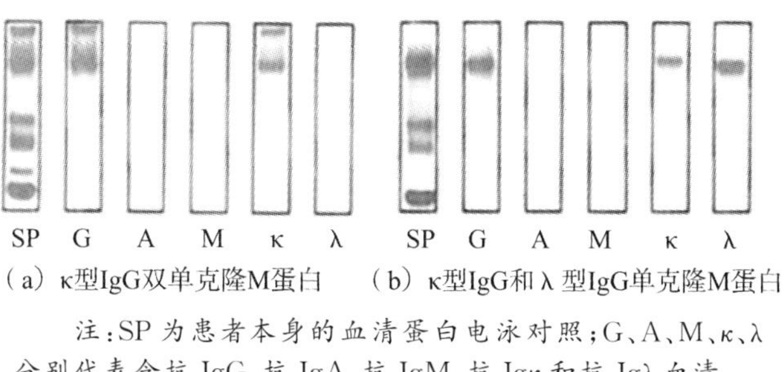

(a) κ型IgG双单克隆M蛋白　(b) κ型IgG和λ型IgG单克隆M蛋白

注:SP 为患者本身的血清蛋白电泳对照;G、A、M、κ、λ分别代表含抗 IgG、抗 IgA、抗 IgM、抗 Igκ 和抗 Igλ 血清。

图 13-2　免疫固定电泳

(3)血红蛋白电泳:检查血液中是否含有异常血红蛋白的方法,常应用于地中海贫血的筛选。地中海贫血常存在异常结构的血红蛋白,通过血红蛋白电泳能够发现异常的血红蛋白电泳区带,对其诊断具有一定的辅助作用。

(4)脂蛋白电泳：主要用于高脂血症的分型、冠心病危险性的评估，以及动脉粥样硬化及相关疾病的发生、发展、诊断和治疗效果观察的研究等。

(5)尿蛋白电泳：主要目的是确定尿蛋白的来源以及了解肾脏病变的严重程度。尿蛋白电泳图见图 13-3。

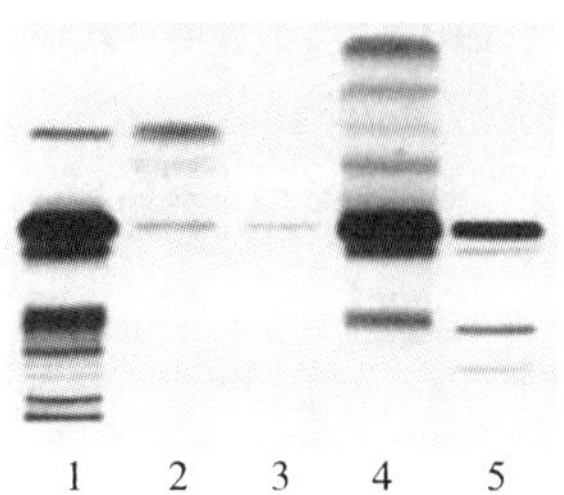

注：1—非选择性肾小球蛋白尿；2—肾小管蛋白尿；3—生理性蛋白尿；4—混合性蛋白尿；5—部分选择性肾小球蛋白尿。

图 13-3 尿蛋白电泳

(6)脑脊液寡克隆电泳：用等电聚焦电泳监测脑脊液中的克隆区带可以定性地反映鞘内免疫球蛋白的合成。脑脊液寡克隆区带阳性多见于多发性硬化，也可见于神经系统炎性或非炎性疾病。

(二)同工酶电泳

(1)肌酸激酶同工酶电泳分析：通过电泳分析，肌酸激酶(creatine kinase，CK)同工酶可分为 CK-MM、MB 及 BB 三种组分。当颅骨损伤时，电泳图上出现明显的 CK-BB 峰，一般超过总 CK 的 2%。中度心肌梗死时，CK-MB 峰变得明显，占总 CK 的比例为 5%～12%。典型肝癌、肺癌患者的 CK 同工酶图谱的明显特征是 CK-MM 峰表现出“双峰”现象，这个峰除了 MM 组分外，还存在“巨 CK”组分，MM 的比例由原来 95%以上降到 20%～30%。CK 同工酶电泳图谱见图 13-4。

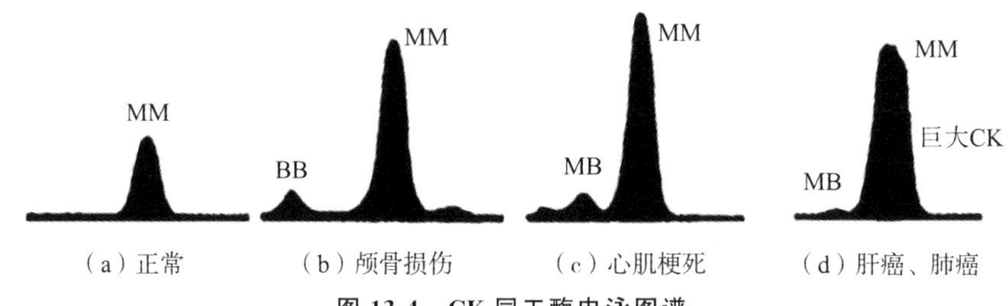

(a)正常　(b)颅骨损伤　(c)心肌梗死　(d)肝癌、肺癌

图 13-4 CK 同工酶电泳图谱

(2)CK 同工酶亚型电泳：CK-MM 亚型(CK-MM_1、CK-MM_2、CK-MM_3)和 CK-MB 亚型(CK-MB_1、CK-MB_2)可采用琼脂糖凝胶高压电泳进行快速分析，主要用于急性心肌梗死(AMI)的早期诊断，也可用于心肌再灌注的确定以及溶栓治疗后的病情观察。

(3)乳酸脱氢酶(LD)同工酶电泳：主要用于 AMI($LD_1 > LD_2$)、肺梗死、急性肝炎等的诊断和鉴别诊断。LD 同工酶电泳图谱见图 13-5。

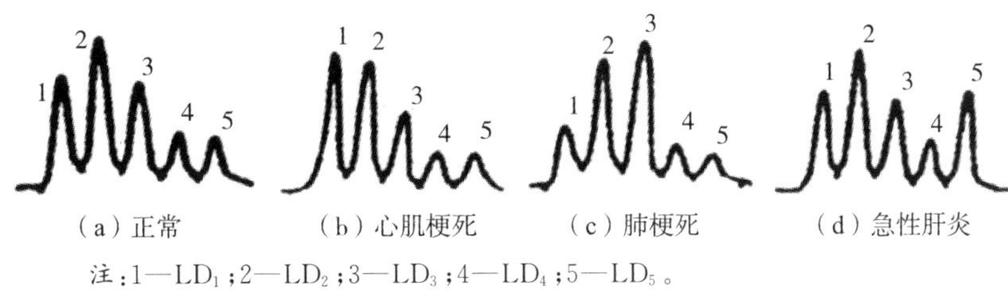

注：1—LD_1；2—LD_2；3—LD_3；4—LD_4；5—LD_5。

图 13-5　LD 同工酶电泳图谱

(三)高效毛细管电泳

高效毛细管电泳(high performance capillary electrophoresis，HPCE)是目前发展最为迅速的电泳技术之一，广泛应用于生物医学，如甄别人类遗传性基因缺陷、基因定量分析、微生物学和病毒学分析等。在临床检验中，HPCE 主要用于糖、蛋白质和核酸的检测等。例如，血清前白蛋白浓度可以表明营养状态，是确定恶性肿瘤、炎症、肝硬化、霍奇金氏病的重要指标，大多数电泳法难以分辨，但 HPCE 法较易对其进行分离和定量；HPCE 法与**聚合酶链式反应**(polymerase chain reaction，PCR)联用可以对传染性疾病、肿瘤、遗传性疾病等进行分子生物学诊断。

二、电泳分析的注意事项

电泳分析的自动化减少了手工操作产生的误差，但与其他临床检验一样，要充分了解影响电泳的因素，开展全程质量控制，保证电泳分析结果的准确和可靠。

(一)影响电泳的因素

(1)待分离物质的性质：生物分子所带的电荷、粒子大小和性质都会对电泳有明显影响。一般来说，粒子带的电荷量越大，直径越小，形状越接近球形，则其电泳迁移速度越快。

(2)缓冲液的性质：包括缓冲液 pH 值和离子强度。①缓冲液 pH 值：溶液的 pH 值决定了待分离生物分子的解离程度，从而对其带电性质、净电荷量产生影响，不仅影响其电泳方向，还影响电泳的速度。②缓冲液的离子强度：为了保持电泳过程中待分离生物大分子的电荷以及缓冲液 pH 值的稳定性，缓冲液通常要保持一定的离子强度。若离子强度过低，缓冲液的缓冲容量必然减小，则不易维持 pH 值的恒定；若离子强度过高，则会使电泳速度下降。一般最适宜的离子强度为 0.02～0.20 mol/kg。

(3)电场强度：也称电位梯度，是指单位长度的电位降(V/cm)。电压越高，电场强度越大，迁移率越大，带电粒子移动越快。但增大电场强度会引起通过介质的电流强度增大，导致电泳过程中产生的热量增大，从而引起介质温度升高，对电泳产生影响。

(4)支持介质的性质：包括支持介质的黏性吸附对泳动的阻碍作用，以及支持介质的分子筛和电渗作用。①支持介质的筛孔：支持介质的筛孔大小对待分离生物大分子的电泳迁移速度有明显的影响。物质在筛孔大的介质中泳动速度快，反之则泳动速度慢。②电渗作用：在电场作用下液体对固体支持物的相对移动称为电渗。由于电渗现象往往与电泳同时存在，因此带电粒子的移动距离也受电渗影响，若电泳方向与电渗相反，则实际电泳的距离等于电泳距离减去电渗的距离。在选择支持物时还应尽量避免选用具有高电渗作用的物质。

此外,温度升高时,介质黏度下降,分子运动加剧,可引起自由扩散加快、区带变宽和分辨率下降。温度每升高1℃,迁移率约增加2.4%。缓冲溶液的黏度、缓冲溶液与带电粒子的相互作用等因素也能影响电泳速度。

(二)电泳分析前质量控制

(1)电泳分析方法的选择:在进行电泳分析前,实验室应加强与临床医生的沟通,宣传实验室所开展的电泳技术及应用,使其全面了解电泳仪的结构和原理、电泳结果的临床意义,合理利用电泳分析方法。

(2)标本的采集与保存:正确采集及保存标本是保证电泳分析结果准确的前提和保证。①标本采集:宜采集新鲜血液,分离血清作为电泳标本;标本溶血、脂血、黄疸应尽量避免,否则电泳分析结果会出现异常。**脑脊液**(cerebrospinal fluid,CSF)标本也应以新鲜采集为最佳;在做CSF免疫固定电泳时,必须对同一患者同时采集CSF标本和血液标本;尿液标本以新鲜的晨尿为佳。②标本保存:对于不能立即进行电泳分析的血液标本,应先分离血清再保存。血清、脑脊液和尿液标本置于2~8℃保存可稳定1周,置于−20℃至少可保存1个月,置于−40℃可保存长达5年。血清标本中加入0.2 g/L叠氮钠则其冷冻保存的稳定性更好。

(3)电泳试剂的保存:自动电泳仪配套试剂均有使用说明书,应按说明书要求保存电泳试剂,避免因电泳试剂保存不当而产生误差。大多数厂家使用的电泳载体是琼脂糖凝胶,其保存期至少半年。

此外还需注意的是,电泳分析前应确保电泳仪性能在正常工作状态,操作仪器的技术人员应经过专业培训和授权后方可使用电泳仪。

(三)电泳分析中的质量控制

(1)标本准备和使用:①标本是否需要稀释或浓缩,应根据不同电泳要求而定。一般来说,血清蛋白电泳标本无须稀释,但免疫固定电泳标本一般需要稀释;尿液电泳分析时,如果尿中蛋白的浓度达不到15~20 g/L,应对尿标本进行浓缩处理。②由于冷冻后的血清标本有时会变得黏稠或混浊,影响血清的扩散,因此在电泳分析前应将冷冻的标本置于室温中平衡。③由于冷冻后的标本的蛋白或脂蛋白可能降解,因此解冻后应予以标记,以便在结果分析时观察是否存在β-脂蛋白向阴极漂移;越陈旧的血清标本,电泳时这种漂移越明显。④标本量要求尽可能做到严格和精确,否则所定出的区带可能不一致或不清晰。

(2)电泳操作:自动化电泳与手工法电泳操作一样,应注意加样、电泳、染色等因素对电泳结果的干扰,如样品是否同时"点"在凝胶片上,电泳方式的选择是否正确,染色液是否足够,扫描胶片是否"对号入座"等。

(3)质控物的正确应用:选择有效可靠的质控物是保证电泳结果准确的重要步骤。①质控物应每天插入患者标本中进行操作,以判断电泳过程的可靠性。②自动化电泳分析的质控物已商业化,目前较成熟的商品化质控物主要用于血清蛋白电泳分析。在无合适商品化质控物的情况下,也可以考虑用正常人或患者的血清制备阴性或阳性质控物。

(四)电泳分析后的质量控制

电泳后的质量控制主要包括电泳结果的及时发送、对分析结果的正确解释和报告、电泳分析后自动电泳仪的维护和保养等。当出现有异常区带的电泳结果、前后分析区带不一致的电泳结果或异常结果难以判断时，应注意结合临床表现，与临床医生积极沟通，分析标本是否需要复测或重新采样检测，以保证结果的准确报告。

小结与展望

● 电泳技术主要用于各种生物分子的分离分析。影响电泳的因素包括待分离物质、缓冲液、支持介质的性质、电场强度等。

● 依据自动化程度，临床常用的电泳仪分为普通电泳仪、半自动电泳仪、全自动电泳仪。电泳仪维护的重点是电极。与其他临床检验一样，电泳分析也应开展全程质量控制。

● 临床实验室常见的电泳主要有血清、尿液和脑脊液样本的蛋白质电泳，同工酶电泳等。实际应用需求促进了电泳技术的不断革新和改进，但其发展重心仍围绕电泳原理，根据不同的分离目的、分离要求以及被分离物质的不同特性来设计更为简便和灵敏度更高的电泳分析系统。

● 多种技术联合检测，如毛细管电泳与 PCR 联用、双向电泳与质谱技术联用等有助于更精准地分离分析物。

（安然　罗艺）

第十四章　临床生物化学即时检验

【教学目标与要求】

掌握：POCT概念，POCT的特点及使用原则，POCT的基本原理，便携式血糖检测仪的管理。

熟悉：POCT与传统实验室所用技术的区别，POCT的管理要求。

了解：推动POCT快速发展的主要原因，POCT的评价与临床应用。

目前，医学检验正向两个方面发展：一方面是各类大型、自动、高效率仪器设备相继问世；另一方面是实验仪器小型化，就是**即时检验**（POCT），其操作简便化、结果报告即时化的检验模式受到人们的青睐，是医学检验的一种新模式。即时检验的快速发展得益于当今高新技术的发展和综合应用，也顺应当前高效、快节奏的工作方式，满足了人们对时间的要求，使患者尽早得到诊断和治疗，也给传统的医疗模式带来新的机遇。

第一节　即时检验的定义与特点

一、即时检验的定义

POCT根据其原始含义先后被翻译成“床边检验”“就地检验”“护理点检验”“即时检验”等。**美国国家临床生物化学科学院**（National Academy of Clinical Biochemistry，NACB）将POCT定义为：在接近患者治疗处，由未接受临床实验室学科训练的临床人员或者患者自己进行的临床实验室检验，即在传统、核心或中心实验室以外进行的一切检验。在国家标准《即时检测质量和能力的要求》（GB/T 29790—2013）中，POCT被称为“即时检测”或“近患检测”，是指在患者附近或其所在地进行的、其结果可能导致患者的处置发生改变的检测。在《护理点测试——质量和能力要求》（ISO 22870:2016）中删除了即时检测的表述，更强调近患检测。这些定义表明POCT在本质上与传统、中心实验室所进行的检验是一致的，两者都是临床实验室检验，检测结果应该是一致或近似的；但两者在场所和操作人员上又有明显不同，传统、中心实验室是由经过训练的专业检验人员进行检验，在专业实验室的质量管理体系中能较好地保证检验结果的质量；而POCT是在未很好地建立质量管理体系的、非临床实验室场所，由未经过检验专业训练的医务人员，甚至由患者自己进行的检验。

二、即时检验的特点

POCT 的主要特点是利用便携式设备快速得到检测结果。在医院内，POCT 可在患者旁进行临床检测。在医院外，POCT 可在采样现场即刻进行分析，无需复杂的标本处理，能够快速得到检测结果。一些特殊项目甚至可以在家里进行检测。虽然单个标本的测试费可能会高于大型仪器，但其能快速得出结果，操作简便，容易使用，不占用过多设备和人力等资源，特别是能够缩短**检测周转时间**(turn-around time，TAT)，及时明确诊断，从而缩短了病程，总体上可以降低患者的医疗费用，可以对患者实施筛查、诊断、连续监测和管理，也是人性化服务的最佳体现。因此，POCT 的含义可以理解成“快、边、便、易”。“快”为快速、即时，马上就能出检验结果；“边”为床边、身边，可以在患者床边、身边进行检测；“便”为简便、方便、便利，操作简便，使用方便，随身(车)携带；“易”为检测结果方便观察，容易理解。现将 POCT 与传统实验室所用技术进行对比(表 14-1)。

表 14-1　POCT 与传统实验室所用技术的区别

项目	传统实验室	POCT
可移动性	差	好
设备复杂性	复杂	简单
检测周转时间(TAT)	较慢	较快
标本鉴定	复杂	简单
标本处理	通常需要	不需要
标本量	相对较多	微量或不需要
仪器的操作	复杂	简单
试剂	需配制	即时可用
耗材	种类多	种类少
校准	频率高	频率低
质控	频率高	频率低
检测结果质量	高	一般
检测费用	低	高
对操作者要求	专业人员	非专业人员经简单培训
综合使用成本	高	低

总而言之，POCT 是当前检验医学发展的重要组成部分，是对检验科大型仪器集中检验的补充，两者相辅相成。

第二节　即时检验的基本原理

即时检验实际上是缩短标本 TAT 的现场检验。简便快速的检验方法和便携式的小型仪器是其实施的必要条件。POCT 最初主要用于血糖检测、尿液干化学检测、妊娠试验等，近年来扩展到凝血状态、心肌损伤、酸碱平衡、感染性疾病、治疗药物浓度等的监测。如今，临床化学、临床基础检验、临床免疫学、微生物学、分子诊断学等检验领域均已有适用于检测单份标本的仪器和试剂，根据不同的测定原理与应用进行如下归类。

一、干化学技术

干化学分析技术是相对于湿化学分析技术而言的，是指将多种反应试剂干燥后固定在纸片载体上，将液体标本直接加到不同项目的干燥试剂条上，以被测样品的水分作为反应介质，引起特定的化学反应和颜色反应，结果可用肉眼观察（定性）或仪器检测（半定量）。干化学技术结构如图 14-1 所示。

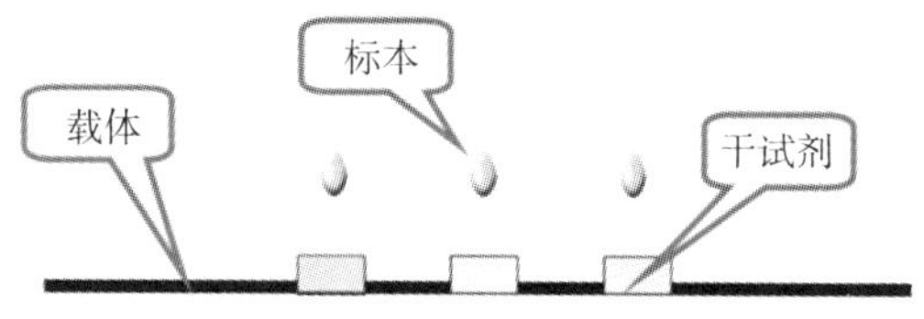

图 14-1　干化学技术结构示意图

干化学测定主要具备以下特点：检验速度快，标本无须预处理，操作简便，一般在 3～4 min 内（具体项目以说明书为准）即可得出检验结果，无须贮备任何其他试剂或配制任何溶液。它不仅可用于定性检查，还发展成半定量的分析方法，已经成为临床检验中一类重要方法。因此，干化学测定在临床检验中普遍采用，包括单项检测试纸和多项检测试纸。单项试纸一次只能测一个项目，如目前被广泛应用的血糖检测试纸、血氨检测试纸、尿糖检测试纸等。多项检测试纸是根据各测试项目的试纸块本身的 pH 值和各试纸块的物理、化学性能不同，对其进行分段排列，如尿液分析增至十多项试纸块，包括尿蛋白、尿糖、隐血、胆红素、尿胆素原、酮体、比重、亚硝酸盐、细菌尿等。

二、多层涂膜技术

多层涂膜技术借鉴了干化学技术，从感光胶片制作技术移植而来。将多种反应试剂依次涂布在片基上，制成干片，当标本加到最上层后，标本中的水与待检物质向下一层渗透，并将涂层上的化学物质溶解，进而发生颜色变化，以反射光度计进行检测，从而定量分析出待检物质的浓度。采用多层涂膜技术制成的干片，比干化学纸片平整均匀，具有选择性过滤的功能，可以减少测定过程中干扰物质的影响。因此，多层涂膜技术非常成熟、稳定，在临床检验中采用较为普遍，多用于全自动生化分析仪，尤其适合急诊检验。其检测项目也很广泛，包括血糖、尿素、肌酐、淀粉酶、胆碱酯酶、胆红素、部分药物等 40 余个项目。

三、免疫层析技术

(一)胶体金免疫标记技术

胶体金免疫标记技术又称免疫金标记技术,是POCT中应用较为广泛的方法,其用胶体金标记单克隆抗体,可用于快速检测蛋白质类和多肽类抗原,主要有斑点免疫金渗滤法(DIGFA)和斑点免疫层析法(DICA)。胶体金免疫标记技术配合小型检测仪可做半定量和定量分析。

1. 斑点免疫金渗滤法

斑点免疫金渗滤法(DIGFA)又称滴金免疫测定法,简称滴金法。该方法以硝酸纤维素膜(NC)为载体,利用微孔滤膜的可滤过性,使抗原抗体反应和洗涤发生在一特殊的渗滤装置上,以液体渗滤过膜的方式迅速完成。该法无须酶参与,更加简便、快速,在临床检验中应用日渐广泛。

渗滤装置由塑料小盒、吸水垫料和点加了抗原或抗体的NC片三部分组成。塑料小盒可以有多种形状,盒盖的中央有一直径0.4～0.8 cm的小圆孔,盒内垫放吸水垫料,NC片安放在正对盒的圆孔下,紧密关闭盒盖,使NC片贴紧吸水垫料。渗滤装置又称为滴金法反应板,渗滤装置结构如图14-2所示。在孔中的NC片上点加1～2 mL特异性抗体或抗原,室温自然干燥,保存于含干燥剂的密封塑料袋中备用。滴金法试剂盒的3个基本试剂成分是滴金法反应板、免疫金复合物和洗涤液。为了提供质控保证,还应包括参照品。

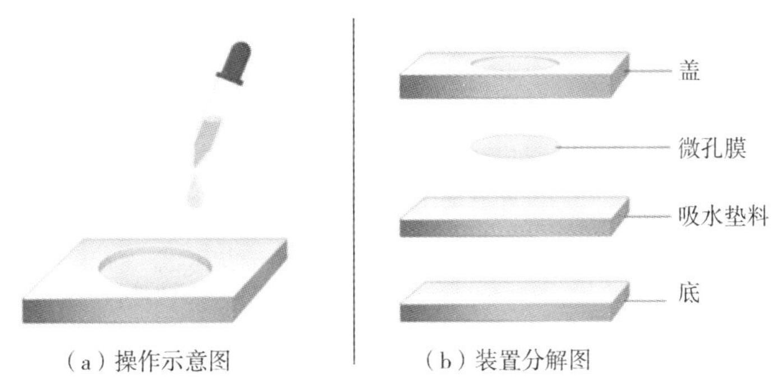

图14-2　免疫渗滤装置及操作示意图

滴金法的质量控制常采用在NC片上点加质控点的方法。质控小圆点多位于反应斑点的正下方。包被斑点也可由圆点改成短线条式,质控斑点横向包被成横线条,如“一”;反应斑点纵向包被成竖线条,如“|”;两者相交成“+”。这样,阳性反应结果在膜上显示红色的正号(+),阴性反应结果则为负号(—),目视判断直观、明了。

2. 斑点免疫层析法

斑点免疫层析法(DICA)简称免疫层析法,也是以NC片为载体,利用微孔膜的毛细管作用,滴加在膜条一端的液体慢慢向另一端渗移,犹如层析一般。在试剂形式和操作步骤上更为简化,只用一个试剂,只有一步操作。

测定时将试纸条下端浸入液体标本中,下端吸水材料即吸取液体向上端移动,流经干片上的免疫金复合物处时使其复溶,并带动其向膜条渗移。若标本中有待测特异抗原,即可与免疫金复合物之抗体结合,此抗原抗体复合物流至测试区即被固相抗体所获,在膜上显出红色反应线条。过剩的免疫金复合物继续前行，至参照区与固相抗小鼠 IgG 结合，显出红色质控线条。反之，阴性标本则无反应线条，仅显示质控线条。

上述两种试验的共同特点是简便、快速、单份测定，除试剂外无需任何仪器设备，且试剂稳定，因此特别适用于急诊检验。但这类试验不能准确定量，所以主要用于检测正常体液中不存在的物质(如传染病的诊断)以及正常情况下含量极低而在特殊情况下异常升高的物质(如 HCG 等)。

(二)免疫荧光技术

免疫荧光技术是用荧光物质标记抗体而进行抗原定位或抗原含量检测的技术。许多新一代 POCT 仪器使用了免疫荧光技术，检测系统由一个荧光读数仪和检测板组成(图 14-3)。检测板使用的是层析法，分析物在移动的过程中形成免疫复合物的形式；通过检测板条上激光激发的荧光，可同时定量检测以 pg/mL 为单位的检测板条上单个或多个标志物；可用于心肌损伤试验，如肌红蛋白、肌酸激酶同工酶质量(CK-MBmass)、肌钙蛋白 I(cTnI)等的检测。由于该方法需荧光测定，因此凡是能影响荧光的发生及检测的因素，均可以导致结果的偏差。

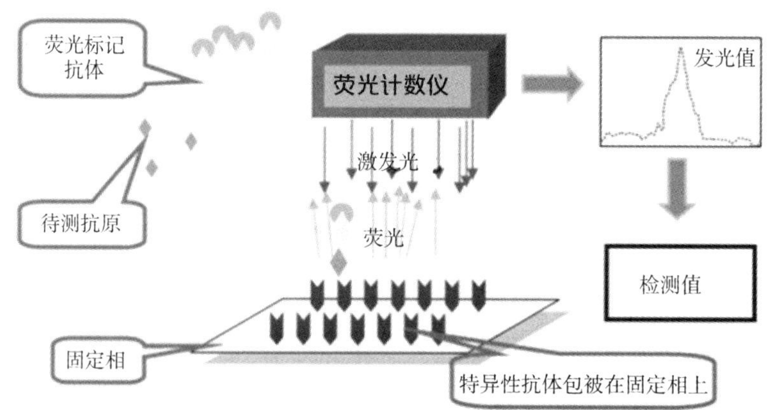

图 14-3　免疫荧光技术实验原理示意图

在时间分辨荧光免疫分析(TRFIA)基础上建立的即时检验技术可应用于疾病的诊断、食品安全和毒品筛查，已成为生物医学研究和超微量临床生物化学检验中常用的分析手段之一。

四、选择性电极技术

选择性电极多层膜法的干片包括两个完全相同的“离子选择性电极”，两者均由离子载体(敏感)膜、内部参比层、银/氯化银层、支持层组成，由纸桥(盐桥)相连(图 14-4)。测定时，待检标本和参比液同时分别滴加到表层相邻的加样槽内，几分钟后再通过高灵敏度的电压计检测两电极的电位差。电位差与电解液离子活度(浓度)的对数值线性相关，采用插入法与校准曲线对比即可获得待测物质的浓度。

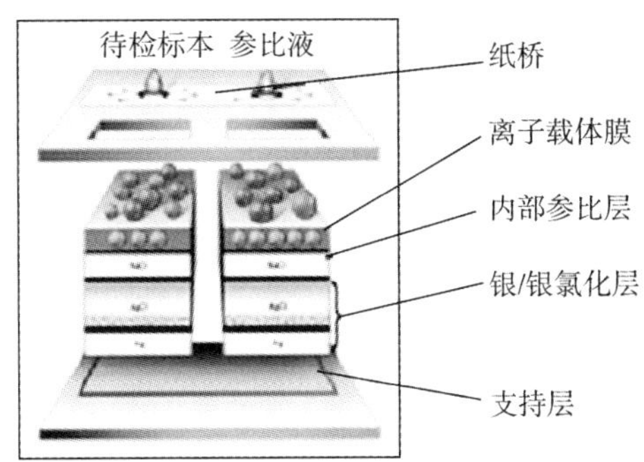

图 14-4 选择性电极多层膜结构示意图

基于差示电极法原理的多层膜片为一次性使用，标本用量少，适合替代湿化学法，可用于急诊标本检测。这种多层膜法与传统的离子选择电极法（ISE）检测电解质有较大的差别。

由于电位与测量的电解液活度的对数值呈线性关系，因此测量电位的小误差被放大后会导致最后结果的大误差。电化学槽电位测量的不稳定性（ISE 参比电极）和来自电极模式的电子噪声或体外探针改变了电解液读数的精确性。ISE 对自由阳离子和阴离子的反应也可影响检测结果。自由离子的活性受 pH 值影响，pH 会影响自由离子和蛋白结合离子的平衡，因为 H^+ 和自由离子竞争蛋白结合位点。例如，pH 改变后影响了 Ca^{2+} 平衡和 Mg^{2+} 平衡，高脂血症或假高钠血症会导致测量结果的假性升高。

POCT 仪器对检测环境的温度和湿度要求高于传统的分析仪器，一旦超过允许范围则必须停止检测。试剂储存温度为－20℃，复温时要求室温放置 60 min，否则检测结果会受到影响。

五、红外和远红外分光光度技术

红外和远红外分光光度技术常用在经皮检测仪器上，用于检测血液中血红蛋白、胆红素、葡萄糖等多种成分。这类床边检验仪器可连续监测患者血液中的目标成分，无须抽血，可避免抽血可能引起的交叉感染和血液标本的污染，降低每次检验的成本和缩短 TAT。但是，这类经皮检测仪器的准确性有待提高。

这些非侵入性仪器不需要通过静脉穿刺或手指针来采集血液。除无损伤血糖仪外，另一种非侵入性仪器是现在临床上普遍用来监测胆红素的仪器，已用于监测新生儿高胆红素血症发展的进程。还有一些装置用来测量汗液以排除膀胱纤维变性。应用于体内、体外的非侵入性仪器采用了一些新的方法，如反相离子电渗，联合电位计、电流计，光学方法等，可用于检测血气、pH、Na^+、K^+、葡萄糖、胆红素、氧状态等。这些 POCT 技术适用于 ICU（重症监护室）和急诊科，可代替一系列体外血液试验。除了医院，非侵入性仪器也可用在家庭中。

六、生物传感技术

生物传感技术是一个研究非常活跃的生物技术领域。新一代 POCT 仪器使用生物传感器，是利用离子选择电极、底物特异性电极、电导传感器等特定技术的生物检测器，可以对生物体液中的分析物进行超微量的分析，如电解质的检测。随着抗体固定技术和特异 DNA 序列的应用，生物传感器探针将很快用于检测激素、药物、苛养菌、结核菌、衣原体、病毒（如人类免疫缺陷病毒），成为检验医学的最佳框架。

以干试剂传感器为例，其拥有与电流计和光学试验方法相同的原理，两种方法合并了膜技术和酶促反应。干试剂传感器中的酶、试剂和缓冲液在试纸条上以非活性干燥的形式存在。当与血液标本结合后，酶被激活。此技术已经用于检测凝血功能，如凝血酶原时间。体外血糖监测系统是干试剂传感器技术应用的另一个例子。监测器由一个仪表和一个试纸条组成。当试纸条上发生化学反应时，仪表能测量电流的产生和颜色的变化。

另外，组合酶化学、免疫化学、电化学和计算机技术，制成便携式快速检测血气（pH、PCO_2、PO_2等）和电解质（K^+、Na^+、Cl^-等）的仪器，已被广泛应用于临床。

七、生物芯片技术

生物芯片是新技术，将所有待测物的处理及测定步骤合并于一体，使样品检测和分析连续化、集成化、微型化。分析人员可在很短的时间内和很小的空间间隔内获取以电信号形式表达的化学信息，以实现对细胞、蛋白、DNA 以及其他生物组分的准确、快速、高通量的检测。其特点是在小面积的芯片上同时测定多个项目。目前已经有基因芯片、蛋白质芯片、细胞芯片、芯片实验室等（图 14-5）。

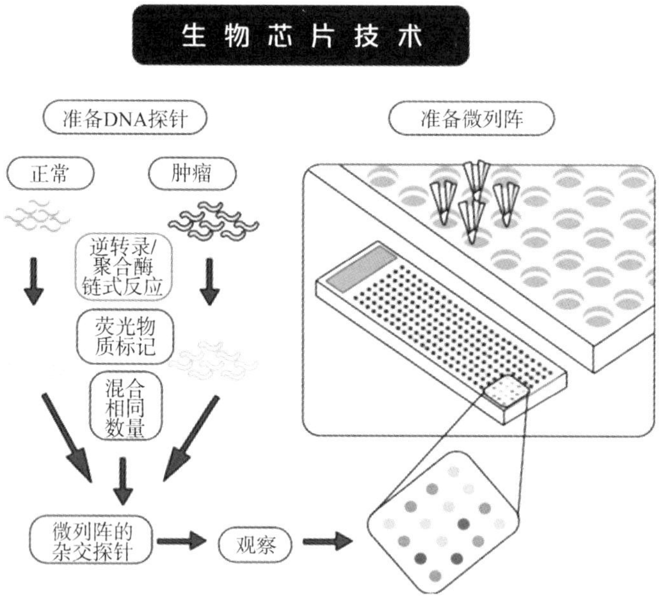

图 14-5　生物芯片技术示意图

生物芯片技术是用微细的加工技术构建的生物传感器芯片。芯片的大小可以是一个镍币大或更小，厚度仅有几毫米。不同材料和合成技术可用于生产这种传感器芯片。生物传感器芯片有两个主要组成部分：传感器/电极、通道。用影印石版术将通道浇铸或蚀刻在材料表面，如硅、石英和塑料。通道引导试验标本流向传感器位置。芯片技术的突出优点是使分析仪器微型化。

血气分析仪就是 POCT 装置整合芯片技术到试验槽的一个例子。传感器是经微细加工的薄膜电极，采用半导体制造工艺技术生产。根据槽的模式和传感器的不同进行设计，如ISE电极和电导计电极被配置在化学敏感膜或在含化学试剂的薄膜上进行特异试验。一旦标本被加到进样孔，毛细泵吸取样本通过塑料管进入微通道，引导血标本到试验电极。芯片技术使分析仪器微型化，手提式设备得以实现。

芯片技术具有灵敏度高、分析时间短、高通量等优点。芯片技术目前用于研究实验室聚合酶链式反应（PCR）基因分型、DNA测序、肽和蛋白分析。基因芯片技术正在POCT仪器上逐步应用，可以用于基因突变检测、细菌耐药性分析、遗传病诊断、肿瘤标志物分析和免疫功能缺陷疾病诊断。在不久的将来，芯片式的POCT仪将逐步应用到各个领域。

第三节　即时检验的应用与管理

一、即时检验的应用范围

基于医学模式快速转变，社会运转方式越来越高效、快节奏，卫生保健倡导者正在寻找能使人们少去医院的方法等因素，POCT的应用将非常广泛，既可与医疗直接相关，如医疗领域（医院、社区保健站、诊所、疾控中心、血站）、急救医学领域（120救护车、灾害医学救援、野战检验）、健康管理领域（家庭医疗）等，也可与医疗相去较远，如环境监测、食品安全监测、海关检疫、违禁药品筛查、生物反恐等。POCT平台的具体检测项目见表14-2。

表14-2　POCT平台的检测项目

专业	临床检验项目
生化	肝功能、肾功能、血气分析、电解质、血脂、心肌标志物、血糖、胆红素、乳酸盐、骨特异性碱性磷酸酶、尿微量蛋白等
临床检验	血常规、凝血机制、尿常规、粪便隐血等
免疫	肝炎标志物、HIV、梅毒、过敏原、肿瘤标志蛋白、血清抗体、激素等
微生物	微生物的抗原，各种病毒的筛检等
其他领域	水、食品、餐具、农药、毒品等

（一）医疗领域

1. 临床上对患者血糖水平进行监测

便携式血糖仪是最具代表性的POCT设备，因其用全血标本进行即时检测，标本无须抗凝，用量少，无标本前处理过程，可以大大缩短TAT，是医院、社区保健站、诊所、家庭等最常用的监测糖尿病患者血糖的设备。

2. 在急诊室、胸痛中心对心血管疾病进行诊治

对急诊胸痛患者进行准确、快速的筛选分类是医院急诊科和检验科医生的巨大挑战之一。对于心血管疾病或怀疑心血管疾病的患者，可用C反应蛋白检测仪对患者进行常规检测；在胸痛中心，为了评估胸痛发生的原因，首先进行心电图和心肌标志物的检查以尽快排除 AMI，而患者在就诊后 9～12 h，Myo、CK-MBmass 和 cTn 这些心肌标志物对急性心肌梗死的排除能提供可靠的依据；一旦确诊心肌梗死，再检测脑钠肽（BNP）对心脏功能进行评估，有助于临床医生对 AMI 的诊治和对未来心脏事件的风险评估。

3. 在 ICU 病房进行病情监控

在 ICU 病房内，POCT 最能满足患者的危急、重症的病情需求。目前，临床上已经使用检测的 POCT 检测项目有血气、血糖、乳酸、电解质、降钙素原、渗透压、凝血功能、血细胞比容等。除了胶体渗透压试验外，其余的试验仅需标本 0.2 mL，在患者床边 2～5 min 即可完成，其中包括标本的采集、检测和报告。因为患者在 ICU 全天 24 小时配备专职护理人员，进行 POCT 检测能够缩短报告时间，降低经济成本。

4. 在儿科诊断中的应用

儿童 POCT 检测的应用和成人基本相同，但 POCT 具有检测轻便、无创伤或创伤性小、样品需求量小、无须预处理、快速得出结果等优势，可以缩短就诊周期，对儿童疾病的诊断更有价值。除此之外，儿科还需要关注到父母的满意度。POCT 能较好地达到上述要求，而且在诊断病情时父母可以一直陪伴在孩子身边，让他们能更好地与医护人员交流。

5. 在感染性疾病中的应用

POCT 微生物检测的临床效果取决于这些检测本身的性能参数。检测的灵敏度和特异性及检测的条件决定了检测结果的预期值。实验结果的阳性预期值越高，建议明确诊断的可能性也越高，且治疗能被更快速地和更有把握地实施。此类微生物 POCT 包括阴道毛滴虫滋养体湿试剂、疟原虫诊断试剂、人蛲虫试剂条、大多数的 A 族链球菌抗原免疫测定等。这些检测的阳性结果如果和病史以及患者体征检查符合，就能确诊疾病。

（二）急救医学领域

POCT 检测仪器因具有体积小、便于携带、操作简便、快速获得结果等特点，所以能有效地指导医生制订治疗方案，患者也能及时地了解自己的病情。这种快速检测方式满足了人们在时间、空间上的要求，适应现代社会发展的需求，因此广泛应用于 120 救护车、灾害医学救援，野战检验等非医疗机构。

（三）健康管理领域

在国家强调以社区卫生服务为基础的医疗体系后，家庭健康护理市场已成长为最大的健康护理市场之一，从早期诊断系统的引进到健康护理市场的竞争，患者的就诊时间缩短了。从医院到社区卫生服务中心，人们越来越关注非住院的家庭健康护理。这些趋势直接促进了 POCT 在家庭健康护理市场中的应用。

（四）其他领域

POCT 还可以应用于环境监测、食品安全卫生、海关检疫、违禁药品筛查、戒毒中心、生物反恐、公安部门等领域。

二、即时检验技术应用的管理

1995 年，CLSI 的前身，即美国临床实验室标准化委员会（National Committee for Clinical Laboratory Standards，NCCLS）发表了 AST2-P 文件，即《床边体外诊断检验导

则》("point of care in vitro diagnostic testing-proposed guideline"),对 POCT 进行规范,该导则已被其他许多国家,如英国、日本、瑞典、丹麦、法国等接受和应用。1996 年,美国临床化学协会(American Association for Clinical Chemistry,AACC)成立了 POCT 分会。我国于 2006 年成立的中国医院协会临床检验管理专业委员会 POCT 分委员会发布了有关 POCT 实施方法的草案。2014 年,中国医学装备协会 POCT 装备技术专业委员会也发布了《现场快速检测 POCT 院内管理规范》建议草案和《POCT 专家共识》文件。

POCT 的使用原则:

(1)开展 POCT 的主要目的是方便患者,尽早而又价廉地得到可靠的检验结果。

(2)尽管 POCT 可允许非检验人员操作,但任何地方开设 POCT 必须接受政府有关部门的评审,有相应的规章制度、人员培训认可证书、使用仪器的认可、质量保证、质量控制措施、具体记录、检验科的协调等,一应俱全,获得认证后方可开展。

(3)必须参加政府指定的室间调查评价,随时接受政府有关部门的质量评估,不合格者取消资格。

(4)医院内开展 POCT 必须按照国家、地方及医院相关特定的要求进行,POCT 方法须和医院检验科的检测方法进行方法学对比,结果被认可后方可使用。

(5)每项 POCT 都必须有书面操作手册,包括试剂、设备校准、质量控制、操作步骤、结果报告、方法局限性、参考区间、注意事项、医疗废物处置符合生物安全要求等内容。

中国医学装备协会检验医学分会、中华医学会检验医学分会于 2020 年发布了《即时检测(POCT)临床结果报告与发布中国专家共识》,强调 POCT 结果报告的要求、发布管理、结果解释与危急值管理以及 POCT 结果纳入病例管理需要符合一定的标准。中华医学会检验医学分会、中国医学装备协会检验医学分会于 2020 年同时发布了《即时检测(POCT)信息化质量管理中国专家共识》,提出 POCT 信息化管理、管理规范和应用规范需要遵循的标准。《即时检测(POCT)信息化质量管理中国专家共识》和《即时检测(POCT)临床结果报告与发布中国专家共识》对之前的 POCT 专家共识和院内管理规范做了报告及信息方面的补充与完善。

(一)便携式血糖检测仪的管理

为了及时了解血糖控制情况,糖尿病患者的治疗常常需要**血糖自我监测(self-monitoring of blood glucose,SMBG)**。采用 POCT 方式的便携式血糖仪在 SMBG 中得到了广泛应用。因不同血糖仪检测血糖结果的不精密度较大,故一般不适用于糖尿病的诊断和筛查。为规范便携式血糖检测仪的临床应用,提高医疗机构血糖检测质量和检测水平,原卫生部办公厅印发〔2010〕209 号《医疗机构便携式血糖检测仪管理和临床操作规范(试行)》文件。根据该文件内容,结合部分三级甲等医院(简称三甲医院)的工作经验,形成便携式血糖检测仪管理规范。

1. 医疗机构血糖仪管理基本要求

(1)社会层面:应由第三方检测或认证机构、POCT 行业协会、POCT 管理委员会共同组织管理,同时由国家食品药品监督管理总局(China Food and Drug Administration,CFDA)监管。

(2)成立院内 POCT 管理委员会:由医院主管领导和医务科负责,各相关部门质量管理科、护理部、检验科以及开展 POCT 的临床科室,如内科、外科、手术室、急诊科等的医生、护士参与。在医务科等相关科室设立一个 POCT 协调员岗位,具体负责管理工作。

(3)建立健全血糖仪临床使用管理的相关规章制度:应编写血糖仪管理规程并认真执行。操作规程应符合厂商和管理部门相关规定的要求,包括:①标本采集规程(如正确采集标本的详细步骤、适用的标本类型、标本储存要求、防止交叉感染的措施等,以避免分析前因素对结果的影响);②血糖检测规程(包括检测原理以及具体的检测步骤,以降低分析中的变异对结果的影响);③仪器的校准、维护、保养规程和试剂的贮存要求,并保存相应记录;④检测结果报告、危急值报告规程和信息管理程序(建立规范的检验报告和信息管理制度,规范可报告范围,特别是过高或过低的血糖危急结果,需要及时报告临床医生,以避免危及患者生命,同时保存危急值报告记录);⑤废弃物处理规程(应明确对使用过的废弃物,如采血器、试纸条、消毒棉球等的处理方法);⑥质控规程(包括室内质控、室间质评、与检验科传统检验进行的比对程序和各种质控结果的记录及分析)。这些规程应放在操作者随手可得之处。

(4)对血糖仪进行评估和造册管理:选择合适的血糖仪、相应的试纸和采血器之前应该进行性能评估,评估内容包括精密度、准确性、线性、参考范围、结果比对等,并对使用的所有血糖仪进行造册管理。血糖仪厂家和型号需相对统一,便于管理和结果比对。

(5)定期组织医务人员培训和考核:对培训及考核结果进行记录,经培训并考核合格的医务人员方能在临床从事血糖仪的操作。培训内容应包括血糖检测的应用价值和局限性,血糖仪检测原理、适用范围及特性,仪器、试纸条及质控品的贮存条件,标本采集、血糖检测的操作步骤,质量控制和质量保证,如何解读血糖检测结果,如何回报危急值,血糖检测结果的误差来源,血糖仪常见故障的排除,安全预防措施等。

(6)建立血糖仪检测质量保证体系:

①血糖仪检测结果与本机构实验室生化方法检测结果的比对与评估,每 6 个月不少于 1 次。

②每台血糖仪均应当有室内质控记录,应包括测试日期、时间、仪器校准、试纸条批号和有效期、仪器编号、质控结果等。管理人员应当定期检查质控记录。

③每天在血糖检测前,都应首先进行质控品检测,当更换试纸条批号、更换血糖仪电池,或仪器及试纸条可能未处于最佳状态时,都应当重新追加质控品的检测。每种血糖仪均应当有不同浓度葡萄糖的质控品,至少包括高、低两种浓度。

④失控分析与处理:如果质控结果超出范围,则不能进行血糖标本测定。应当找出失控原因并及时纠正,重新进行质控测定,直至获得室内质控结果在控后方可进行血糖标本测定。

⑤采用血糖仪检测血糖的医疗机构均应当参加管理部门组织的血糖检测的室间质量评估,室间质评不合格时需要查找原因并对已发出的血糖结果进行回顾分析。

2. 血糖仪的选择

(1)必须选择符合血糖仪国家标准、经国家食品药品监督管理总局登记注册准入临床应用的血糖仪。选择血糖仪之前一定要进行性能评估，以遴选出性能指标最好的品牌。

(2)同一医疗单元原则上应当选用同一型号的血糖仪，避免不同血糖仪带来的检测结果偏差。

(3)准确性要求，血糖仪检测与临床实验室检测方法的结果偏差应当满足以下条件：①当血糖浓度<4.2 mmol/L 时，至少 95%的检测结果误差在±0.83 mmol/L 的范围内；②当血糖浓度≥4.2 mmol/L 时，至少 95%的检测结果误差在±20%范围内；③100%的数据在临床可接受区。

(4)精密度要求，天间质控品测量标准差(s)应当不超过 0.42 mmol/L(质控品葡萄糖浓度<5.5 mmol/L)和变异系数(CV)应当不超过 7.5%(质控品葡萄糖浓度>5.5 mmol/L)。

(5)操作简便，图标易于辨认，数值清晰易读。血糖仪数值应当为血浆校准。单位应为国际单位"mmol/L"。

(6)血糖检测的线性范围为 1.1～27.7 mmol/L，低于或高于检测范围时应当明确说明。

(7)标本适用的红细胞比容范围为 30%～60%，或可自动根据红细胞压积调整结果。

(8)末梢毛细血管血可在所有血糖仪上检测。但采用静脉、动脉和新生儿标本检测血糖时，应当选用适合相应标本的血糖仪。

(9)血糖仪应当配有一次性采血器进行采血，试纸条应当采用机外取血的方式，以避免交叉感染。

(10)不同血糖仪因工作原理不同，故受常见干扰物的影响也不同，应根据具体应用选择适宜的血糖仪。常见的干扰因素有温度、湿度、海拔高度，以及乙酰氨基酚、维生素 C、水杨酸、尿酸、胆红素、三酰甘油、麦芽糖、木糖等物质。

3. 血糖检测操作规范化流程

(1)测试前准备：①检查试纸条和质控品贮存是否恰当；②检查试纸条的有效期及条码是否符合要求；③确保血糖仪清洁及状态良好；④检查质控品有效期；⑤使用质控品和试纸条对血糖仪进行质控测定。质控合格后才能进行患者血糖检测；若不合格，则需要查找原因直至质控在控才可以检测患者标本。

(2)血糖检测：用 75%乙醇擦拭采血部位，待干后进行皮肤穿刺；采血部位通常采用指尖、足跟两侧等末梢毛细血管全血，水肿或感染的部位不宜采集；皮肤穿刺后，弃去第一滴血液，将第二滴血液置于试纸上指定区域；严格按照仪器制造商提供的操作说明书要求和操作规程(SOP)进行检测；结果记录应包括被测试者姓名、测定日期、时间、结果、检测单位、检测者签名等；出现血糖异常结果，包括过高或过低的血糖结果时，应重复检测一次并通知医生，必要时复检静脉生化血糖。

4. 影响血糖仪检测结果的主要因素

(1)检测标本：血糖仪检测标本是毛细血管全血葡萄糖，而实验室检测标本是静脉血清或血浆葡萄糖。若采用血浆校准的血糖仪，则空腹时的检测数值与实验室数值较为接近，餐后或服糖后血糖仪的葡萄糖结果会略高于实验室结果；若采用全血校准的血糖仪，则空腹时的检测数值较实验室数值低12%左右,餐后或服糖后血糖仪的葡萄糖结果与实验室血浆较接近。原因可能是餐后或服糖后动脉、毛细血管、静脉血糖梯度差比空腹时大,而全血校准的血糖仪检测的葡萄糖结果比实验室数值低11%~12%,所以全血校准的血糖仪在餐后或服糖后检测的毛细血管葡萄糖结果增高正好抵消自身在方法学上与实验室检测标本的差距。由于末梢毛细血管是动静脉交汇之处,因此其标本中的葡萄糖含量和氧含量与静脉血是不同的。因血糖仪采用的标本大多为全血,且其检测的毛细血管全血葡萄糖是血浆内葡萄糖,红细胞压积越高,血浆量越少,故血浆葡萄糖水平相同时,随着红细胞压积逐步增大,全血葡萄糖检测值会逐步降低,而使用具有红细胞压积校准的血糖仪可使这一差异值减到最低。

(2)检测技术:目前临床使用的血糖仪的检测技术均采用生物酶法,主要有葡萄糖氧化酶(GOD)和葡萄糖脱氢酶(GDH)两种,而GDH还需联用不同辅酶,分别为吡咯喹啉醌葡萄糖脱氢酶(PQQ-GDH)、黄素腺嘌呤二核苷酸葡萄糖脱氢酶(FAD-GDH)及烟酰胺腺嘌呤二核苷酸葡萄糖脱氢酶(NAD-GDH)三种。GOD血糖仪对葡萄糖特异性高,不受其他糖类物质干扰,但易受氧气干扰。GDH血糖仪无须氧的参与,不受氧气干扰。采用FAD-GDH和NAD-GDH原理的血糖仪不能区分木糖与葡萄糖;采用PQQ-GDH原理的血糖仪不能区分麦芽糖、半乳糖等糖类物质与葡萄糖;采用经突变改良的Mut.Q-GDH原理的血糖仪不受麦芽糖、木糖等糖类物质干扰。不同生物酶法有不同的适应人群,应该根据不同患者的具体情况选用不同生物酶技术的血糖仪。

(3)药物:内源性和外源性药物可产生干扰,当血液中存在大量干扰物时,血糖值会出现一定偏差。具体干扰物如前所述。

(4)环境:pH值、温度、湿度和海拔高度都可能对血糖仪的检测结果造成影响。

(二)即时检验的评价

(1)理想的POCT仪器应具备的特点:①仪器小型化,便于携带;②操作简单;③缩短TAT;④能获得权威机构的质量论证;⑤检测费用合理;⑥能自动保存所有记录的微型移动系统;⑦仪器试剂检测后不会对环境产生污染。

(2)POCT发展趋势:技术多样化,体积小型化,管理网络化,需求广泛化,结果从定性、半定量到定量。

(3)POCT存在的问题:POCT具有"快、边、便、易"和可移动性等诸多优点,在临床上获得了越来越多的应用和好评,但也面临着诸多问题。具体问题包括:①政策法规不健全;②行政管理不明确;③使用者的质量管理体系不完善;④产品质量和技术要求不统一;⑤检验成本偏高;⑥报告书写不规范;⑦循证医学评估等。

小结与展望

● POCT是指可在患者身边或就近进行的检验,不需要太多的时间,也不需要特定的场所,可在实验室以外的地方进行,检测地点比较灵活。目前有干化学技术、多层涂膜技术、免疫层析技术、选择性电极技术、红外和远红外分光光度技术、生物传感技术、生物芯片技术等。其具有“快、边、便、易”特点以及逐步完善的质量管理体系，已广泛应用于临床检验、慢性病监测、应急反恐、灾害医学救援、食品安全、毒品检验等公共卫生领域，目前已成为当前医学检验发展的潮流和热点。

● 随着微纳制造、生物科技、新材料等高新技术的快速发展，POCT 技术不断向实时、定量和检测设备小型化的方向发展。但新兴的 POCT 技术的应用及其管理都有一个发展过程，特别是尚存在政策法规不健全、行政管理不明确等问题，相信随着国内 POCT 统一标准的出台、网络化的信息沟通、中心实验室的全面管理策略、基因芯片等平台发展，POCT 结合其他检测技术后将成为社会卫生保健系统的重要补充部分。

（齐志宏　王前明）

参考文献

[1]郑铁生，鄢盛恺.临床生物化学检验 [M].4 版.北京：中国医药科技出版社，2020.

[2]郑铁生，陈筱菲.临床生物化学检验[M].北京：高等教育出版社，2012.

[3]尹一兵，倪培华.临床生物化学检验技术[M].北京：人民卫生出版社，2015.

[4]曾照芳，贺志安.临床检验仪器学[M].北京：人民卫生出版社，2012.

[5]樊绮诗，钱士匀.临床检验仪器与技术[M].北京：人民卫生出版社，2015.

[6]庄俊华，冯桂湘，黄宪章.临床生化检验技术[M].北京：人民卫生出版社，2009.

[7]韩志钧，黄志峰，卢业成.临床化学常用项目自动分析法[M].沈阳：辽宁科学技术出版社，2005.

[8]印晓星.治疗药物监测[M].北京：人民军医出版社，2011.

[9]葛均波，徐永健，王辰.内科学[M].北京：人民卫生出版社，2018.

[10]苗翠英.毒物毒品检验[M].北京：中国人民公安大学出版社，2013.

[11]廖林川.法医毒物分析 [M].5 版.北京：人民卫生出版社，2016.

[12]拉波萨塔.临床实验室诊断学[M].北京：人民军医出版社，2012.

[13]倪亚明.微量元素与营养健康[M].上海：同济大学出版社，2009.

[14]墨菲.Mayo 心脏病学[M].北京：科学出版社，2008.

[15]乐杰.妇产科学 [M].7 版.北京：人民卫生出版社，2008.

[16]刘沛，孙金芳.无金标准条件下患病率与阳性检出率、灵敏度、特异度的关系[J].中国卫生统计，2008，25(3)：233-235.

[17]中国成人血脂异常防治指南修订联合委员会.中国成人血脂异常防治指南(2016 年修订版)[J].中华心血管病杂志，2016，44(10)：833-853.

[18]马慧霞，范淑英，李智伟，等.特定蛋白的理化特性与临床意义[J].中国医学检验杂志，2007，8(5)：368-370.

[19]鄢盛恺.美国临床生化科学院检验医学实践指南：急性冠状动脉综合征和心力衰竭的生物标志物[J].临床检验杂志，2009，27(5)：S1-S52.

[20]中华医学会检验分会，卫生部临床检验中心，中华检验医学杂志编辑委员会.糖尿病诊断治疗中实验室检测项目的应用建议[J].中华检验医学杂志，2010，33(1)：8-15.

[21]张萌萌.中国老年学学会骨质疏松委员会骨代谢生化指标临床应用专家共识[J].中国骨质疏松杂志，2014，20(11)：1263-1272.

[22] BURTIS C A，ASHWOOD E R，BRUNS D E.Tietz fundamentals of clinical chemistry and molecular diagnostics[M]. 5th ed. Philadelphia：W.B. Saunders Company，2008.

[23] BURTIS C A，ASHWOOD E R，BRUNS D E.Tietz fundamentals of clinical chemistry and molecular diagnostics[M]. 7th ed. Philadelphia：W.B. Saunders Company，2014.

[24] BURTIS C A，ASHWOOD E R，BRUNS D E.Tietz fundamentals of clinical chemistry[M].6th ed. Philadelphia：W.B. Saunders Company，2014.

[25] BURTIS C A，ASHWOOD E R，BRUNS D E. Tietz textbook of clinical chemistry and

molecular diagnostics[M].5th ed. Philadelphia: W.B. Saunders Company,2011.

[26] STONE N J,ROBINSON J G,LICHTENSTEIN A H,et al.2013 ACC/AHA guideline on the treatment of blood cholesterol to reduce atherosclerotic cardiovascular risk in adults: a report of the American College of Cardiology/American Heart Association Task Force on Practice Guidelines[J].J Am Coll Cardiol,2014,63(25 Pt B):2889-2934.

[27] DONS R F,WIANS F H.Endocrine and metabolic disorders:clinical lab testing manual[M].4th ed.Boca Raton:CRC Press 2009.

[28] JEANNE C.KOELLING,MONSEN H.The endocrine system anatomical chart[M].Anatomical Chart Company,2002.

[29] GARDNER D G,SHOBACK D.Greenspan's basic & clinical endocrinology[M].10th ed. New York: McGraw Hill,2018.

[30] INTERNATIONAL EXPERT COMMITTEE. International expert committee report on the role of the A1C assay in the diagnosis of diabetes[J].Diabetes Care,2009,32(7):1327-1334.

[31] BERGMANN P,BODY J J,BOONEN S,et al.Evidence-based guidelines for the use of biochemical markers of bone turnover in the selection and monitoring of bisphosphonate treatment in osteoporosis: a consensus document of the Belgian Bone Club[J].Int J Clin Pract,2009,63(1):19-26.

[32] LONNEBORG A.Biomarkers for alzheimer disease in cerebrospinal fluid,urine,and blood[J]. Mol Diagn Ther,2008,12(5):307-320.

[33] MATTSSON N,ZETTERBERG H,HANSSON O,et al.CSF biomarkers and incipient Alzheimer disease in patients with mild cognitive impairment[J].JAMA,2009,302(4):385-393.

（安 然）

附录　临床生物化学检验常用参考区间

编号	类别	项目	缩写	方法	参考区间
1	肝功能	丙氨酸氨基转移酶	ALT	IFCC 推荐法	男:(5～40)U/L 女:(5～35)U/L
		天冬氨酸氨基转移酶	AST	IFCC 推荐法	(8～40)U/L
		胆总红素	TBIL	钒酸氧化法	(3.4～17.1)μmol/L
		直接胆红素	DBIL	钒酸氧化法	(0～3.4)μmol/L
		总胆汁酸	TBA	酶比色法	空腹:(4.9±2.38)μmol/L 餐后 2 h:(8.22±2.91)μmol/L
		碱性磷酸酶	ALP	IFCC 推荐法	男:1～12 岁<500 U/L 12～15 岁<750 U/L 25 岁以上(40～150)U/L 女:1～12 岁<500 U/L 15 岁以上(40～150)U/L
		γ-甘胺酰氨基转移酶	γ-GT	重氮反应比色法	男:(3～17)U/L 女:(2～13)U/L
		总蛋白	TP	双缩脲法	成人走动后:(64～83)g/L 成人静卧时:(60～78)g/L
		白蛋白	ALB	溴甲酚绿法	4～14 岁:(38～54)g/L 成人:(34～48)g/L
		白蛋白/球蛋白	A/G	—	1～2.5
		胆碱酯酶	ChE	MTTC 法	(5000～12000)U/L
		前白蛋白	PA	免疫透射比浊法	(250～400)mg/L
2	肾功能	尿素氮	BUN	脲酶偶联紫外法	(2.9～8.2)mmol/L
		肌酐	CR	苦味酸法	男:(62～115)μmol/L 女:(53～97)μmol/L
		尿酸	UA	尿酸-POD 法	男:(208～428)μmol/L 女:(155～357)μmol/L
		血糖	GLU	葡萄糖氧化酶法	(3.9～6.1)mmol/L
		内生肌酐清除率			男:(105±20)mL/min 女:(95±20)mL/min

续表

编号	类别	项目	缩写	方法	参考区间
3	血脂	总胆固醇	CHO	氧化酶法	(3.11～5.18)mmol/L
		三酰甘油	TG	酶法	(0.56～1.70)mmol/L
		高密度脂蛋白胆固醇	HDL-C	直接法	(1.04～1.55)mmol/L
		低密度脂蛋白胆固醇	LDL-C	直接法	(2.07～3.37)mmol/L
		载脂蛋白-A Ⅰ	Apo-A Ⅰ	免疫透射比浊法	(1.2～1.6)g/L
		载脂蛋白-B	Apo-B	免疫透射比浊法	(0.8～1.2)g/L
		脂蛋白(a)	LP(a)	免疫透射比浊法	(0～300)mg/L
		超敏 C 反应蛋白	his-CRP	免疫透浊法	<3 mg/L
4	心肌酶	门冬氨酸转移酶	AST	IFCC 推荐法	(8～40)U/L
		乳酸脱氢酶	LDH	DGKC 推荐法	(200～380)U/L
		α-羟丁酸脱氢酶	HBDH	DGKC 推荐法	(72～182)U/L
		肌酸激酶	CK	DGKC 推荐法	男:(38～174)U/L 女:(26～140)U/L
		肌酸激酶同工酶 MB	CK-MB	DGKC 推荐法	<10 U/L
5	消化酶	血淀粉酶	AMY	碘-淀粉比色法	(80～180)U/L
		尿淀粉酶	AMY	碘-淀粉比色法	(100～1200)U/L
		脂肪酶	LPS	酶法	(1～54)U/L
		胰淀粉酶	P-AMYL	免疫抑制偶联酶比色法	血:(13～53)U/L 尿:<350 U/L
6	电解质离子	血清钙	Ca	偶氮砷三比色法	(1.10～1.34)mmol/L
		血清磷	P	磷钼酸还原法	(0.96～2.10)mmol/L
		血清镁	Mg	原子吸收分光光度法	成人:(0.6～1.1)mmol/L 儿童:(0.5～0.9)mmol/L
		血清钾	K	离子选择电极法	(3.5～5.2)mmol/L
		血清钠	Na	离子选择电极法	(136～145)mmol/L
		血清氯	Cl	离子选择电极法	(96～108)mmol/L
		总二氧化碳	CO_2	离子选择电极法	(22～29)mmol/L
7		酸性磷酸酶	ACP	α-磷酸萘酚法	(0.5～1.9)U/L
8		血清铁	FE	亚铁嗪法	男:(11～30)μmol/L 女:(9～27)μmol/L
		总铁结合力	TIBC		男:(50～77)μmol/L 女:(54～77)μmol/L
9		糖化血红蛋白	$GHBA_{1C}$	免疫比浊法	4.8%～6.0%

续表

编号	类别	项目	缩写	方法	参考区间
10		果糖胺	GSP	比色法	(205～285)μmol/L
11	口服葡萄糖耐量试验	空腹血糖	GTT	葡萄糖氧化酶法	0.5～1 h达到峰值(＜6.1 mmol/L) 2 h恢复至正常(＜7.8 mmol/L).
		餐后30 min血糖	GTT	葡萄糖氧化酶法	
		餐后1 h血糖	GTT	葡萄糖氧化酶法	
		餐后2 h血糖	GTT	葡萄糖氧化酶法	
12	尿液生化	尿钾	K	离子选择电极法	(25～100)mmol/24 h
		尿钠	Na	离子选择电极法	(130～260)mmol/24 h
		尿氯	Cl	离子选择电极法	(170～250)mmol/24 h
		尿钙	Ca	偶氮砷三比色法	(2.5～7.5)mmol/24 h
		尿磷	IP	磷钼酸还原法	(9.7～42)mmol/24 h
		尿素氮	BUN	脲酶偶联紫外法	(700～1600)mg/24 h
		尿肌酐	CR	苦味酸法	(800～2000)mg /24 h
		尿酸	UA	尿酸过氧化物酶法	(250～1000)mg /24 h
		尿糖	GLU	葡萄糖氧化酶法	(0.1～0.5)g/24 h
		尿蛋白排泄率	Pro	比色法	(0.01～0.015)g/24 h
		尿微量蛋白	mALB	免疫比浊法	24 h尿:＜30 mg/24 h 定时尿:＜20μg/min 随意尿:＜30μg/mg肌酐
		尿N-乙酰-β-D-氨基葡萄糖苷酶	NAG	比色法	＜21 U/gCr
13	脑脊液生化	蛋白质	Protein	比色法	健康成人:(150～450)mg/L
		葡萄糖	GLU	葡萄糖氧化酶法	成人:(2.5～4.5)mmol/L 儿童:(2.8～4.5)mmol/L
		氯化物	Cl	离子选择电极法	(110～130)mmol/L
14		血氨	NH_3	干化学法	(18～72)μmol/L
15	血气	血液酸碱度	pH	仪器法	7.35～7.45
		动脉血二氧化碳分压	PCO_2	仪器法	(4.7～6.0)kPa
		动脉血氧分压	PO_2	仪器法	(10.64～13.3)kPa
16	血清蛋白电泳	血清蛋白	A	仪器法	52%～63%
		α_1球蛋白	α_1	仪器法	4%～5%
		α_2球蛋白	α_2	仪器法	6%～9%
		β球蛋白	β	仪器法	9%～12%
		γ球蛋白	γ	仪器法	15%～23%

续表

编号	类别	项目	缩写	方法	参考区间
17	激素	促黄体素	LH	TrFIA 法	女：卵泡期：(1.6～9.3)U/L 排卵期：(13.8～71.8)U/L 黄体期：(0.5～12.8)U/L 绝经期：(15～640)U/L 男：成人：(1.8～8.4)U/L
		卵泡刺激素	FSH	TrFIA 法	女：青春期前后：<2.5 U/L 卵泡期：(2.4～9.3)U/L 排卵期：(3.9～13.9)U/L 黄体期：(0.6～8.0)U/L 绝经期：(31～134)U/L
		泌乳素	PRL	TrFIA 法	女：(2.5～14.6)ng/mL 男：(2.3～11.5)ng/mL
		促甲状腺激素	TSH	TrFIA 法	(0.63～4.19)μU/L
		人绒毛膜促性腺激素	HCG	TrFIA 法	<50 岁女性：(0～3.27)U/L ≥50 岁女性：(0～5.36)U/L
		三碘甲状腺原氨酸	T_3	TrFIA 法	(1.3～2.5)nmol/L
		甲状腺素	T_4	TrFIA 法	(69.0～141.0)nmol/L
		游离三碘甲状腺原氨酸	FT_3	TrFIA 法	(4.7～7.8)pmol/L
		游离甲状腺素	FT_4	TrFIA 法	(8.7～17.3)pmol/L
		睾酮	T	TrFIA 法	男：(8.7～33.0)nmol/L 女：(0～3.0)nmol/L
		雌二醇	E	TrFIA 法	女：卵泡期：(0.08～2.1)nmol/L 排卵期：(0.7～2.1)nmol/L 黄体期：(0.08～0.85)nmol/L 绝经期：(0～0.09)nmol/L 男：成人：(0～0.13)nmol/L
		雌三醇	E_3	TrFIA 法	孕期： 15～20 周：(2.5～7.6)nmol/L 21～25 周：(3.4～37.8)nmol/L 25～30 周：(17.2～51.5)nmol/L 31～35 周：(19.7～78.2)nmol/L 36～40 周：(20.1～85.2)nmol/L
		孕酮	P	TrFIA 法	女：卵泡期：(1.3～3.4)nmol/L 排卵期：(1.7～2.4)nmol/L 黄体期：(11.6～68.9)nmol/L 绝经期：(0～3.0)nmol/L

续表

编号	类别	项目	缩写	方法	参考区间
		胰岛素	LNS	CLIA 法	(4.0～15.6) U/L
		C 肽	C-P	TrFIA 法	(250.0～600.0)pmol/L
		甲状旁腺素	PTH	TrFIA 法	(1.6～6.9)pmol/L

注:参考区间可因不同地区、不同环境和不同测试方法而有所变化,所以该表仅供参考。建议各实验室应通过验证,建立本实验室的参考区间。

(安 然)

索 引

G

H

J

K

L

M

N

P

Q

R

S

T

W

X

Y

Z